# Lavendel und Blütenstaub

Roman

J. Habersatter

Deutsche Erstausgabe: 2013


hallo@spinnekonstantin.com
facebook.com/jhabersatter

ISBN-13: 978-1493559244
ISBN-10: 1493559249

Covergestaltung: Ulrike Schraberger / www.larika.net

Foto: Fotolia

Für

meinen Opa,
meinen Papa
und meine Tante Geli,

die viel zu früh voraus gegangen sind.

## Prolog:

"Eins, zwei, drei, vier, fünf, ... zwanzig! Versteckt oder nicht, ich komme!" Rasch dreht sich das Mädchen mit den langen, blonden Zöpfen um. Ihre blauen Augen streifen die Bäume und Sträucher am Flussufer. Nichts ist zu sehen. "Und wehe, du hast dich dieses Mal nicht gut versteckt!", ruft es lachend.

Sie sieht sich aufmerksam um und lauscht angestrengt. Von einem Baum mit einem mächtigen Stamm ist ein verräterisches Knacken zu hören, trotz des laut rauschenden Flusses, der in der Nähe vorbeifließt. Hinter dem Baum, neben ein paar kleinen Sträuchern, blitzt ein blonder Haarschopf hervor.

Das Mädchen schleicht sich mit leisen Sohlen an.

"Hab' ich dich!" Lachend schnappt sie nach ihrem kleinen Bruder, der wie so oft hinter der großen Esche versteckt kauert.

"Och nein. Schon wieder." Maulend steht der Junge auf und klopft sich ein paar Blätter von der löchrigen Hose. Sie reicht nur knapp bis zu den Knöchel und bedeckt kaum die nackten, zerschrammten Füße, die braungebrannt von der Sommersonne sind.

"Du musst dich besser verstecken!", schimpft nun Anna ihren kleinen Bruder. "Hunderte Male hab ich dir schon gesagt, dass du dir ein neues Versteck einfallen lassen musst! Es gibt hier noch viel mehr Möglichkeiten, als immer nur hinter den Bäumen zu sitzen. Streng deinen kleinen Kopf an, Brüderchen!" Mit dem Finger tippt sie gegen Justus' Stirn, dann klopft sie ihm aufmunternd auf die Schulter. "Los, versuch es noch einmal! Jetzt aber gut verstecken, in Ordnung?"

Justus nickt eifrig. Dabei fallen seine blonden Haare zerzaust über seine blauen Augen. Er dreht sich um und blickt suchend über das steinige Flussufer.

Trotz der spitzen Steine sind die Geschwister barfuß unterwegs. Sie sind es gewohnt, von Mai bis September ohne Schuhe herumzulaufen, dementsprechend sind ihre Fußsohlen abgehärtet. Es macht ihnen nichts aus, über das harte, spitze Gestein zu laufen. Justus verbringt den Sommer am liebsten draußen in der Natur mit seiner sechs Jahre älteren Schwester. Trotz des Altersunterschiedes und der Reife des Mädchens, liebt Anna ihren kleinen Bruder abgöttisch und verbringt gerne Zeit mit ihm. Wenn es die Schule und anschließende Hausarbeit zulässt, sind sie am liebsten in der Aulandschaft am Fluss und planschen herum oder spielen Verstecken.

"Eins, zwei, drei,..." Sie beginnt erneut zu zählen und legt die Hände vor ihr Gesicht.

Justus dreht sich um und läuft in die entgegengesetzte Richtung, weg von den Bäumen. Dieses Mal würde er ein ganz tolles Versteck finden! Anna würde ihn nicht so schnell entdecken, da ist er sich sicher.

So schnell seine kurzen Beine können, läuft er zum Flussufer, dorthin, wo große, vom Wasser abgeschliffene runde Felsen liegen und den Flusslauf verengen. Er klettert auf einen der Felsen und duckt sich in eine dahinter liegende Senke. Mit den nackten Füßen stemmt er sich gegen den kalten, nassen Stein, um ja nicht von seiner Schwester gesehen zu werden.

"Zwanzig!", ruft Anna von Weitem.

Gedämpft dringt ihre Stimme zu Justus vor. Er kann sie fast nicht hören, so laut rauscht das Wasser nur knapp unter ihm vorbei.

"Versteckt oder nicht, ich komme!"

Justus duckt sich noch tiefer. Eine Hand presst er vor den Mund, um nicht laut loszukichern. Da wird Anna aber Augen machen, wenn sie sieht, wie gut er sich verstecken kann!

Vorsichtig lugt er über den Rand des Felsens und beobachtet Anna, wie sie ihn wie gewohnt bei den Bäumen sucht. Er kichert leise, stolz darauf, einen so guten Einfall zu haben.

Anna dreht sich bei den Bäumen suchend im Kreis. Ein leises Lächeln umspielt ihre Lippen. Jetzt wird es einmal spannend werden, denkt sie und macht sich auf die Suche. Wo könnte sich der Bengel versteckt haben?

Justus beobachtet von seinem Versteck aus seine Schwester. Sie läuft zwischen den Bäumen hin und her, lässt den Blick über das steinige Ufer schweifen und kommt immer näher zu den Felsen. Er kichert und drückt sich noch tiefer an das kalte glatte Gestein.

In diesem Moment verlieren seine nackten Füße ihren

Halt; er rutscht mit dem Rücken weg. Er versucht noch sich festzuhalten, doch die kleinen Hände greifen ins Leere. Rücklings fällt Justus in die Tiefe.

Er öffnet seinen Mund, um nach Anna zu rufen, doch das kalte Wasser umschlingt ihn bereits.

Noch ehe er einen Ton herausbringen kann, hat der rauschende Fluss sein kleines Opfer gepackt und mit sich gezogen. Die blauen Augen vor Schreck starr aufgerissen, sieht Justus nur noch grünes Wasser und fragt sich, ob Anna ihn wohl jemals finden würde.

## Anna

Leise stöhnend stellte sie ihre Beine auf den Boden und sah auf ihre nackten Füße hinab. Ein Blick genügte, um zu wissen, dass ihre Knöchel wieder geschwollen waren. Das Wasser in den Beinen ließ sie nun schon seit Wochen nicht in Ruhe. Oder waren es schon Monate? Je älter sie wurde, desto beschwerlicher war das Leben geworden und desto unbarmherziger war der Körper zu ihr.

Mühsam stemmte sie sich vom Bett hoch und griff nach ihrem Morgenmantel, der neben dem Nachtkästchen auf einem Stuhl lag. Sie schlüpfte hinein und fühlte die angenehme Wärme, die sie umfing. Im Schlafzimmer war es am Morgen recht kühl, da sie es vorzog bei offenem Fenster zu schlafen. Erst nachdem sie aufgestanden war, schloss sie es, um die Hitze des Tages draußen zu lassen.

Sie ging nach nebenan. Dort war der Schrankraum. Nachdem die Kinder ausgezogen waren, hatte Johann darauf bestanden, den Raum nicht leer stehen zu lassen und seine Frau überredet, sich dieses Zimmer für sich zu gönnen. Er hatte eigenhändig die Kästen vom Schlafzimmer auseinander geschraubt und im Kinderzimmer nebenan wieder zusammengebaut. So kam es, dass das Schlafzimmer nur noch spärlich möbliert war. Bis auf ein Doppelbett, zwei Nachtkästchen und einem Stuhl war der Raum leer. Einzig zwei farbenfrohe Landschaftsgemälde an der Wand und eine große Yucca Palme in der Ecke schufen eine angenehme Atmosphäre. Die durchscheinenden gelben Vorhänge tauchten den Raum schon am Morgen in ein angenehmes Licht.

Nachdem sich Anna angekleidet hatte, ging sie ins Bad. Auf dem Weg durch den Flur sah sie an der Wand das Foto von Johann. Wie jeden Morgen blieb sie davor stehen.

"Guten Morgen, mein Schatz", sagte sie leise. Sanft hauchte sie einen Kuss auf das Bild. Mit dem Zeigefinger ihrer runzeligen Hand, die von Altersflecken und blau schimmernden Venen durchzogen war, strich sie liebevoll über das Gesicht eines lächelnden Mannes Anfang sechzig.

Im Badezimmer spritzte sie sich etwas kaltes Wasser ins Gesicht und kämmte die weißen kurzen Haare. Den Blick in den Spiegel mied sie. Sie wusste auch so, dass sie alt war.

Sie brauchte jeden Morgen nur zehn Minuten, dann verließ sie das erste Stockwerk ihres Hauses und ging nach unten, um den Tag zu beginnen. In der Küche öffnete sie die Terrassentür. Die frische Luft durchströmte sofort den Raum und sie atmete tief ein. Von April bis Oktober, wenn es nicht gerade stürmte, hagelte oder wie aus Eimern goss, öffnete sie am Morgen die Tür. Für Anna war es ein Ritual, denn der Tag begann für sie erst, wenn sie die frische, mit Düften geschwängerte Luft roch und einen Blick auf ihren Garten werfen konnte.

Dieser lag hinter dem Haus noch halb im Schatten. Die

Bodenplatten der Terrasse waren feucht von der Nacht und die Sonne warf vorsichtig ihre ersten Strahlen auf die Baumkrone des Nussbaumes, der in der Mitte des Gartens stand. Rund um den Nussbaum führte ein schmaler Kiesweg durch den Garten. Ging man ihn im Uhrzeigersinn, dann kam man linker Hand zuerst an den Gemüsebeeten vorbei. Bis zum Ende des Grundstückes waren Reihe für Reihe Karotten, Sellerie, Kopfsalat, Tomaten, Kürbis und noch viele andere Gemüsesorten gepflanzt. Jedes Gemüse hatte seinen Platz und reichte für Anna von der Menge, um im Sommer mit Vitaminen versorgt zu werden und im Winter mit Einmachgläsern auszukommen.

Ging man den Weg bis zum Ende des Gartens, so stand man vor einer alten Schaukel. Johann hatte sie selbst gebaut. Schließlich sollten die Kinder, und später die Enkelkinder, einen Platz zum Spielen haben. Dass die Schaukel Jahrzehnte überdauern und auch von den Urenkeln genützt werden würde, damit hätte Johann wohl nicht gerechnet. Anna wusste, dass dies nur seinen guten handwerklichen Fähigkeiten zu verdanken war.

Am Ende des Gartens führte der Weg rechterhand zurück zur Terrasse. Auf dieser Seite des Gartens lagen viele kleinere und größere Steine in der Wiese. Zum Teil waren sie zu einer kleinen Mauer aufgestapelt oder zu einem Steinhaufen getürmt. Dazwischen wuchsen allerlei Kräuter, deren Duft am Morgen betörend war. Es war, als hätte die Nacht die Düfte zurückgehalten und nun bei

Morgengrauen verströmen lassen.

Anna liebte diese Düfte, vor allem aber liebte sie den Lavendel. Sobald dieser blühte, band sie einen Strauß und hängte ihn zum Trocknen an die Wand neben der Terrassentür. So konnte sie den Duft gleich am Morgen an der Tür einatmen. Es war, als würde der Duft des Lavendels ihr Kraft geben, und sie konnte sich nicht vorstellen, jemals ohne ihren Garten mit all den Düften leben zu können.

Noch immer stand Anna zwischen Tür und Angel und atmete tief ein. Ihr Blick fiel auf den alten Nussbaum in der Mitte des Gartens. Sie musste beim Anblick der alten Holzbank daran denken, dass sie dort viele Sommerabende mit Johann verbracht hatte. Wie viele Stunden sie dort doch geredet und gelacht hatten! Es schien, als sei es eine Ewigkeit her, und Anna versuchte, sich an Johanns Lachen zu erinnern. Sie wollte es in ihrem Kopf hören, doch da war nichts mehr. Traurig gestand sie sich ein, dass sein Lachen verschwunden war. Zu lange war er schon nicht mehr an ihrer Seite.

Seufzend drehte sich Anna um. Sie ging zum Herd und stellte Wasser auf. Von ihrer Mutter hatte sie schon als Kind gelernt, dass Brennnesseltee bei Wasseransammlungen half. Seit Wochen trank Anna am Morgen nun den Tee und hoffte, dass das Spannen und Ziehen in den Beinen bald nachlassen würde.

Mit dem Tee und einer Scheibe Butterbrot setzte sie sich an den großen Tisch in der Küche. Die Tür stand noch offen und wehte frische, kühle Luft herein. In aller Stille nahm sie das Frühstück zu sich.

Hin und wieder warf sie einen Blick durch das Fenster in den Garten. Die Sonne war nun aufgegangen und schien auf die Wiese. Kleine Tautropfen funkelten und verblassten, bis sie schließlich verschwunden waren. Die Vögel zwitscherten lebhaft. Anna genoss die Geräusche der Natur und beobachtete das Lichtspiel der Sonne und des Schattens in ihrem Garten.

Nach dem Frühstück wusch Anna das Geschirr ab und stellte es zum Trocknen auf ein Tuch. Dabei verspürte sie einen bekannten Schmerz im Bauch. Ebenso wie die geschwollenen Beine, war auch der Schmerz schon ein wochenlanger Begleiter. Er kam und ging jedoch, weshalb es sie nicht sonderlich beunruhigte. Wenn es etwas Ernstes wäre, hätte sie das wohl schon gemerkt, ging es ihr durch den Kopf. Der Schmerz strahlte vom Bauch aus bis in die Beine und rauf in den Rücken. Anna, die nicht zimperlich war, atmete tief ein und wartete, dass er wieder verging.

Fünf Minuten stand sie leicht gebeugt und langsam atmend an die Spüle gestützt. Dieser Schmerz war länger als in den Wochen zuvor, und auch intensiver. Ob es doch etwas Ernstes war? Sie verdrängte den Gedanken wieder, als sie sich endlich wieder aufrichten konnte und nichts mehr spürte.

Anna beschloss, eine Runde im Garten zu gehen. Bestimmt hatte sie einfach nur Verdauungsprobleme, sagte sie sich.

Es war noch kühl am Morgen, aber es war spürbar, dass ein weiterer heißer Tag bevor stand. Anna legte sich eine dünne graue Strickjacke über die Schultern und schlüpfte in ihre Gartenschlapfen.

Wie jeden Morgen ging sie zuerst den Kiesweg durch ihren Garten. Dabei rupfte sie hier ein Blatt und dort eine verwelkte Blüte. Sie konnte nur selten die Hände still halten.

Am Ende des Gartens schritt sie zwischen den vielen Blumen in dem Oval zum Nussbaum, geradewegs auf die Bank zu. Sie wollte sich ein wenig hinsetzen, die Ruhe genießen und das Zwitschern der Vögel hören. Anna schloss die Augen und legte den Kopf zurück an den Stamm. Die Hände im Schoß gefaltet, saß sie minutenlang da.

Ein erneuter heftiger Schmerz ließ Anna zusammenzucken. Reflexartig legte sie die Hände an den Bauch und beugte sich nach vorn. Der Schmerz an der rechten Seite nahm ihr die Luft. Dieses Mal war es noch viel schlimmer als in den Tagen und Wochen zuvor. Eine Welle der Übelkeit lief durch ihren Körper. Sie schloss die Augen, versuchte ruhig zu atmen und wollte warten, bis der Schmerz nachließ, doch ihr wurde schwarz vor Augen.

Das letzte, was Anna fühlte, war das taufeuchte Gras an ihrer Wange, ehe die Dunkelheit sie umhüllte und auffing.

## Aurelia

"Ach, kommt schon, beeilt euch bitte!"

"Nein, ich will aber nicht!"

"Bitte, Sebastian, wir müssen los!"

"Ich! Will! Nicht! Schuhe! Anziehen!", brüllte Sebastian durch die Wohnung, seine kleine Schwester tat es ihm nach.

"Ich will auch nicht!", quietschte Marina, warf sich dazu noch auf den Fußboden und strampelte mit den Füßen.

Aurelia stand genervt mit einem Paar Schuhe in jeder Hand im Flur und schloss kurz die Augen.

Einundzwanzig, Zweiundzwanzig, ...

Im Kopf zählte sie langsam bis dreißig, dann öffnete sie die Lider und atmete tief durch. Sie hatte eine Idee. Sie ließ die Schuhe fallen und setzte sich mit verschränkten Armen im Schneidersitz auf den Boden.

"In Ordnung, dann fahren wir eben nicht zum Sonntagsfrühstück zu Oma und Opa." Sie lehnte den Kopf an die Wand und begann ein Lied zu summen.

Sebastian und Marina hörten auf zu schreien und sahen ihre Mutter verwirrt an. Aurelia musste beim Anblick der überraschten Gesichter der Kinder ein Lachen unterdrücken.

"Was ist denn hier los?" Von der plötzlichen Stille alarmiert war Christopher aus der Küche gekommen. Er hielt eine Kaffeetasse in der Hand. Er wusste, dass seine

Kinder beim Ankleiden gerne einen Aufstand machten, und normalerweise hörte er einen der beiden Schreihälse noch im Stiegenhaus brüllen, wenn er zur Arbeit ging. Diese plötzliche Ruhe war ungewohnt. Mit einem Blick erfasste er die Situation.

Aurelia, die immer noch auf dem Boden saß, zwinkerte ihm kurz zu.

Christopher verstand. "Na, wenn das so ist, dann bleib ich heute auch zu Hause. Was meint ihr, Kinder?", fragte er und setzte sich zu Aurelia auf den Fußboden. Sebastian und Marina sahen noch überraschter.

"Aber ... aber ...", stotterte Marina. Mit den Händen knetete sie die Ränder ihres T-Shirts und blickte ihre Eltern mit offenem Mund an.

"Wir müssen doch zu Oma und Opa", sagte Sebastian ungläubig.

"Genau!", stimmte Marina ihrem Bruder zu und nickte. Ihre Zöpfe wackelten wild über ihren Ohren. "Müssen zu Oma und Opa!"

"Aber ihr wollt euch doch nicht anziehen, also bleiben wir zu Hause", erwiderte Aurelia mit ruhiger Stimme und verschränkte die Arme.

"Doch, doch! Wir ziehen uns an!", piepste Marina, ließ sich auf ihren Hintern plumpsen und versuchte in ihre kleinen Sandalen zu schlüpfen. Sebastian tat es ihr gleich, allerdings mit mehr Geschick als seine dreijährige Schwester.

Aurelia und Christopher sahen sich lächelnd an.

"Gut gemacht, Mausi", flüsterte Christopher und küsste seine Frau auf die Wange.

"Danke." Aurelia lächelte. "Viel Spaß bei der Arbeit", fügte sie hinzu und wappnete sich innerlich für einen weiteren Tag mit ihren energiegeladenen Kindern.

Aurelia war jung Mutter geworden. Sie war gerade einmal zwanzig Jahre alt gewesen, als sie von Christopher schwanger geworden war. Obwohl sie erst wenige Monate zusammen gewesen waren, hatten sie sich gemeinsam für das Kind entschieden und sogar ein halbes Jahr nach der Geburt von Sebastian geheiratet. Sie waren füreinander bestimmt, davon waren sie überzeugt gewesen.

Das war sechs Jahre her, und immer noch war sich Aurelia sicher, damals die richtige Entscheidung getroffen zu haben. Sie liebte Christopher noch mindestens genauso stark wie am Beginn ihrer Beziehung.

Aurelias Großeltern hatten bei der Entscheidung *für* das Kind und *für* die Beziehung zu Christopher eine maßgebliche Rolle gespielt. Schon von klein auf hatte Aurelia bewundernd auf die Ehe und die spürbare Liebe und Zuneigung von Anna und Johann aufgeblickt und immer gehofft, dass sie selbst einmal so glücklich werden würde wie Oma und Opa. So früh, so plötzlich und so lange allein sein wie ihre Oma, das wollte sie aber nicht.

Das Läuten von Christophers Handy riss Aurelia aus ihren Gedanken.

Er hob ab. "Ja? ... Was? ... Wann? ... In Ordnung, ich komme gleich nach." Mit besorgtem Gesichtsausdruck legte er auf und sah Aurelia an.

"Was ist los?"

"Das war die Zentrale. Es kam gerade ein Anruf von einer Stella Santo."

Aurelia blickte erschrocken. "Tante Stella?"

Christopher nickte. "Es dürfte etwas mit deiner Oma passiert sein. Ein Team ist schon unterwegs, ich fahre gleich nach. Ich melde mich, wenn ich etwas weiß."

Rasch küsste er seiner Frau auf die Wange, warf sich seine ärmellose Sanitäterjacke über und eilte zur Tür hinaus. Mit einem dumpfen Knall fiel sie ins Schloss.

Der sechsjährige Sebastian, der den plötzlichen Stimmungswechsel mitbekommen hatte, blickte zu seiner Mutter auf. "Was ist mit Oma?"

Aurelia strich ihrem Sohn durch die blonden Haare. "Nichts ist mit Oma, Schätzchen. Papa muss zu Uroma fahren."

"Ist sie verletzt?"

Aurelia schluckte. Ihr Hals fühlte sich plötzlich unangenehm eng an und ihr Herz klopfte wie wild. "Ich weiß es nicht. Ich hoffe, dass es nichts Schlimmes ist", sagte sie. Dann griff sie zum Telefon und rief ihren Vater an.

## Stella

Das städtische Krankenhaus war auf einem großen Areal mit hohen, mehrstöckigen Gebäuden angesiedelt. Das Krankenzimmer, in das Anna nach der Erstversorgung gelegt wurde, war nur spärlich möbliert. Ein Kasten in einer Wandnische, ein Bett, ein Nachttisch, von dem man für das Essen ein Brett aufklappen konnte, und ein Stuhl. Auf diesem saß Stella, hielt die Hand ihrer Mutter und wartete.

Ihre Gedanken schweiften zu diesem angstvollen Morgen zurück. Sie hatte ihre Mutter anrufen wollen, doch selbst nach dem dritten und vierten Anruf hatte niemand abgehoben. Sie war beunruhigt gewesen, obwohl sie wusste, dass Anna gern im Garten war. Sie konnte das Läuten also auch überhört haben, doch Stella fühlte, dass etwas nicht in Ordnung war. Einem plötzlichen Impuls folgend war sie zu ihrem Elternhaus gefahren. Mit dem Zweitschlüssel hatte sie die Tür aufgesperrt und die Küche leer vorgefunden. Ein Blick in den Garten auf die leblose Gestalt im Gras hatte sie in Schrecken versetzt. Noch während sie in den Garten gelaufen war hatte sie geistesgegenwärtig den Notarzt alarmiert und Anna anschließend in die stabile Seitenlage gelegt. Der Notarzt hatte zehn Minuten bis zur angegebenen Adresse gebraucht. Kurz danach war auch schon der Rettungswagen da gewesen, zeitgleich mit ihm dann auch Christopher, der sich um die aufgebrachte Stella gekümmert hatte. Sie war froh, dass Christopher beim Rettungsteam dabei gewesen war. Er hatte sie gleich beruhigen können, denn für einen kurzen Moment hatte Stella gedacht, ihre Mutter sei tot.

Nun schlief Anna. Sie hatte krampflösende und schmerzlindernde Infusionen bekommen, warum wusste Stella nicht. Ebenso wenig, was genau die Ohnmacht ausgelöst hatte. Der Arzt hatte nicht viel gesagt und sie nur auf spätere Ergebnisse vertröstet.

Leise öffnete sich die Tür. Stella drehte sich um. Herein kam Christopher, er hielt zwei braune Plastikbecher in der Hand. "Hier", sagte er und reichte einen davon Stella. "War sie schon wach?"

Stella schüttelte den Kopf und nahm den heißen Becher entgegen. "Danke." Vorsichtig nahm sie einen Schluck. "Haben sie dir was gesagt?"

"Nein. Der Arzt wartet noch auf den Blutbefund. Er kommt später vorbei."

"Okay", sagte Stella und sah dem Mann ihrer Nichte in die Augen. "Danke, dass du da warst."

"Kein Problem. Ich helfe gern, sonst wäre ich nicht Sanitäter geworden." Er zwinkerte und lächelte verschmitzt, trotz der angespannten Situation. "Keine Angst, Stella, das wird schon wieder", munterte er sie auf. "Anna ist stark, sie schafft das." Ermutigend drückte er Stellas Hand. "Ich muss jetzt zurück. Ruf Aurelia an, wenn du etwas weißt. Sie macht sich furchtbare Sorgen."

"Mach ich."

Mit einem leisen Klick schloss sich die Tür. Nun war es völlig still im Zimmer. Stella betrachtete ihre Mutter. Alt war sie geworden, bemerkte sie. Anna war immer so robust und agil gewesen. Jetzt wirkte sie alt und zerbrechlich, in diesem weißen Krankenhausbett mit dem blau gepunkteten Hemd. Behutsam strich Stella ihr eine Haarsträhne aus der Stirn. In diesem Moment begannen Annas Augenlider zu flattern und sie stöhnte leise.

Stella richtete sich auf. "Mama? Kannst du mich hören?" Sie beugte sich zu Anna und legte die Hand auf ihre Schulter.

Anna öffnete langsam die Augen und drehte den Kopf in Stellas Richtung. Es schien, als würde das Öffnen der Augen viel Kraft benötigen. "Wo bin ich?", krächzte sie leise.

"Du bist im Krankenhaus, Mama. Weißt du nicht mehr, was passiert ist?"

Mühsam drehte Anna den Kopf und sah sich im Zimmer um. Sie dachte angestrengt nach, an was sie sich zuletzt erinnern konnte, dann fiel es ihr ein. "Die Schmerzen." Sie griff mit einer Hand an ihre rechte Seite. "Es tat so furchtbar weh im Bauch, dann bin ich wohl ohnmächtig geworden. Wie kommt es, dass ich hier bin?"

"Ich wollte dich anrufen, aber du hast nicht abgehoben, dann hatte ich ein eigenartiges Gefühl und bin zu dir gefahren. Zum Glück, denn ich weiß nicht, wie lange du schon dort gelegen bist", sprudelte es aus Stella hervor.

Dann drückte sie ihr Gesicht auf die Brust ihrer Mutter und ließ den Tränen freien Lauf. "Ach Mama, ... Ich dachte schon, du wärst tot!" Verzweifelt schluchzte sie in die Decke.

"Schscht, schon gut mein Kind." Anna streichelte über Stellas Kopf. "Ist ja nichts passiert. Alles wird wieder gut."

Stella besann sich und versuchte, sich zu beherrschen. Sie atmete tief durch und setzte sich aufrecht hin. "Was ist eigentlich passiert?", wollte sie nun wissen. "Kannst du dich erinnern, weshalb du ohnmächtig geworden bist?"

Anna dachte an die letzten Minuten auf der Bank unter dem Nussbaum zurück; an die starken Schmerzen. "Ach, ich weiß auch nicht so genau", winkte sie ab. "Hin und wieder schmerzt der Bauch ein wenig. Und heute habe ich wohl kurz das Bewusstsein verloren. Aber jetzt geht es mir ja wieder gut. Mach dir keine Sorgen. Bis jetzt ist es immer vergangen."

"Bis jetzt? Was meinst du damit? Seit wann hast du das?" Stella blickte skeptisch. Sie kannte ihre Mutter und wusste, dass sie mehr Schmerzen ertrug, als so manch anderer Mensch. "Und wieso hast du nie etwas zu mir gesagt?"

Anna winkte ab. "Es war nie so schlimm und ich dachte, es vergeht eh wieder."

"Und jetzt? Tut dir noch etwas weh?"

"Nein. Ich bin nur ein bisschen müde, aber ansonsten ..."

In diesem Moment wurde die Tür aufgestoßen und ein Mann Ende fünfzig kam mit schnellen Schritten herein geeilt. "Mutter!", sagte er, Stella ignorierend. "Was machst du denn für Sachen!"

"Erwin." Anna nickte ihrem Sohn zu.

Hinter Erwin kam eine Frau in dunklem Hosenanzug und hohen Schuhen herein stolziert. Ihr braunes Haar war streng nach hinten frisiert und zu einem Dutt gedreht. Das *Klack Klack* ihrer Schuhe war schon von Weitem zu hören. Ihre Miene wirkte leicht besorgt, konnte aber auch als genervt gedeutet werden.

"Anna, was mussten wir hören!", sagte sie leicht nasal in geschäftlichem Ton. "Aurelia hat uns angerufen, wir sind sofort hierher gefahren. Bei diesem Verkehr ging es aber nicht schneller." Diesen Worten folgte ein mitleidiger Blick, den Stella genervt zur Kenntnis nahm.

"Aber jetzt sind wir da, Mutter." Erwin ging auf die andere Seite des Bettes und nahm Annas Hand. "Du machst ja Sachen. Wie geht es dir denn? Weiß man schon, warum du einen Schwächeanfall hattest?"

"Ich hatte keinen Schwächeanfall. Ich hatte Schmerzen und wurde bewusstlos", erklärte Anna bestimmt. Ihre Stimme klang kräftiger, als sie sich fühlte.

"Warum denn das? Wieso hattest du Schmerzen?" Erwin sah erstaunt auf seine Mutter und dann zu seiner Frau, als ob diese die Antwort wüsste. Gabriela zuckte mit den Schultern.

"Ich weiß es nicht, aber es wird schon nichts Schlimmes sein. So schnell haut eure Mutter nichts um." Anna versuchte ein fröhliches Lächeln aufzusetzen.

Während Erwin und Gabriela mit dieser Antwort zufrieden schienen, beobachtete Stella ihre Mutter besorgt. Die Mutter-Tochter-Beziehung war schon von klein auf sehr innig, und so spürte Stella, dass ihre Mutter nicht die Wahrheit sagte.

Doch was verbarg sie? Warum gaukelte sie etwas vor, wenn es ihr in Wahrheit nicht gut ging?

## Dr. Werneck

Er war Arzt geworden, weil er Menschen helfen wollte, doch hätte er gewusst, wie anstrengend und kräfteraubend dieser Beruf ist, hätte er es sich vielleicht noch einmal überlegt. Hätte der Tag sechsunddreißig Stunden, dann würde er auch solche Schichten machen müssen, dessen war er sich sicher. Er seufzte und wappnete sich innerlich für die nächste Patientin. Eine gewisse Frau Anna Lukas, wie er mit einem Blick auf seine Unterlagen feststellte.

Dr. Werneck öffnete leise die Tür zu Zimmer 504. Den ganzen Tag schon war er mit Untersuchungen, Visiten und Gesprächen eingedeckt gewesen. Was nun kommen würde, würde das Schwierigste des Tages werden. Eine Diagnose zu stellen war nicht immer leicht, aber eine eindeutige Diagnose einem Patienten und dessen Angehörigen zu übermitteln, war auch nach mehr als zwanzig Jahren Berufserfahrung eine Herausforderung.

Er hielt nichts davon, den Patienten etwas vorzulügen. War die Hoffnung auf Heilung vorhanden, so tat er sein Bestes, um diese Hoffnung auch aufrecht zu erhalten. War die Chance jedoch verschwindend gering, oder gar unmöglich, dann war er auch so ehrlich und sagte dies. Die Patienten hatten schließlich das Recht zu wissen, wie es um sie stand. Zudem hatte Dr. Werneck die Erfahrung gemacht, dass die Patienten ihm mehr vertrauten, wenn er von Anfang an ehrlich zu ihnen war.

Mit dem Klemmbrett und der Akte von Frau Lukas in der Hand ging er leise in das Zimmer.

"Guten Tag. Dr. Werneck. Ich bin der Internist."

Drei Personen standen um das Bett der Patientin, die mit blassen Gesichtszügen und weißen kurzen Haaren im Bett lag. Alle sahen ihn mit ernstem Gesichtsausdruck an und grüßten.

Dr. Werneck widmete sich der Patientin. "Frau Lukas, wie geht es Ihnen?"

"Danke, Herr Doktor. Es geht, es geht."

Er wandte sich einer auffallend hübschen, blonden Frau zu. "Sie sind die Tochter?"

Stella nickte. "Ja, Stella Santo."

"Und ich bin der Sohn", mischte sich Erwin mit tiefer Stimme ein und schüttelte dem Arzt steif die Hand. "Erwin Lukas mein Name. Das ist meine Frau Gabriela."

Dr. Werneck nahm eine mürrisch dreinblickende Frau neben Erwin zur Kenntnis. Ihr aufdringliches Parfum war im ganzen Raum zu riechen. Er würde später eine

Schwester hereinschicken, um das Zimmer der Patientin zu lüften.

Er nickte grüßend und wandte sich wieder Anna zu. "Haben Sie Schmerzen?"

Sie schüttelte den Kopf.

"Wenn Sie Schmerzen haben, dann sagen Sie bitte Bescheid, einverstanden?"

Anna nickte.

"Ich wollte Ihnen noch mitteilen, dass wir morgen um acht Uhr früh einen Termin bei der Computertomografie haben. Sie müssen bitte nüchtern sein, Frau Lukas."

"Aber warum? Was ist mit ihr?", fuhr Erwin aufgebracht dazwischen. "Was fehlt ihr denn? Ich dachte, es ist nichts Ernstes?"

"Was du alles denkst", warf Stella ein und verschränkte die Arme. "Außerdem kann es dir eh egal sein."

Überrascht blickte Dr. Werneck von Einem zum Anderen. Was war denn hier los? Er räusperte sich, konzentrierte sich wieder auf seine Patientin und ignorierte die offenbar streitsüchtigen Geschwister.

"Nun, Frau Lukas, wir werden die Computertomografie zur Abklärung Ihrer Beschwerden machen. Wenn wir alle Befunde haben, werden wir Ihnen mit Gewissheit sagen können, was heute Morgen los war." Dass er bereits einen fast eindeutigen Befund hatte, verschwieg er lieber. Er spürte, dass jetzt nicht die richtige Zeit war, die Diagnose mitzuteilen. Zu angespannt war die Luft im Raum mit diesen eigenartigen Geschwistern.

"Danke, Herr Doktor." Anna rang sich ein Lächeln ab.

"Wir sehen uns dann morgen, Frau Lukas. Ruhen Sie sich aus." Sanft drückte er die Hand seiner Patientin. An die Geschwister gewandt fügte er hinzu. "Ich denke, es wäre das Beste, Sie kommen morgen wieder. Frau Lukas braucht Ruhe. Auf Wiedersehen." Er nickte in die Runde und ging hinaus. Leise fiel die Tür hinter ihm ins Schloss. Aus Zimmer 504 war kein Mucks zu hören.

Nachdenklich ging Dr. Werneck den Gang entlang. Tausend Gedanken gingen ihm durch den Kopf und tief verborgene Erinnerungen kamen hoch. Dann läutete sein Telefon. Die Erinnerungen wurden wieder in die Tiefe geschoben. Der nächste Patient wartete.

## Gabriela

Das Bild ihrer unverwüstlichen Schwiegermutter ging ihr nicht mehr aus dem Kopf. Die, die nie krank wurde und nie über Schmerzen klagte, wirkte plötzlich so blass, so klein und so zerbrechlich. Sie selbst kam sich in diesem Moment wie ein sprichwörtlicher Elefant im Porzellanladen vor; völlig unpassend und deplatziert in diesem sterilen Krankenzimmer.

Gabriela wusste, dass sie auf ihre Mitmenschen oftmals hart und unnahbar wirkte, doch das war nur Schein. Ihre berufliche Fassade, die sie manchmal auch in Gegenwart ihrer Schwiegermutter aufrecht hielt, täuschte. Sie hatte einfach gerne die Fäden in der Hand und alles unter Kontrolle. Deshalb war sie auch Architektin geworden und hatte es zu einer eigenen kleinen Firma gebracht, die mit einigen lukrativen Aufträgen sie und ihre Familie versorgte. Gabriela liebte es zu entwerfen, zu organisieren und am Ende das Resultat zu sehen.

Nachdem ihnen der Arzt höflich aber bestimmt mitgeteilt hatte, dass sie gehen sollten, waren sie und Erwin schweigend nach Hause gefahren. Während sich Erwin in seinem Arbeitszimmer verkrochen hatte, setzte sich Gabriela mit dem Laptop ins Wohnzimmer. Sie hatte sich eine bequeme Hose angezogen, die Haare geöffnet und surfte nun mit einer Tasse Kaffee in der Hand im Internet.

"Wassereinlagerung. Schmerzen im Bauch", murmelte sie vor sich hin und tippte die Wörter, die sie zuvor im Krankenhaus aufgeschnappt hatte, in die Suchmaschine. Die ersten Treffer tauchten auf. Sie las. "Bauchfellentzündung. Leberkrankheiten. Lebersymptome." Sie klickte von einem Link zum anderen, las, suchte weiter. Je länger Gabriela las, umso blasser und unruhiger wurde sie. Der Kaffee war mittlerweile vergessen. Kalt stand er neben dem Laptop. Gabrielas Augen waren starr auf den Bildschirm gerichtet.

"Arbeitest du?"

Sie fuhr hoch. Erwin stand in der Tür und sah sie müde an.

"Nein, ich surfe nur ein bisschen", sagte sie und schloss den Laptop. "Und du?" Sie versuchte ungezwungen zu klingen.

"Ich sollte ein paar Sachen erledigen, aber ich kann mich nicht konzentrieren." Er rieb sich die Augen.

Beide schwiegen und sahen sich planlos in dem großen Wohnraum um. Alles war blitzsauber und aufgeräumt. Es roch dezent nach Zitrone und Desinfektionsmittel. Gabriela legte viel Wert auf Sauberkeit und Ordnung.

Schließlich gab sie sich einen Ruck. "Was denkst du, was deine Mutter haben könnte?"

"Ich weiß es nicht." Erwin setzte sich zu ihr an den Tisch. "Ich hab ein wenig gegoogelt, aber ich wollte dann nicht mehr weiter lesen."

"Kann ich verstehen." Gabriela klappte den Laptop wieder auf. Der Bildschirm wurde hell und zeigte eine medizinische Seite.

Erwin nickte. "Ja, das hab ich auch gesehen. Denkst du, etwas davon könnte auf Mutter zutreffen?" Er klang traurig.

Gabriela nahm seine Hand und sah ihn aufmunternd an. "Deine Mutter ist robust. Sie wird schon wieder."

"Ich hoffe es. Irgendwie hatten wir in den letzten Jahren so wenig Zeit füreinander und ...", er brach ab. "Vielleicht ist es ein Zeichen, dass wir uns mehr um sie kümmern sollten, oder was meinst du?"

Gabriela nickte, sagte aber nichts. Erwin wusste auch so, dass es nicht an ihnen lag und sie nur weiter hoffen konnten, dass die Zeit alle Wunden heilte. Irgendwann.

## Stella

Entgegen dem Rat von Dr. Werneck war sie am Abend wieder ins Krankenhaus gefahren. Sie hatte bei Anna zu Hause den Garten gegossen und ein paar Sachen geholt, die sie nun in den schmalen Kasten räumte. Anna saß aufrecht im Bett und beobachtete sie.

"Hier hast du Unterwäsche. Die Waschsachen stelle ich dir ins Bad."

"Danke."

"Ein paar Äpfel habe ich dir auch mitgebracht. Die lagen in der Obstschale. Nicht, dass die noch schlecht werden."

"Denkst du denn, dass ich so lange bleiben muss?"

Stella, die gerade das Obst auf den Tisch legen wollte, ließ die Hände sinken. Sie sah Anna an. "Ich weiß es nicht, Mama. Ich hoffe nicht."

"Denkst du, dass es etwas Schlimmes ist?"

Stella legte die Äpfel ab und setzte sich zu ihrer Mutter ans Bett. Sie nahm ihre Hände. "Ich weiß es nicht", wiederholte sie. "Aber ich denke, du bist hier gut aufgehoben, oder?" Sie versuchte, ihrer Mutter Trost zu spenden.

Anna nickte. Ihre grauen Augen, die in jungen Jahren so strahlend blau gewesen waren, blickten traurig.

"Das wird schon wieder, Mama." Stella drückte Anna fest an sich und streichelte ihr über den Rücken. Dabei versuchte sie die Angst, die sie tief in sich fühlte, zu verdrängen. Positiv denken, sprach sie sich in Gedanken gebetsmühlenartig zu.

Es klopfte, dann öffnete sich die Tür. Stella drehte sich um.

Dr. Werneck kam herein. "Guten Abend, Frau Lukas. Wie geht es Ihnen?" Stella bedachte er mit einem freundlichen Nicken.

"Gut, Herr Doktor. Mir tut nichts weh. Keinerlei Schmerzen."

"Das freut mich, Frau Lukas."

"Darf ich bald wieder nach Hause?", fragte Anna hoffnungsvoll.

Stella gab es beim Anblick ihrer Mutter einen Stich ins Herz. Sie tat ihr so leid, wusste sie doch, dass Anna nur ungern von zu Hause weg war.

"Frau Lukas, das können wir erst sagen, wenn wir wissen, was Ihnen fehlt."

"Haben Sie denn gar keine Vermutung? Keinen Verdacht?", fragte Stella. Wie konnte ein Arzt nach mehreren Stunden noch nicht wissen, was seine Patientin hatte?

Dr. Werneck schwieg kurz und schien nachzudenken. Dann sagte er an Anna gewandt: "Frau Lukas, wie es aussieht, haben Sie ein Leberleiden."

"Was? Aber wieso ..."

"Lassen Sie mich ausreden, Frau Santo!"

Stella schloss den Mund.

"Frau Lukas, die Schmerzen, die Sie haben ..."

"Ich habe doch keine Schmerzen mehr."

"Weil Sie Schmerzmittel haben", erwiderte der Arzt ruhig, aber bestimmt. "Also, diese Beschwerden kommen von der Leber. Wir wissen bereits, dass diese größer als normal ist, um es einfach auszudrücken, und sich auch etwas Wasser im Bauchraum angesammelt hat. Um eine eindeutige Diagnose zu stellen, brauchen wir jedoch die Bilder von der Computertomografie. Morgen wissen wir also mehr."

Anna sah den Arzt mit großen Augen an. "Das heißt, es ist etwas Ernstes? Nicht nur eine Ohnmacht? Kein Schwächeanfall?"

"Nein, Frau Lukas. Da sie seit längerem an Wassereinlagerungen leiden und eindeutige Beschwerden haben, muss ich leider sagen, dass es etwas Ernstes ist."

"Und was könnte es sein?" Stella sah den Arzt mit ihren großen blauen Augen an.

Dr. Werneck schwieg.

"Seien Sie bitte ehrlich! Wir haben ein Recht, es zu wissen!"

Dr. Werneck blickte von Stella zu Anna, dann sagte er: "Die Symptome weisen auf einen Leberkrebs hin."

Es war still im Raum. Das letzte Wort hallte in Stellas Kopf wider.

"Sind Sie sicher?"

"So leid es mir tut, Frau Lukas." Er nickte. "Nun gilt es abzuklären, wie weit die Krankheit in Ihrem Körper fortgeschritten ist."

"Aber ... wie kann das sein?" Ungläubig sah Anna den

Arzt an.

"Das kann man nicht sagen. Viele Krebsarten entstehen, ohne dass es eine Ursache dafür gibt."

Die Stimme des Arztes klang völlig ruhig. Stella brachte dies noch mehr in Rage. Wie konnte dieser Weißkittel so ruhig da sitzen und so etwas Schlimmes sagen?

"Wie haben Sie das festgestellt? Wie können Sie so sicher sein?" Stellas Stimme klang forscher als beabsichtigt. Der Schock über die Nachricht hatte ein Gefühlschaos in ihr ausgelöst, von Verzweiflung und Ungläubigkeit bis hin zu Zorn. Zorn auf den Arzt, der einfach behauptete, ihre Mutter könnte Krebs haben!

"Das Blut Ihrer Mutter weist stark erhöhte Tumormarker auf. Das allein wäre nicht hundertprozentig aussagekräftig, deutet mit der vergrößerten Leber allerdings auf eine Krebserkrankung hin." Dr. Werneck hob beim Anblick der verstörten Gesichter von Anna und Stella beschwichtigend die Hände. "Was wiederum nichts Schlimmes bedeuten muss, denn es kann auch ein gutartiges Gewächs sein, dass sich behandeln lässt. Es besteht also sehr wohl noch Hoffnung. Außerdem haben wir generell bei Krebserkrankungen schon sehr viele gute Therapien."

Anna hatte sich zurückgelehnt und hörte den Ausführungen des Arztes zu. Dr. Werneck erklärte die Therapiemöglichkeiten, Heilungschancen und Prognosen. Als er ging, sahen sie und Stella sich an, sprachlos vor Entsetzen.

"Was denkst du?", brach schließlich Anna das Schweigen.

Stella straffte die Schultern und blickte ihre Mutter mit funkelnden Augen an. "Ich denke, dass er sich irrt. Ich kann mir einfach nicht vorstellen, dass du Krebs hast. DU, wo du immer gesund warst, nie geraucht und auch sonst nicht Schindluder mit dem Körper getrieben hast!" Sie war aufgebracht und zornig, dass Dr. Werneck es gewagt hatte, so eine Diagnose auch nur in Betracht zu ziehen.

Anna schwieg. Sie ließ Stellas Wuttiraden auf Ärzte und Krebserkrankungen ungerührt auf sich niederprasseln. Sie wusste, dass Stella sehr impulsiv und emotional sein konnte. Sie wusste auch, dass sie sich genau so schnell wieder in ein ruhiges, zahmes Lämmchen verwandeln konnte.

## Anna

Die erste Nacht im Krankenhaus, gefühlsmäßig Tausende Kilometer von zu Hause weg, verbrachte sie einsam und verlassen. Sie fühlte sich verlassen von Johann, der gestorben war, von ihrer Gesundheit, die nicht mehr mitspielen wollte, und von ihren Kindern, auch wenn die nur räumlich weg waren.

Stella war erst spät Abends gegangen. Die Schwestern hatten erlaubt, dass sie auch über die Besuchszeit hinaus bleiben durfte. So hatten Mutter und Tochter noch

Stunden im Gespräch verbracht und sich an den Händen gehalten. Noch immer war es ihnen schwer gefallen, der Diagnose Glauben zu schenken. Die Untersuchung am nächsten Tag würde schon die Wahrheit ans Licht bringen, dessen war sich Anna sicher. Die Ärzte würden schon noch merken, dass es nur eine Lappalie war.

Nächtliche Geräusche drangen in Annas Zimmer - Straßenlärm, ein fernes Martinshorn, das stetig näher kam, und vom Gang her waren Schritte zu hören. Trotz ihres Alters war Anna noch mit einem guten Gehör gesegnet. Auch ihre Augen leisteten noch gute Dienste, außer die Schrift in der Zeitung war gar so klein. Sie wusste, dass es ein wahrer Segen war, denn sie kannte viele gleichaltrige, aber auch jüngere, die sich mit Brille und Hörgeräten herumschlagen mussten.

Die vielen nächtlichen Geräusche störten Anna. Zu Hause war es viel ruhiger. Und auch dunkler. Das Licht, das von den Straßenlaternen und umliegenden hohen Gebäuden hereinfiel, störte sie.

Sie stand auf, um die Vorhänge zu schließen, musste jedoch feststellen, dass es keine gab. Aber sie fand eine Kurbel, um das Rollo herunter zu lassen. Mühsam plagte sie sich im Halbdunkel ab, bis schließlich kein Lichtstrahl mehr herein drang. Vorsichtig tapste sie mit ihren dicken Wollsocken zum Bett zurück, legte sich hin und deckte sich zu.

Eine Stunde lang wälzte sich Anna von einer Seite auf die andere, dann endlich kam der Schlaf über sie und entführte sie in die Traumwelt.

*Sie konnte fliegen. Sie fühlte sich so leicht und hob sachte vom Boden ab. Das weiße Krankenhausnachthemd mit den blauen Punkten flatterte sanft im Wind. Wellenartig hob und senkte sich der robuste Stoff.*

*Sie flog durch das Fenster hinaus in die helle Sonne, die den Mond vertrieben hatte. Unter sich sah sie das riesige Gelände des Krankenhauses. Doch das wollte sie nicht sehen - sie wollte nach Hause, heim zu ihrem Garten.*

*Nur Sekunden später, so schien es ihr, sah sie die Zweige des Nussbaumes. Sie schwebte darüber, flog tiefer und landete sanft neben dem Baum in der Wiese. Barfüßig und leicht ging sie durch das hohe Gras, erleichtert darüber, wieder zu Hause zu sein.*

*Mit den Händen strich sie über die bunten Blumenköpfe. Rot, blau, orange und gelb schimmerte alles um sie herum. Es war so intensiv und … irgendwie riesig. Es wirkte alles so hoch, so präsent, als ob die Blüten in den Himmel ragen wollten! Oder war sie etwa so klein? War sie geschrumpft?*

*Und erst die Farben! Es schien so intensiv und hell. Es blendete und sie musste die Augen schließen.*

*Da erst bemerkte sie den Duft. Er war betörend und intensiv. Sie atmete mit geschlossenen Lidern tief ein und spürte, wie die Geschmacksnerven ihres Körpers die Düfte in sich aufsaugten wie ein Schwamm.*

*Noch einmal holte sie tief Luft, doch dann schüttelte sie ein Hustenanfall und sie wachte, verzweifelt nach Luft schnappend, auf.*

Wo Sekunden vorher noch Ruhe und Glückseligkeit ihren Körper durchflutet hatten, war jetzt nur noch Panik und Angst. Anna hatte das Gefühl, sich die Seele aus dem Leib zu husten. Blind tastete sie nach dem Rufknopf, der über ihrem Bett hing.

Wenig später öffnete sich die Tür und ein heller Lichtstrahl leuchtete in das Zimmer. Eine Schwester eilte herein und schaltete ein kleines Licht an der Wand ein.

Anna hustete noch immer.

"Frau Lukas, ganz ruhig atmen. Gleich geht es wieder vorbei." Sie sprach beruhigend auf sie ein und half ihr, sich aufrecht ins Bett zu setzen.

Dann endlich ließ der Husten nach. Anna atmete beruhigt durch. Kleine Schweißperlen standen auf ihrer Stirn.

"Geht es wieder?", fragte die Schwester.

"Ja, danke. Ich muss mich wohl verschluckt haben." Anna räusperte sich.

"Wollen Sie einen Schluck trinken?" Die Schwester hielt ihr ein Glas Wasser hin.

Anna nahm es entgegen und trank.

"Danke", sagte sie dann und stellte das Glas am Nachttisch ab.

Als die Schwester ging, ließ sie auf Annas Wunsch das kleine Licht eingeschaltet. Es war vier Uhr morgens und an Schlaf war nicht mehr zu denken. Anna stand auf und öffnete das Rollo. In der Ferne dämmerte es bereits und sie setzte sich mit dem Stuhl vor das Fenster. Mit ihren grauen Augen starrte sie Richtung Horizont, wo es heller und heller wurde. Die ringsum stehenden Gebäude blendete sie aus, auch den stetig lauter werdenden Lärm der Straße. Sie sah nur den Himmel, die aufsteigende Sonne, und ihre Gedanken flogen zurück in ihren Garten. Fast konnte sie sogar den Duft des Lavendels riechen, und ein leises Lächeln umspielte ihre Lippen.

## Erwin

Es war Montag und wie immer stressig im Büro. Er war Geschäftsführer einer großen Kaufhauskette und hatte am Vormittag eine wichtige Besprechung, die länger dauerte als erwartet. Gegen Mittag war sie endlich vorbei.

Er hastete zum Auto, warf seine Aktentasche auf den Beifahrersitz und fuhr zum Krankenhaus. Er war bereits eine Stunde zu spät. Bestimmt würde die Befundbesprechung mit Dr. Werneck schon vorbei sein. Wenigstens hatte sich Gabriela pünktlich von der Arbeit losreißen können.

Im Krankenhaus angekommen, fuhr er ins Parkhaus und eilte zum Gebäude C. Mit dem Lift fuhr er in den fünften Stock. Mit raschen Schritten ging er zum Ende des Ganges, klopfte an die Tür und trat ein.

"Tut mir leid, dass ich zu spät bin, aber ich konnte nicht früher weg. Hallo Mutter." Er gab Anna einen flüchtigen Kuss auf die Stirn. "Wie ist es gelaufen?"

"Erwin!", sagte Anna erfreut. "Schön, dass du gekommen bist." Sie lag in ihrem Bett. Mit der rechten Hand tätschelte sie leicht Erwins Wange.

Stella, die bisher an Annas Seite gesessen hatte, rutschte geräuschvoll den Stuhl ein wenig vom Bett weg und lehnte sich zurück. "Auch schon da", sagte sie schnippisch.

Erwin ignorierte den unterschwelligen Vorwurf seiner Schwester. "Was hat der Arzt gesagt?" Von Anna blickte er hoffnungsvoll zu Gabriela, die etwas abseits vom Bett stand.

Diese schwieg betroffen und sah unsicher zu Anna und Stella.

"Was ist los? Was hat der Arzt gesagt?" Erwins Stimme klang fordernd. In sich spürte er eine plötzliche aufkeimende Angst. Erst jetzt bemerkte er die überaus angespannte und unheilschwangere Atmosphäre im Raum.

Schließlich räusperte sich Anna und sah ihren Sohn direkt in die Augen. "Die Computertomografie hat nichts Gutes ergeben."

"Was meinst du? Es ist doch nichts Schlimmes, oder?" Erwin fasste nach Gabrielas Hand. Ungläubig blickte er in die ernsten Gesichter.

"Doch, es ist schlimm, Erwin. Ich habe Krebs." Anna klang gefasst. Einzig die Finger ihrer Hände, die in das Laken gekrallt waren, verrieten ihre Anspannung.

"Krebs?" Er verstand nicht. Wie konnte seine Mutter Krebs haben? Die vielen Online-Artikel, die er tags zuvor im Internet gesehen hatte, tauchten vor seinem geistigen Auge auf.

"Ja, Krebs. Schlimmen Leberkrebs. Und ich habe Metastasen an der Lunge. Oder war es an den Nieren?" Sie sah Stella fragend an. "Ach, egal, es sieht jedenfalls nicht gut aus."

Traurig schloss Anna die Augen. Eine Träne rann aus den Augenwinkel und tropfte auf das weiße Kissen. Ihre Hände zitterten leicht, als sie sich noch fester um das weiße Laken schlossen.

"Was heißt das jetzt?" Erwin war entsetzt.

"Das heißt, dass Mama sterben wird," warf Stella patzig dazwischen.

Anna blickte erstaunt auf und sah leicht ärgerlich zu ihrer Tochter.

"Aber das wird dir ja egal sein, so wie dir ansonsten auch alles egal war." Stella schrie die letzten Worte beinahe und sprang auf. Sie schnappte sich ihre Handtasche von der Stuhllehne und stürmte an Gabriela vorbei zur Tür hinaus.

"Nimm Stella nicht ernst, Erwin. Du weißt, dass sie es nicht so meint", sagte Anna entschuldigend.

"Ja, schon gut, Mutter. Ist ja nichts Neues." Hilflos sah Erwin zu seiner Frau.

Gabriela lächelte ihm aufmunternd zu. "Dr. Werneck meinte, du kannst zu ihm, sobald du da bist. Er erklärt dir noch einmal die weiteren Schritte. Ich kann inzwischen bei Anna bleiben, wenn es recht ist." Unsicher sah sie zu ihrer Schwiegermutter.

Diese nickte und schloss wieder die Augen. Sie sah erschöpft aus. Und irgendwie auch krank, schoss es Erwin durch den Kopf. Konnte das sein? Konnte ein robuster Mensch, wie es seine Mutter war, sich in nicht einmal einen Tag so verändern?

Auf dem Weg zum Dienstzimmer von Dr. Werneck hallten Erwin noch die Worte von Stella durch den Kopf.

"... wie dir ansonsten auch alles egal war!"

Dachte seine Schwester so von ihm? Hatte sie wirklich das Gefühl, dass ihm alles egal war? Nur weil er etwas getan hatte, was er für sich und seine Familie für richtig hielt? Weil er seinen Weg gegangen war?

Ihr Vater Johann hatte mit vierzig Jahren von seinem Vater, der früh und unerwartet gestorben war, den Greißlerladen "Waren-Lukas" übernommen. Erwin war im Geschäft groß geworden und Johann hatte ihn schon früh angelernt. Als Erwin in die Schule kam, war es seine Pflicht gewesen, nach dem Unterricht sofort zu seinem Vater zu eilen, um im Geschäft mitzuhelfen. Hausaufgaben machte er erst spät Abends vor dem Zubettgehen.

Viele Jahre später, als Erwin in seinem Beruf als Einzelhandelskaufmann in einem angesehenen Geschäft arbeitete, ging Johann gemeinsam mit Anna in Pension und übergab den kleinen Laden, der mehr schlecht als recht lief, an Erwin. Bei der Übergabe sagte er: "'Waren-Lukas' muss immer vom ältesten Lukas geführt werden. Nun bist du an der Reihe, Sohn! Mach was draus!"

Erwin kündigte daraufhin unwillig, aber pflichtbewusst der Familie gegenüber, seinen Job und führte ein Jahr lang den Laden. Dann schmiss er das Handtuch. Eine angesehene Lebensmittelkette hatte für die Geschäftsräume ein Angebot gemacht, und Erwin nahm an. Seinem Vater brach es das Herz, seine Mutter redete drei Jahre lang nicht mit ihm und Stella war seit dem sowieso nur noch schlecht auf ihn zu sprechen. Man sollte meinen, dass siebzehn Jahre eine lange Zeit wären, um Gras über eine Sache wachsen zu lassen. Mittlerweile schien es ein Urwald zu sein und Stella hatte ihm noch immer nicht verziehen. Er hatte die Hoffnung mittlerweile aufgegeben, ihr seine Beweggründe erklären zu können und auf eine Versöhnung zu hoffen.

"Herein?"

Erwin stand vor Dr. Wernecks Dienstzimmer. Er hatte geklopft und öffnete die Tür. In dem sonnendurchfluteten Raum stand ein Schreibtisch mit Computer, hinter dem Dr. Werneck saß und ihn freundlich anlächelte.

"Guten Tag, Herr Lukas. Schön, dass Sie gekommen sind."

"Grüß Gott, Herr Doktor. Tut mir leid, dass es nicht eher ging. Meine Frau sagte mir, dass Sie mich sprechen wollten."

"Ja. Wie Sie vielleicht schon wissen, steht es sehr schlecht um Ihre Mutter."

Erwin nickte betroffen. Es ist also wahr, dachte er. Irgendwie hatte er gehofft, es wäre nur ein böser Scherz gewesen. Sein Hals war wie zugeschnürt. Unauffällig lockerte er die Krawatte. Sie kam ihm plötzlich so eng vor.

"Wir hatten gestern bereits bei der Erstuntersuchung eine vergrößerte Leber und Wasseransammlungen im Bauchraum festgestellt", fuhr Dr. Werneck fort. "Die darauffolgende Ultraschalluntersuchung hatte ergeben, dass sich Schatten an der Leber befinden, weshalb wir für heute eine Computertomografie angeordnet hatten."

Wieder nickte Erwin.

"Nun, Herr Lukas, die Computertomografie hat unsere Befürchtungen leider bestätigt. So leid es mir tut, aber ich muss Ihnen mitteilen, dass Ihre Mutter an einem bösartigen Leberkrebs leidet. Es befinden sich dort bereits zwei größere Tumore."

Erwin schluckte. "Wie stehen die Chancen?", brachte er leise hervor.

"Nun, um ehrlich zu sein, die Chancen, Leberkrebs zu behandeln oder gar zu heilen, stehen trotz der medizinischen Fortschritte sehr schlecht. Berücksichtigt man das Alter Ihrer Mutter, dann sieht es sogar noch schlechter aus. Natürlich könnten wir optional auch eine Teilentfernung des Lebertumors durchführen, aber das würde keine Heilung garantieren. Zudem ist, wie wir bei der Computertomografie festgestellt haben, auch die Lunge mit Metastasen befallen. Es ist einfach eine zu lange Zeit unerkannt verstrichen."

"Wie lange bleibt ihr noch?" Erwins Stimme klang tonlos.

"Ein paar Wochen. Monate." Dr. Werneck zuckte mit den Schultern. "Oder auch mehr. Es kommt auf Ihre Mutter an."

"Ein paar Wochen ... Sind Sie sicher?"

"Irrtum ausgeschlossen. So leid es mir tut, das sagen zu müssen."

Erwin glaubte dem Arzt. Die letzten Worte waren nur noch geflüstert gewesen und er klang aufrichtig ehrlich und auch betroffen. Man sah ihm an, wie nah ihm diese Diagnose ging.

"Es tut mir leid", wiederholte er.

Den Weg zurück zu Annas Zimmer ging Erwin wie im Trance. Er fühlte sich sechzehn Jahre zurückversetzt, als er die Todesnachricht von seinem Vater erhalten hatte.

Es war Sommer gewesen. Der Verkauf des Greißlerladens war ein Jahr her, und nicht nur, dass seine Eltern ihm zürnten, sie sprachen auch nicht mehr mit ihm. Wenn er anrief, dann legten sie wieder auf. Sahen sie sich zufällig auf der Straße, wechselten sie die Straßenseite. Nur seiner Tochter gegenüber verhielten sie sich normal, worüber er froh war. Aurelia konnte mit ihren damaligen knappen zehn Jahren schließlich am wenigsten dafür.

Als der furchtbare Anruf kam, war Erwin gerade in einem der ersten Meetings in seinem neuen Job als Geschäftsführer gewesen. Er war stolz darauf, seiner Frau und der gemeinsamen Tochter ein solides Einkommen bieten zu können.

"Spreche ich mit Herrn Lukas junior?"

"Ja, am Apparat. Wer ist da?"

"Guten Tag. Mein Name ist Dr. Hansemann. Ich muss Ihnen leider mitteilen, dass Ihr Vater bei uns in der Klinik verstorben ist."

Nachdem Erwin die Adresse notiert hatte, setzte er sich ins Auto, um die zweihundert Kilometer zur angegebenen Klinik zu fahren. Weder wusste er, dass seine Eltern auf Wanderurlaub in den Bergen gewesen waren, noch, dass sein Vater seit einem Jahr an einem Magengeschwür gelitten hatte. Dieses war ihm zum Verhängnis geworden. Bis Johann mit dem Hubschrauber geborgen war und die lebensrettende Klinik erreicht hatte, war es zu spät; er erlitt einen Magendurchbruch. Einen Tag später war er an einer schmerzhaften Entzündung im Bauchraum gestorben. Erwin konnte sich nicht einmal mehr verabschieden, geschweige denn entschuldigen. Zu spät war der Anruf gekommen.

## Anna

Erwin kam mit einem ernsten Gesichtsausdruck von Dr. Werneck zurück. Anna konnte sich zu gut vorstellen, was er soeben gehört hatte. War sie selbst doch nicht weniger geschockt gewesen von der Lebenserwartung, die sie noch hatte.

Gabriela stand immer noch am Fenster. Scheinbar teilnahmslos sah sie auf den Verkehr vor dem Gebäude.

Seit Erwin weg war, hatten sie kein Wort gewechselt. Anna hatte es schon lange aufgegeben, den Kontakt zur Schwiegertochter zu suchen. Egal was sie sagte, Gabriela reagierte nicht, und wenn, dann nur kurz angebunden.

Stella war nicht wieder aufgetaucht. Wahrscheinlich war sie nach Hause gefahren und würde erst am Abend wiederkommen, wenn sie sicher sein konnte, dass ihr Bruder weg war, dachte Anna.

Erwin setzte sich schweigend auf den Stuhl neben ihr Bett. Er nahm ihre Hand in die seine und sagte nichts. Minutenlang saß er ruhig da, dann räusperte er sich. "Wie geht es jetzt weiter?"

"Wenn ich das wüsste", antwortete Anna ehrlich.

"Du wirst dich doch operieren lassen? Dr. Werneck erwähnte, dass man eine Teilentfernung durchführen könnte."

Anna schüttelte den Kopf. "Nein, das will ich nicht."

"Was? Warum nicht?"

"Es bringt ja doch nichts."

"Was redest du da, Mutter!"

Anna entzog Erwin die Hand und sah ihn streng an. "Ob es dir passt oder nicht, aber ich entscheide selbst und ich will keine Maßnahmen, die sowieso nichts bringen!"

"Aber wer sagt denn so etwas! Warum sollte es nichts bringen?"

"Wir wissen schon seit gestern von dem Verdacht und ich hatte heute Morgen genug Zeit, um über das ganze nachzudenken, und ich ..."

"Was heißt 'wir'?", fragte Erwin dazwischen und runzelte misstrauisch die Augenbrauen.

"Stella und ich."

"Ach, das war ja klar. Die liebe Stella weiß natürlich alles vor mir. Schönen Dank aber auch!"

"Erwin, so beruhige dich doch!" Gabriela war zu ihrem Mann getreten und hielt beschwichtigend ihre Hände auf seine Schultern.

"Ach, lasst mich doch." Erwin schob ihre Hände weg und drückte seine Zeigefinger an seinen Nasenrücken. Kurz schloss er die Augen. Dann besann er sich und atmete tief durch. "Wann beginnt die Chemotherapie?", fragte er, nun etwas ruhiger.

"Erwin, es gibt keine Chemotherapie", antwortete Anna.

Er war wie vor den Kopf gestoßen. "Aber ... warum denn? Willst du denn nicht gesund werden?"

Anna nahm die Hand ihres Sohnes. Er wollte sie wegziehen, doch ihr Griff verstärkte sich. "Ich werde nicht mehr gesund. Ich bin alt, und da hilft die beste Therapie nichts. Die Zeit ist mein Feind."

Erwin wollte es nicht glauben. "Aber wir haben es doch noch gar nicht versucht! Ich kenne da einen Spezialisten. Ein Arbeitskollege hat mir einmal von ihm erzählt. Ich könnte bestimmt einen Termin ausmachen ..."

"Nein, Erwin!" Annas Stimme klang energisch. "Lass es! Ich muss mich damit abfinden, also finde du dich auch damit ab."

Verwirrt sah Erwin sie an.

"Ich habe seit gestern viel darüber nachgedacht und mich entschieden. Scheinbar bin ich sterbenskrank, auch wenn ich natürlich gehofft hatte, dass es ein Irrtum sei und sich doch nur eine Lappalie feststellen lässt. Wenn ich schon durch den Krebs sterben soll, dann denke ich, dass ich wenigstens ein würdiges Ende verdient habe, oder?"

Sie wartete keine Antwort ab, sondern fuhr gleich fort. "Wenn ich schon nicht in meinem Haus und in meinem Garten meinen Lebensabend in Gesundheit und Frieden verbringen darf, dann will ich wenigstens schmerzfrei und in Würde sterben", wiederholte sie. "Bitte akzeptiere das."

Sie ließ Erwins Hand los. "Und jetzt geht bitte, alle beide. Ich bin müde und möchte allein sein."

Nachdem Erwin und Gabriela gegangen waren, setzte sich Anna auf. Ihr war leicht schwindelig. Sie sah sich im Zimmer um. Bis auf ein Bild mit Blumen an der Wand wirkte der Raum steril, weiß und trostlos.

Eigentlich bevorzugte sie kräftige, lebendige Farben, so wie in ihrem Garten. Dort war eine wahre Farbpalette zu finden, vor allem im Sommer, wenn alles blühte. So wie jetzt. Und sie war nicht zu Hause, um diese Vielfalt zu erleben. Sie seufzte. Sie vermisste den Duft und die Geräusche.

Es klopfte leise. Die Tür öffnete sich und herein kam eine kleine, rothaarige Krankenschwester. In der Hand hielt sie einen Infusionsbeutel. Ihr Blick war freundlich und sie lächelte.

"Na, Frau Lukas? Wie geht es Ihnen heute?"

"Es geht, es geht", seufzte Anna und legte den Kopf in das weiße Kissen.

"Ich hab hier noch eine Infusion für Sie", sagte die Schwester. Mit geübten Griffen hängte sie den Beutel auf den Infusionsständer und schloss den Schlauch an Annas Venenzugang. Als sie die Infusion aufdrehte, begann das Mittel stetig in den Schlauch zu tropfen und Anna schmeckte etwas Bitteres im Mund.

"Was ist das?"

"Ein kleiner Vitamincocktail und Flüssigkeit. Sie sind ja keine große Esserin, hm?" Die Schwester lächelte wieder.

Anna schüttelte den Kopf. "Nein, irgendwie ist mir hier der Appetit vergangen."

"Wir werden Sie schon wieder zurecht biegen. Brauchen Sie noch etwas? Tee? Wasser?"

"Ein Tee wäre gut."

"Dann wollen wir mal sehen, was wir Leckeres für Sie auftreiben können. Bin gleich wieder zurück." Und schon verschwand die fröhliche Schwester aus dem Zimmer.

Anna sah zum Infusionsbeutel hoch und beobachtete, wie stetig die Flüssigkeit herunter tropfte. Irgendwie wirkte es beruhigend.

Sie stellte sich vor, sie würde Regentropfen beobachten, die von einem Blatt des Nussbaumes herunter perlten.

*Tropf, tropf, tropf.*

Nach wenigen Minuten fielen ihr die Augen zu.

*Der Garten blühte wie eh und je. Sie hatte das Gefühl, dass die Farben genauso intensiv waren wie zuvor, und auch genauso betörend wirkten. Wie von einer Welle erfasst, stand sie am Ende des Gartens und schwankte leicht. Sie schloss die Augen und genoss das angenehme Gefühl, das sich tief in ihr breit machte. Sie fühlte sich nicht mehr krank, sondern kraftvoll und lebendig. Tief atmete sie ein.*

*Langsam ging sie den Rundweg durch den Garten. Sie begrüßte jede einzelne Blume, berührte deren Blütenköpfe, roch an den Kräutern und naschte hie und da eine Himbeere oder Ribisel. Sie genoss den süßen Geschmack auf der Zunge.*

*In der Mitte des Gartens blieb sie stehen und sah sich um. Sie wurde das Gefühl nicht los, beobachtet zu werden. Langsam ließ sie den Blick über den Garten schweifen, doch sie sah niemanden.*

*Plötzlich ertönte ein helles Kinderlachen. Überrascht drehte sie sich um. Das Geräusch kam von der Hecke. Ruhigen Schrittes ging sie darauf zu.*

*"Fang mich doch! Fang mich doch!", rief eine helle Stimme lachend.*

*Sie war sich nun sicher, dass dort jemand war. Ein Kind muss wohl auf der anderen Seite der Hecke sein, dort, wo der Bach floss.*

*"Hallo? Ist dort jemand?", rief sie. "Geh weg dort! Nicht, dass du ins Wasser fällst!"*

*Panik machte sich in ihr breit und vertrieb die Ruhe und den Frieden von vorhin.*

*Wieder hörte sie dieses kindliche Kichern. "Fang mich doch!*

*Fang mich doch!", rief jemand.*

*"Pass auf! Du sollst dort weggehen!", wiederholte sie.*

*Sie stand nun direkt an der Hecke. Die Zweige waren so dicht, dass sie nicht durchsehen konnte, aber sie konnte den Bach dahinter rauschen hören. Dann erschallte ein Platschen. Angst stieg in ihr hoch.*

*"Nein!!!"*

*Sie schrie. Sie wollte über die Hecke sehen und dem Kind helfen, doch jemand hielt sie zurück.*

"Frau Lukas! Wachen Sie auf!", hörte Anna eine ruhige, aber bestimmte Stimme. Sie klang von fern, wie durch Watte. "Wachen Sie auf! Sie dürften einen schlimmen Traum gehabt haben. Ist ja schon gut."

Anna hörte auf um sich zu schlagen, und auch ihr Atem beruhigte sich langsam. Sie öffnete die Lider und sah in die besorgten Augen der fröhlichen Schwester von vorhin, die sie sanft an den Schultern hielt.

"Alles in Ordnung?", fragte sie.

"Ja ... Ja, ich glaube schon."

Anna sah sich um. Sie war wieder in ihrem Krankenzimmer. Weit weg von ihrem Garten. Ihr Herz raste immer noch und sie fühlte die nachklingende Angst. Verwirrt legte sie sich wieder in ihr Kissen zurück.

"Hier. Ich habe Ihnen den Tee gebracht." Die Schwester wies auf das Nachttischchen.

Anna sah eine Kanne und eine Tasse darauf stehen. Daneben war ein Schnabelbecher mit Wasser. Sie griff dankbar danach und trank. Kühl floss ihr das Wasser die trockene Kehle hinunter.

"Hatten Sie einen schlimmen Traum?", fragte die Schwester und setzte sich zu ihr auf die Bettkante. Ihre Augenbrauen waren mitleidig nach oben gezogen.

Anna nickte.

"Ich bin übrigens Schwester Beate. Ich habe bis morgen früh Dienst. Wenn Sie etwas brauchen, können Sie jederzeit nach mir rufen. Einverstanden, Frau Lukas?" Dabei streichelte sie über Annas Hand, die schlaff auf der Bettdecke lag.

Als sie wieder alleine war, dachte sie über ihren Traum nach. Er war so real gewesen, dass ihr der Schreck noch immer in den Gliedern saß. Das Glücksgefühl von der Freude über den Garten war wie weggeblasen. Was blieb, war die Angst und das Gefühl, diese Situation schon einmal erlebt zu haben.

Sechsundsechzig Jahre lang hatte sie diese Angst erfolgreich verdrängt. Nun war sie mit voller Wucht wieder da.

## Stella

"Bitte verstehen Sie doch, ich kann diese Woche unmöglich arbeiten gehen! Meine Mutter braucht mich. Ich ... ja, natürlich werde ich die Zeit wieder einarbeiten ... In Ordnung. Vielen, vielen Dank! Danke! Auf Wiederhören." Stella legte das Telefon auf, erleichtert, dass ihr Chef einem unbezahlten Urlaub zugestimmt hatte.

Seit zwanzig Jahren arbeitete sie nun schon als Kindergartenpädagogin in einem privaten Kindergarten. Die Kinder mochten sie, und ihre Arbeitskolleginnen bewunderten ihre Geduld und ihr Einfühlungsvermögen. Wenn ein Kind weinte, dann schaffte es Stella immer, dass es sich rasch wieder beruhigen und ablenken ließ.

Obwohl sie gern als Pädagogin arbeitete und gut mit Kindern umgehen konnte, hatte sie das Gefühl, in der Erziehung ihres Sohnes versagt zu haben. Mit jedem Kind, und mochte es noch so schwierig sein, konnte Stella umgehen. Da schien ihre Geduld unendlich. Bei ihrem eigenen Sohn jedoch stand sie an. Stella fragte sich immer wieder, was sie wohl falsch gemacht hatte.

Sie lehnte sich zurück in ihren großen Ohrensessel und ging im Kopf ihre To-Do-Liste durch. Der Garten ihrer Mutter war gegossen, das Haus versorgt, in der Arbeit hatte sie sich frei genommen. Stand nur noch das Gespräch mit ihrem Sohn an.

Stella erhob sich seufzend und ging bis ans Ende des Flurs. Vor einer dunklen Tür blieb sie stehen. Laute Musik drang heraus. Sie verzichtete auf das Klopfen. Jonathan würde sie sowieso nicht hören, also öffnete sie einfach.

"Jonathan? Hast du kurz Zeit? Wir müssen reden!", versuchte sie sich schreiend und gestikulierend gegen die Musik durchzusetzen.

Im halbdunklen Zimmer konnte Stella ihren Sohn auf dem Bett sitzen sehen. Gelangweilt hob er die Fernbedienung und machte die Musik aus.

"Was ist?", fragte er maulend.

"Wir müssen uns wegen Oma unterhalten."

Stella sah sich beiläufig im Zimmer um. Sie unterdrückte den Impuls, Schmutzwäsche vom Boden aufzuheben oder die Vorhänge zu öffnen. Sie fragte sich, wann das Fenster zum letzten Mal geöffnet worden war. Der Luft nach zu schließen, die zum Schneiden dick war, schien es wohl schon länger her zu sein.

"Was ist mit ihr?"

Stella atmete kurz und flach ein. Nicht zu tief, ermahnte sie sich im Kopf. "Sie ist noch im Krankenhaus. Wie du weißt, sieht es nicht gut aus."

Jonathan nickte. "Mhm. Das hast du gestern schon gesagt."

"Ja, nun ist es so, dass ich heute mit dem Arzt reden möchte, dass sie entlassen wird. Die Medikamente kann sie auch zu Hause erhalten und ich habe mir frei genommen, damit ich mich um sie kümmern kann." Sie brach ab. "Hörst du mir eigentlich zu?"

Jonathan starrte gelangweilt an die Wand. Langsam nickte er. "Und was hat das mit mir zu tun?"

"Ich werde bei Oma schlafen, bis wir eine andere Lösung gefunden haben. Du musst also allein sehen, wie du zurecht kommst."

"Auch gut. Sonst noch was?"

Stella verbiss sich eine Bemerkung und ging stattdessen. Die Tür war kaum ins Schloss gefallen, drehte Jonathan auch schon wieder seine Anlage auf volle Lautstärke auf.

Das Bild neben der Tür hüpfte im Takt der Musik.

Stella ging ins Wohnzimmer, schnappte sich ihre Tasche, die bereits fertig gepackt war, nahm den Autoschlüssel und die kleine schwarze Handtasche und schloss die Tür. Immer noch klang die Musik in ihren Ohren nach, wie ein schrilles Echo.

Eine halbe Stunde später war Stella im Krankenhaus. Anna hatte die zweite Nacht hinter sich und würde bestimmt froh sein, wieder nach Hause zu kommen. Sie war zuversichtlich, dass Dr. Werneck der Entlassung zustimmen würde.

"Dr. Werneck? Hätten Sie einen Moment Zeit?"

Sie stand vor seinem Dienstzimmer. Sie hatte gewartet, bis der Arzt von der Visite zurück war. In Gedanken versunken sah er von seinen Notizen auf, die er beim Gehen durchgesehen hatte.

"Ah, Frau Santo. Guten Tag!", sagte er freudig und klemmte die Zettel unter den Arm.

"Guten Tag, Herr Doktor. Sagen Sie bitte Stella zu mir." Sie reichte ihm die Hand.

"Kommen Sie doch herein, Stella." Er öffnete die Tür. "Setzen Sie sich doch. Wie kann ich Ihnen helfen?"

Stella nahm Platz und stellte ihre Handtasche auf die Knie. Nervös knetete sie das schwarze Leder in ihren Händen. "Nun, ich ... ich möchte meine Mutter mit nach Hause nehmen." Offen sah sie Dr. Werneck ins Gesicht. "Ich denke, es wäre das Beste für sie, wenn sie in gewohnter Umgebung sein könnte. Ich habe das Gefühl, dass sie sich hier nicht wohlfühlt und gerne zu Hause wäre in ihrem gewohnten Umfeld und in der Natur. Die Medikamente können ihr doch zu Hause auch verabreicht werden, oder?"

Die Worte sprudelten aus ihr nur so heraus. Sie hoffte, den Arzt überzeugen zu können und nicht abgewiesen zu werden. Ihre Mutter würde es auf keinen Fall tagelang hier aushalten. Dafür kannte Stella sie zu gut.

Erleichtert bemerkte sie, dass Dr. Werneck freundlich nickte.

"Natürlich, Frau Santo ... Stella. Wenn Sie für eine Versorgung garantieren können, können Sie Frau Lukas gerne auch zu Hause betreuen. Wir werden Ihnen nicht im Weg stehen. Kontaktieren Sie einfach Ihren Hausarzt, der wird alles weitere übernehmen."

Stella atmete erleichtert aus und lächelte zum ersten Mal an diesem Tag.

Eine halbe Stunde später machte sie sich mit zahlreichen Medikamenten, Rezepten und Anweisungen auf den Weg zu Anna.

"Hallo Mama!" Stella eilte grinsend in das Krankenzimmer.

Anna saß in ihrem Bett. Sie wirkte blass und erschöpft. Bei Stellas Anblick aber lächelte auch sie. "Hallo Sternchen! Du siehst aber fröhlich aus."

"Ich habe gute Neuigkeiten! Du darfst nach Hause!"

"Was? Heute?"

"Ja, heute!", bestätigte Stella. "Komm, wir können gleich

los. Du brauchst nur noch hier den Revers für das Krankenhaus zu unterschreiben." Sie hielt Anna einen Zettel hin. Da die Entlassung von ihr in Annas Namen gefordert wurde - wissend, dass es auch der Wunsch ihrer Mutter sein würde - sicherte sich das Krankenhaus damit ab.

Während Anna mit zitternder Hand unterschrieb, packte Stella ihre Sachen ein und half ihrer Mutter dann beim Ankleiden. In der Zwischenzeit kam Dr. Werneck.

"Schön, Sie so strahlen zu sehen, Frau Lukas!" Er lächelte. "Ich entferne Ihnen noch den Venenzugang, dann können Sie gleich los. Sie müssen mir nur versprechen, zu Hause ausreichend zu trinken und zu essen, sonst sehen wir uns leider schneller wieder, als Ihnen lieb ist, und das wollen wir doch nicht, oder?" Er zwinkerte ihr zu.

Anna lächelte selig zurück. "Ich verspreche es, Herr Doktor. Zu Hause kommt der Appetit bestimmt wieder zurück."

"Vielen Dank, Dr. Werneck." Stella reichte dem Arzt die Hand.

"Alles Gute wünsche ich Ihnen. Passen Sie gut auf Ihre Mutter auf. Wenn etwas ist, können Sie mich jederzeit anrufen. Sie haben ja meine Nummer. Wenn die Schmerzen zu stark werden sollten, dann scheuen Sie sich bitte nicht, zu uns zu kommen."

"Es wird schon gehen", winkte Anna ab und wandte sich zur Tür. Stella folgte ihr und gemeinsam ließen sie das Krankenhaus hinter sich.

# Gabriela

Der große Konferenzraum war hell. Die Sonne schien durch die breiten, bodentiefen Fester genau auf den großen ovalen Tisch in der Mitte des Raumes. Drei Männer mit dunklen Anzügen beugten sich über einen Stapel Entwürfe, eine Frau im eleganten Hosenanzug stand etwas abseits und beobachtete sie.

"Ja, das sieht schon ganz gut aus."

"Vielleicht könnte man hier noch ..."

"... und hier gehört noch ein ..."

Gabriela vernahm leises Tuscheln. Sie war gespannt, wie ihr Entwurf beim Kunden ankommen würde. Die Zukunft des Büros hing davon ab. Würde sie den Zuschlag für den Bau des Fitnessstudios bekommen, dann würde sie die nächsten Jahre keine finanziellen Sorgen mehr haben müssen.

Durch die Ereignisse der letzten Tage war es Gabriela schwer gefallen diesen Termin einzuhalten und die neue Fitnessoase fertig zu planen. Sie wusste jedoch, dass dieser Auftrag überaus wichtig war. In den letzten beiden Tagen war sie bis spät in die Nacht gesessen und hatte die Pläne fertig gezeichnet. Dazwischen hatte sie immer wieder mit Erwin gesprochen, ihn getröstet und überlegt, wie es mit Anna weitergehen sollte.

Gabriela schüttelte den Kopf. Sie verscheuchte die Gedanken um Annas Krebserkrankung und versuchte, sich auf den Termin zu konzentrieren.

In ihrer Hosentasche vibrierte ihr kleines Handy. Sie drehte sich um und nahm ab. "Ja?" Ihre Stimme war kaum ein Flüstern.

"Schatz, ich bin es. Sie hat es tatsächlich gewagt! Jetzt hat sie Mutter einfach ..."

"Langsam, langsam. Ich bin gerade in einem wichtigen Meeting. Können wir später reden?"

"Nein, können wir nicht." Erwin schrie aufgebracht ins Telefon. "Mutter ist nicht mehr im Krankenhaus. Stella hat sie abgeholt, ohne Bescheid zu sagen!"

"Was? Aber warum? Ich dachte, sie muss noch bleiben, wegen der Medikamente und so?" Gabriela bemühte sich ihre Stimme leise zu halten.

"Stella hat bei Dr. Werneck eine vorzeitige Entlassung beantragt und Mutter einen Revers unterschreiben lassen. Sie sind schon bei Mutter zu Hause. Kannst du das fassen? Ich fahre sofort hin."

"Schatz, warte doch mal!"

Doch Erwin hatte schon aufgelegt. Gabriela klappte das Telefon zu und drehte sich wieder zu ihren Kunden um. Diese hatten die Begutachtung der Pläne unterbrochen und starrten sie nun neugierig an.

Gabriela überlegte, was sie tun sollte. Sollte sie ihren Mann, wütend und einer Kurzschlussaktion nahe, einfach gewähren lassen, oder sollte sie zu ihm fahren und ihn beruhigen? Sie wusste, dass Erwin sie brauchte. Er war verletzt und verzweifelt. Die Diagnose seiner Mutter war nicht leicht für ihn. Doch andererseits war der Termin hier überaus wichtig.

"Frau Lukas, ist alles in Ordnung mit Ihnen?"

Herr Meier, ein Mann im modischen, dunkelgrauen Anzug und schwarzer Brille, sah sie besorgt an. Auch die beiden anderen Herren musterten sie.

"Ich ... nein, schon in Ordnung. Ich ... meine Herren, es tut mir leid, das war ..." Sie brach ab und starrte auf ihr Handy. "Meine Familie braucht mich. Sie verstehen bitte."

Ehe die Männer etwas erwidern konnten, hatte Gabriela ihre Aktentasche genommen und war zur Tür hinaus geeilt.

Im hellen Vorraum stand ein Empfangstresen. Dahinter war eine schlanke junge Frau in einen Terminplaner vertieft. Gabriela schritt mit ihren hohen Schuhen auf sie zu. Überrascht hob die Frau den Kopf.

"Alisa, streichen Sie meine Termine für heute und begleiten Sie die Herren bitte nach draußen. Ich melde mich morgen bei Ihnen." Ehe Alisa antworten konnte, war Gabriela schon zur Tür raus.

Im Auto rief sie ihre Tochter an. "Aurelia? Ich bin's. Wo bist du?"

"Hallo Mama! Ich bin zu Hause. Du klingst aufgeregt. Was ist los?"

"Stella hat deine Oma einfach aus dem Krankenhaus geholt. Papa fährt gerade hin und ich jetzt auch."

"Sie hat WAS?!"

"Ich weiß auch nicht, Schätzchen. Stella denkt wohl, zu

Hause wäre Oma besser aufgehoben. Wir müssen das klären. Papa möchte, dass Oma die bestmögliche Betreuung bekommt und die geht seiner Meinung nach nur im Krankenhaus ..." Sie brach ab und atmete tief durch. "Jedenfalls, ich wollte dir nur sagen, dass ich am Nachmittag nicht auf die Kinder aufpassen kann."

"Ja klar, schon gut, Mama. Mach dir keine Sorgen. Oma geht jetzt vor."

"Gib Sebastian und Marina einen Kuss von mir. Ich melde mich später."

Gabriela beendete das Gespräch, schaltete den Blinker ein und setzte zum Überholen an. Sie wollte Erwin einholen, bevor er womöglich Dinge sagte, die ihm später noch leid taten.

## Erwin

"Ach, komm schon! Gib Gas!"

Er hupte und war außer sich vor Zorn. Er fühlte sich hintergangen und ausgeschlossen.

Der Verkehr stockte und er stand schon seit zehn Minuten in der Kolonne. Das hatte ihm gerade noch gefehlt.

Eigentlich hatte er seine Mutter besuchen wollen, da er beruflich in der Nähe zu tun gehabt hatte. Das Krankenzimmer war jedoch leer. Eine kleine rothaarige Krankenschwester sagte ihm dann, dass Frau Lukas entlassen worden sei. Ob er als Sohn denn das nicht wisse, hatte sie mit einem Seitenblick hinzugefügt. Er fühlte sich wie ein Idiot und Stella war schuld daran, sagte er sich.

"Du Trottel! Nun fahr schon!"

Er hupte wieder, schrie und gestikulierte.

Normalerweise war Erwin ein geduldiger, zielstrebiger Mensch, doch seit der Krebsdiagnose von Anna fühlte er sich zerrissen. Die Angst, seine Mutter zu verlieren, schnürte ihm die Kehle zu.

Er wusste, dass er ihr viel Kummer bereitet hatte, und er hatte eigentlich vorgehabt, sich das Vertrauen seiner Mutter wieder zu verdienen, auch wenn sie ihm schon nach einigen Jahren verziehen hatte, doch ihr Verhältnis war immer noch angespannt und vorsichtig. Das hätte sich eigentlich ändern sollen in den nächsten Jahren, wenn er selbst in Pension war und mehr Zeit haben würde. Nun rann ihm aber die Zeit davon und Stella machte es ihm auch nicht leicht.

Wenige Minuten vor dem Haus seiner Mutter bemerkte Erwin hinter sich ein Auto, das mit dem Licht aufleuchtete und dicht auffuhr. Erst auf den zweiten Blick sah er, dass es Gabriela war. Hintereinander stellten sie die Autos in der Einfahrt seines Elternhauses ab.

"Was machst du hier?", fragte Erwin überrascht. Sein Zorn war beim Anblick seiner Frau weniger geworden.

"Bitte mach' keine Dummheit, Schatz." Gabriela ging auf Erwin zu und hielt ihn am Oberarm. "Lass uns in Ruhe reden. Stella hat bestimmt einen guten Grund, warum sie ohne Absprache so gehandelt hat!"

"Sie hätte mir doch wenigstens Bescheid sagen können, dass sie Mutter zum Sterben nach Hause holt!" Erwin war noch immer aufgebracht und auch gekränkt, so merkte er nicht, dass Anna die Tür geöffnet hatte und sie beobachtete.

"Wer soll denn sterben?", fragte sie ruhig.

Gabriela und Erwin wandten sich ertappt um.

"Mutter! Wie geht es dir?" Erwin ging auf sie zu. "Ich war im Krankenhaus, und da sagten sie mir, dass du entlassen wurdest!"

"Und da dachtest du, du musst sofort mit deiner Frau herfahren und mich zur Rede stellen, oder wie?" Anna verschränkte die Arme und sah ihren Sohn herausfordernd an.

"Aber nein, ich ... ist Stella da?" Erwin sah an Anna vorbei ins Haus.

"Ja, sie macht gerade mein Bett frisch. Ich wollte es eigentlich selbst machen, aber sie lässt mich nicht", sagte sie schulterzuckend. "Kommt doch rein, wenn ihr schon hier seid." Anna trat einen Schritt beiseite und ließ Erwin und Gabriela ins Haus.

Erwin sah sich um. Er war schon länger nicht mehr hier gewesen, denn meist telefonierte er mit Anna nur. Entweder musste er arbeiten, oder er war zu Hause und verbrachte Zeit mit Gabriela, Aurelia und den Enkelkindern.

Im Haus hatte sich nichts verändert. Die Schwarzweißbilder an den Wänden zeigten Erwin und Stella als Kinder. Dazwischen hingen Kinderfotos seiner Tochter. Aurelia hatte die selben dunklen Augen und Haare wie ihr Vater und war bildhübsch. Daneben war ein aktuelles Familienfoto. Zu sehen waren Erwin und Gabriela mit Aurelia, Christopher, Sebastian und Marina. Es war ein Bild aus glücklichen Tagen, bevor der Krebs in die Familie eingezogen war und alles über den Haufen geworfen hatte.

"Wollt ihr Kaffee?", fragte Anna aus der Küche.

Erwin riss sich von den Bildern los und sah Gabriela fragend an, die im dämmrigen Vorraum hinter ihm stand. Sie nickte.

"Ja, bitte!", rief er und ging in die Küche. Gabriela folgte ihm wie ein Schatten.

Von oben hörten sie ein Poltern und Stella kam die Treppe herunter. Als sie die Küche betrat, blieb sie wie angewurzelt stehen. Sie starrte Erwin an. Sie wirkte unsicher. Hatte sie etwa Schuldgefühle? Erwin konnte es sich nicht vorstellen. Seine Schwester war abgebrüht und berechnend, ging es ihm durch den Kopf.

"Wir sollten reden", sagte er und deutete auf die Eckbank, vor der ein großer runder Tisch stand. Anna stellte gerade zwei Tassen Kaffee auf den Tisch. Das Aroma frisch gemahlener Bohnen lag in der Luft. Erwin registrierte zufrieden, dass Anna seine Kaffeemaschine benutzte, die er ihr zum letzten Geburtstag geschenkt hatte.

"Du hattest recht, Erwin", sagte Anna, als würde sie seine Gedanken lesen. "Es geht wirklich einfacher und schneller mit dieser Maschine, dieser Secko."

"Saeco. Sie heißt Saeco, Mutter."

"Du wolltest reden?" Stella stand noch immer beim Türrahmen und hatte die Arme verschränkt. Sie machte keine Anstalten, sich von dort wegzubewegen.

Erwin atmete tief ein. Der Groll kam in ihm wieder hoch und er musste sich beherrschen, ruhig zu sprechen. "Warum hast du das getan? Willst du, dass Mutter stirbt?"

"Warum sollte sie sterben, nur weil sie zu Hause sein möchte? Ich erfülle ihr einen Wunsch!"

"Und die Infusionen? Die medizinische Versorgung?" Er saß, die Ellbogen auf die Tischplatte gestützt, am Tisch und sah Stella vorwurfsvoll an. Gabriela stand mit einer Kaffeetasse in der Hand vor der Terrassentür. Ihr Blick verlor sich irgendwo im Garten, aber Erwin wusste, dass sie alles um sich herum genau mitbekam.

"Glaubst du wirklich, ich mache mir um nichts Gedanken? Denkst du wirklich so von mir?" Stella drehte sich aufgebracht weg und ging zum Küchenschrank. Sie öffnete ihn und holte eine Schuhschachtel heraus. Diese knallte sie vor Erwin auf den Tisch. Er zuckte zurück.

"Keine Angst, das sind keine Schuhe", fotzelte sie in spöttischem Ton. "Darin sind dutzende Pillen, Pulver, Tropfen und was weiß ich noch was! Wirf MIR nicht vor, ich würde mich nicht kümmern! Im Gegensatz zu DIR mache ich mir Gedanken um meine Mitmenschen, die ich liebe!"

Erwin starrte auf die Medikamente vor sich. Es war still im Raum und nur das leise Ticken einer Uhr war zu hören.

Anna war die ganze Zeit daneben gestanden. Nun ergriff sie das Wort. "Jetzt reicht es aber!"

Alle sahen sie erstaunt an, selbst Gabriela.

"Müsst ihr eure Streitigkeiten neben mir austragen?"

"Mutter, ..."

"Mama, ..."

"Ruhe! Jetzt rede ich!"

Erwin und Stella schlossen gleichzeitig wieder den Mund. Erwin konnte sich nicht erinnern, seine Mutter jemals so aufgebracht gesehen zu haben.

"Erwin, es war tatsächlich mein Wunsch, nach Hause zu kommen. Ich brauche mein Haus, meinen Garten, meine frische Luft, meine Natur - einfach das alles hier." Mit ihrer rechten Hand zeichnete sie einen großen Kreis in die Luft und schloss alles um sie herum in ihre Ausführungen mit ein.

Stella setzte ein zufriedenes Lächeln auf und sah Erwin von oben herab an.

"Siehst du!", schien der Blick zu sagen.

Genervt sah Erwin schnell wieder zu Anna.

"Und du, Stella, hörst bitte auf damit, Erwin in allen Dingen ausschließen zu wollen!"

Zufrieden bemerkte Erwin, wie Stellas Lächeln in ihrem Gesicht erstarb.

"Ich weiß, dass ihr euch nicht versteht, aber haltet mich aus dieser Geschichte raus. Ich hab wahrlich andere Sorgen, als mir noch länger eure Streitereien anzuhören."

Anna atmete hörbar aus und ein, dann setzte sie sich zu Erwin auf die Eckbank. Ruhiger fuhr sie fort: "Die letzten Tage haben mein Leben stark verändert und ich möchte, dass ihr endlich einmal normal miteinander umgeht. Ist das irgendwie möglich?" Fragend sah sie ihre erwachsenen Kinder an. "Wir wissen alle, dass ich unheilbar krank bin. Mir schmeckt das ebenso wenig wie euch, das könnt ihr mir glauben. Meinen Lebensabend hatte ich mir wahrlich anders vorgestellt." Sie senkte den Kopf und blickte auf ihre Hände in ihrem Schoß. "Ich dachte immer, wenn man schon ein schweres Schicksal hatte, so wie ich durch den Verlust meines lieben Johanns, dann ist man davor gefeit, selbst an einer schlimmen Krankheit zu sterben. Anscheinend war es ein Wunschdenken." Sie hob ihre Hände zu einer entschuldigenden Geste und blickte traurig von Erwin zu Gabriela und dann zu Stella.

Es war still im Raum. Erwin hatte seinen Kaffee ausgetrunken und starrte in die leere Tasse. Er räusperte sich. Seine Stimme klang in dieser Stille ungewohnt laut.

"Das heißt, du gibst auf? Du hast dich von Stella nach Hause bringen lassen, um zu sterben?" Seine Stimme klang brüchig und zitterte.

Liebevoll sah Anna ihren Sohn an. "Nein, Erwin, ich habe nicht aufgegeben. In Wirklichkeit hatte ich nie eine andere Möglichkeit." Sie beugte sich über den Tisch und berührte seine Hand. "Lasst mich zu Hause sein. Nur hier kann ich glücklich sein. Bitte", fügte sie hinzu.

Erwin sah seine Mutter betroffen an und legte seine Hand auf die ihre. "Ich wollte doch nur das Beste für dich, Mutter."

"Ich weiß." Sie lächelte sanft und sah ihm in die braunen Augen, die denen seines Vaters so ähnelten. "Ich weiß."

Eine Viertelstunde später gingen Erwin und Gabriela. Sie setzten sich in ihre Autos und fuhren nach Hause.

Erwin hatte einen dicken Kloß im Hals und kämpfte gegen die Tränen an. Die Gewissheit schmerzte mehr als er geahnt hatte - er würde seine Mutter verlieren. Früher als ihm lieb war. Im Gegensatz zum Tod seines Vaters würde er dieses Mal jedoch seine Chance nützen und sich von seiner Mutter verabschieden, wenn es soweit war. Er schwor sich, bis zum Schluss für sie da zu sein.

## Stella

Sie knallte die Tassen in die Spüle und ließ Wasser darauf laufen. Sie war wütend.

Ihr Bruder unterstellte ihr doch tatsächlich, sie würde ihrer Mutter nichts Gutes tun! Sie! Der Liebling der Mutter! Mamas kleiner Stern, wie Anna immer sagte. Das Letzte, was sie tun würde, wäre, ihre Mutter in irgendeiner Weise in Gefahr zu bringen. Wenn jemand für Anna sorgte, dann war sie es. Und nicht Erwin. Und schon gar nicht diese aufgeblasene Gans Gabriela. Warum war sie eigentlich da gewesen?

"Kannst du dieses Rumwischen einmal sein lassen?"

Stella hielt inne. Sie hatte nicht gemerkt, dass sie noch immer an der gleichen Stelle am Tisch mit einem Schwamm herum gewischt hatte. Ertappt warf sie ihn in die Spüle zu den Tassen, drehte sich um und verschränkte die Arme. Herausfordernd sah sie Anna an, die auf ihrem Platz am Tisch saß, vor sich eine frische Tasse Tee, die heiß dampfte und wohlriechendes Aroma verströmte.

Draußen im Garten schien die Sonne und warf ihre hellen Strahlen in die Küche. Unter der Weinlaube summten die Bienen und eine freche Nachbarkatze lauerte unter dem Nussbaum einem Vogel auf, der auf einem Ast ein Lied trällerte.

"Wieso bist du eigentlich so nett zu Erwin? Wie konntest du ihm nur verzeihen, nachdem er Papas Lebenswerk verkauft hatte? Du nimmst ihn ja regelrecht in Schutz vor mir!"

Anna sah aus dem Fenster und beobachtete den Vogel. Scheinbar abwesend antwortete sie: "Stella, wenn ich eines im Leben gelernt habe, dann ist es zu verzeihen." Sie riss den Blick vom Nussbaum los und sah ihre Tochter direkt an. "Glaub mir, ich habe lange nicht verstanden, wie Erwin so handeln konnte. 'Waren-Lukas' war seit drei Generationen ein Familienbetrieb, der von Sohn zu Sohn weitervererbt wurde. Erst Jahre später erkannte ich Erwins Dilemma. Er wurde schon als Junge in diese Tradition gepresst, musste als Kind im Laden helfen, machte auf Druck eures Vaters eine Lehre als Einzelhandelskaufmann und übernahm das Geschäft. Ob er das auch wollte, das wurde er nie gefragt. Zu spät habe ich mir selbst eingestanden, dass das eigentlich nicht Erwins Weg war." Sie hielt inne und sah auf ihre Hände. Der Handrücken war immer noch blau vom Einstich des Venenzugangs, doch die Ränder färbten sich langsam grün und gelb und verblassten. Anna sah wieder auf. "Ich erkannte erst Jahre nach Johanns Tod, dass Erwin sich immer gegen diese Familientradition gewehrt hatte. Er wollte immer erfolgreich sein und so viel Geld verdienen, dass er seiner Familie alles bieten konnte. Johann und ich haben ihn damals aber nicht ernst genommen." Überzeugt fügte sie hinzu: "Er tat das einzig Richtige, Stella."

"Einen Generationenbetrieb zu verkaufen, war das Richtige, sagst du?" Stella schüttelte den Kopf. "Nein, so einfach kommt Erwin mir nicht davon. Er hat Papa damit das Herz gebrochen! Wenn jemand an seinen Magengeschwüren schuld war, dann Erwin, und das weißt du genau!" Wütend sah sie Anna an.

Anna starrte mit Tränen in den Augen zurück. "Nein, Stella, das stimmt nicht." Eine einzelne Träne bahnte sich ihren Weg über die Wange und tropfte auf die Tischplatte. "Erwin ist nicht schuld an Johanns Tod!"

Stella erwiderte nichts. Stattdessen ging sie hinaus in den Garten, um die Gießkanne zu holen. Wütend stapfte sie durch das Gras und goss die Blumen.

Es war ein heißer Tag gewesen. Die Erde war trocken und Stella verbrachte eine Stunde damit, die Blumen, Kräuter und Gemüsebeete zu gießen. Sie brauchte jetzt Ablenkung und körperliche Arbeit, um ihre Gefühle zu besänftigen und ruhig zu werden.

Sie wollte mit ihrer Mutter nicht streiten. Schon gar nicht in diesem Zustand. Auch wollte sie eigentlich nicht mit Erwin streiten, immerhin war er ihr Bruder. Trotzdem konnte sie einfach nicht über diesen Verrat hinwegsehen, und schon gar nicht konnte sie ihm verzeihen. Für sie war er schuldig, sowohl des Familienverrats als auch an dem Tod von Johann. Wäre Erwin und sein Egoismus nicht gewesen, dann wäre ihr Vater noch am Leben, dessen war sie sich sicher.

Anna hatte sich unter den Nussbaum auf die Bank gesetzt und sah ihrer Tochter zu. Eigentlich wollte sie bei der Gartenarbeit helfen, doch Stella hatte ihr verboten, selbst Hand anzulegen, da sie sich schonen solle.

Mittlerweile war die Sonne untergegangen. Es dämmerte, doch es war noch warm. Die Grillen zirpten und die ersten Sterne erschienen hell leuchtend am Himmel. Hier und dort leuchteten Glühwürmchen im Gras.

Stella war mit dem Blumengießen und Unkrautjäten fertig, holte eine Strickjacke aus dem Haus und legte sie Anna über die Schulter. Sie setzte sich neben sie.

"Es ist so friedlich hier", sagte Anna mit leiser Stimme. Ihr Blick schweifte in die Ferne. "Danke, Stella. Danke, dass du mich nach Hause gebracht hast." Sie drückte Stellas Hand.

Eine Zeitlang saßen Mutter und Tochter in trauter Zweisamkeit nebeneinander. Vergessen war die bedrückte Stimmung von vorhin.

"Weißt du noch, Papas sechzigster Geburtstag?"

Anna nickte.

"Wir hatten den ganzen Garten mit bunten Lampions dekoriert und der Weg war mit Fackeln gesäumt. Papa kam erst um sieben aus dem Geschäft und hatte keine Ahnung." Stella lachte. "Ich weiß noch genau, wie seine Augen geleuchtet hatten, als er uns alle sah. Er dachte nämlich, wir hätten seinen Geburtstag vergessen, weißt du noch? Und dann sagte er ..."

"... das ist die schönste Überraschung, die ich je bekommen habe!", vollendete Anna den Satz leise mit einem Lächeln.

Stella nickte. "Ja, und dann hat Aurelia ein Ständchen gesungen. Wie alt war sie nochmal?" Sie versuchte sich zu erinnern.

"Sechs Jahre", sagte Anna ohne nachzudenken. Sie war ein Genie, was Jahreszahlen und Ereignisse betraf. Stella bewunderte das Gedächtnis ihrer Mutter oft.

"Stimmt. Irgendwie ist es, als ob es gestern gewesen wäre, und doch ist es schon so lange her." Stella sah in die Ferne. "Viel ist seitdem passiert", sagte sie gedankenverloren.

# Anna

Mitte der sechziger Jahre gab es am Rande der Stadt in einer kleinen Siedlung ein Grundstück zu kaufen. Anna und Johann hatten bis dahin in einer Drei-Zimmer-Wohnung gelebt. Erwin war bereits elf Jahre alt gewesen und Stella hatte gerade ihren ersten Geburtstag hinter sich.

Das Grundstück war ideal für die Familie; großflächig und abgelegen. Das einzige Manko war der Bach, der nebenan vorbeifloss. Kritisch hatte Anna ihn beäugt, doch da Johann nicht wusste, warum seine Frau so eine Abneigung gegen Gewässer hatte, hatte er sie zu überreden versucht, dem Grundstückskauf doch zuzustimmen. Schließlich hatte Anna eingewilligt, unter der Bedingung, dass Johann sofort eine dichte, unüberwindbare Hecke pflanzen musste, mit einem Holzzaun dahinter. Nach siebenundvierzig Jahren war der Zaun zwar alt und morsch geworden und zum Teil gebrochen, aber die Hecke davor war hoch und dicht verwachsen.

*Sie stand vor dieser Hecke, barfuß und nur im Nachthemd bekleidet, das ihr bis zu den Waden reichte. Der Bach wisperte und brodelte gefährlich. Immer lauter wurde er und sie hielt sich verzweifelt die Ohren zu. Seit wann war er so laut? Und seit wann störte er sie so sehr?*

*Mit der Hecke hatte sie sich immer sicher gefühlt und die Kinder hatten es nie gewagt, auf die andere Seite zu gelangen. Zu groß war die Angst gewesen, von der Mutter erwischt und gescholten zu werden!*

*Sie drehte sich um, schloss die Augen und atmete tief durch. Dann nahm sie die Hände von den Ohren, das Rauschen war wieder leiser geworden und klang nun weniger gefährlich.*

*Sie blickte auf.*

*Ihr Herzschlag hatte sich beruhigt und sie drehte sich wieder zurück, sah auf die Hecke. Es raschelte. War da jemand?*

*Ein Kinderlachen ertönte.*

*"Hallo?", rief sie. Es kam jedoch keine Antwort. Stattdessen wurde es dunkel um sie herum.*

Erleichtert blickte sich Anna im Schlafzimmer um. Es war ruhig. Keine Straßengeräusche drangen zu ihr. Nur das Zwitschern der Vögel glitt sanft in das helle Schlafzimmer.

Anna war Stella unendlich dankbar, dass sie die Entlassung veranlasst hatte. Kaum war Anna zu Hause gewesen, hatte sie Appetit verspürt und auch wieder mehr Kraft in ihrem Körper gefühlt.

Bis auf den Traum, der nun schon einige Male wiedergekehrt war, war die Nacht ruhig und ohne Zwischenfälle verlaufen. Schmerzen hatte Anna keine mehr gehabt, was wohl an den Medikamenten liegen dürfte, die sie von Stella bekam. Zwar wurde ihr davon hin und wieder übel, doch damit konnte sie leben.

Seit Anna zu Hause war, fühlte sie sich eigentlich wie immer. Sie war agil und aß ihre kleinen Portionen wie vor dem 'Zwischenfall', wie sie es gedanklich nannte. Nur wenn sie mit der Hand auf den Bauch drückte, konnte sie etwas Festes spüren, so wie jetzt im Bett, als sie auf dem Rücken lag. Dr. Werneck hatte gemeint, es sei die vergrößerte Leber mit den Tumoren. Diese erinnerten sie daran, dass sie unheilbar krank war und bald sterben würde.

Sterben - das war es, wovor auch Erwin so Angst hatte, ging es Anna durch den Kopf. Sonst wäre er nicht so aufgebracht gewesen, weil Stella sie nach Hause gebracht hatte. Doch sie war zäh, sagte sie sich voller Überzeugung. Und sie hatte noch Lebenswillen. Solange der Garten mit Leben pulsierte, würde auch sie das pure Leben in sich tragen.

Die Sonne schien bereits hell und frische Luft drang durch das gekippte Fenster in das Schlafzimmer herein. Anna fühlte sich ausgeruht. Sie streckte sich und stand auf.

Nachdem sie sich angezogen hatte, ging sie langsam hinunter. Sie wollte Stella nicht wecken, die im selten genutzten Wohnzimmer auf der Couch schlief. Anna war meistens nur in der Küche und im Garten. Das Wohnzimmer wurde seit Johanns Tod nur noch als Stauraum genutzt. Nur hin und wieder setzte sie sich vor den Fernseher, um eine Dokumentation oder eine Reportage zu sehen. Nachrichten las sie in der Zeitung oder hörte einmal täglich das Radio, mehr brauchte sie nicht. Sie war auch ohne elektronischer Berieselung glücklich.

Anna ging in die Küche und stellte Teewasser auf. Durch die geöffnete Terrassentür ließ sie frische Luft in die Küche. Der Lavendel, der neben der Tür hing, duftete intensiv. Geräuschvoll atmete sie ein.

"Guten Morgen, Mama."

Anna drehte sich erschrocken um.

"Oh. Entschuldige, dass ich dich erschreckt habe. Hast du gut geschlafen?" Stella drückte Anna einen Kuss auf die Wange. Die blonden, gelockten Haare standen ihr wirr vom Kopf. Sie trug ein langes Shirt, das ihr fast bis zu den Knien reichte, und sah verschlafen aus.

Anna lächelte. Als sie Stella so sah, musste sie daran denken, dass sie früher auch so lange blonde Haare gehabt hatte. Ob sie am Morgen auch so liebenswert ausgesehen hatte?

"Ich hab ganz gut geschlafen, danke," beantwortete sie Stellas Frage. "Und du?"

"Soll ich ehrlich sein?" Stella grinste. "Oben in meinem alten Kinderzimmer habe ich besser geschlafen." Sie zwinkerte Anna zu und ging zur Kaffeemaschine. Sie stellte eine Tasse darunter und drückte auf den Knopf. Zischend und gurgelnd rann der Kaffee herunter. Stella schnupperte genüsslich. "Hm, das riecht gut. Und das, obwohl diese Maschine von Erwin ist." Sie grinste.

"Stella!"

"Was ist?" Sie sah unschuldig zu Anna und ging ins Wohnzimmer zurück.

Während Stella sich wusch und anzog, ging Anna in den Garten. Sie fröstelte ein wenig, da sich eine große Wolke vor die Sonne geschoben hatte. Sie setzte sich dennoch unter den Nussbaum. Dabei kam ihr das

Gespräch vom Vortag in den Sinn. Sie musste lächeln.

Der Tag, an dem Johann sechzig geworden war, war für den baldigen Rentner ein ganz besonders stressiger gewesen. Er musste früh in den Laden, da eine Lieferung anstand. So hatten Johann und Anna am Morgen nicht viel Zeit zum Frühstücken. Geredet wurde nur das Nötigste, weshalb selbst Johann im ersten Moment seinen Geburtstag vergessen hatte. Erst als der erste Stress vorbei war, fiel er ihm ein. Er war seiner Frau aber nicht böse, auch, weil sie ausgemacht hatten, dass sie diesen runden Geburtstag nur im kleinsten Kreise feiern würden. Der Siebziger soll dann besonders groß zelebriert werden, denn dann wäre er schon einige Jahre in Pension und hätte viel mehr Zeit.

Was Johann nicht wusste: Anna hatte die Lieferung an diesem Tag extra geplant. So würde Johann eingespannt und abgelenkt sein und sie konnte zu Hause alles für eine Überraschungsgrillparty vorbereiten. Anna fand, ein Sechziger musste schließlich groß gefeiert werden, Stress hin oder her.

Stella mit ihrem italienischen Freund Flavio, Erwin, Gabriela und Aurelia waren eingeweiht gewesen. Außerdem noch ein paar Freunde und Nachbarn. Jeder sollte selbstgemachte Leckereien mitbringen, um die Dekoration und die Getränke wollte sich Anna kümmern.

Bis zum Abend war alles vorbereitet gewesen. Die Gäste waren anwesend, die Getränke gekühlt, fehlte nur noch das Geburtstagskind.

Johann kam um sieben. Er wollte seiner Frau Gelegenheit geben, doch noch an seinen Geburtstag zu denken. Dass allerdings eine Überraschungsparty auf ihn wartete, damit hatte er nicht gerechnet. Die Freude war riesig und selbst zwanzig Jahre später sah Anna in Gedanken noch das strahlende Lächeln ihres Mannes, als er die Familie und Freunde erblickt hatte.

An dieses Lächeln musste Anna denken, als sie unter dem Nussbaum saß. Sie lachte.

"Schön, dich so glücklich zu sehen."

Stella war unbemerkt auf die Terrasse gekommen. Sie war nun mit kurzen Shorts und einem ärmellosen Top bekleidet. Die Haare waren gekämmt und locker nach oben gesteckt. Ein paar Strähnen umrahmten das helle hübsche Gesicht. Sie sah so ganz anders aus als Erwin, bemerkte Anna. Er war nach seinem Vater geraten, und sie nach ihr. Wie Tag und Nacht.

"Ich bin auch glücklich", sagte sie schließlich. "Ich habe schöne Erinnerungen in meinem Herzen, die mir keiner nehmen kann." Dabei lächelte sie noch ein klein wenig mehr.

"Komm, lass uns frühstücken. Ich habe schon den Tisch gedeckt."

Anna nickte dankbar, erhob sich und folgte ihrem kleinen Stern ins Haus.

## Jonathan

"Alter, du hast sturmfrei, stell dich doch nicht so an. Sind ja nur ein paar Leute."

"Nein, keinen Bock."

"Mann, scheiße, was ist los mit dir? Bist ein Muttersöhnchen geworden, oder was?"

Jonathan sparte sich die Antwort und klappte schlecht gelaunt sein Handy zu. Er warf es in die Ecke des Zimmers und drehte die Anlage wieder auf. Im Bruchteil einer Sekunde war der Raum mit Bassgeräuschen erfüllt. Das Bild im Flur gab endlich der Schwerkraft nach und fiel krachend zu Boden.

Seit Tagen war er nun schon alleine zu Hause. Einmal täglich rief Stella an und fragte nach dem Rechten. Jonathan antwortete immer nur knapp und fragte nie, wie es seiner Oma ging, weshalb Stella die Telefonate immer kürzer hielt.

Eigentlich wollte er die Tage ohne seiner Mutter genießen und einfach nur Spaß haben, ohne sich immer rechtfertigen zu müssen. Stattdessen hockte er nur zu Hause herum und hatte keine Lust, irgend etwas zu tun. Er wusste zwar, dass er eigentlich zum Arbeitsamt und zu seinem Jugendbetreuer sollte, aber er schob den Termin schon seit Wochen vor sich her. Da machte eine Woche mehr oder weniger auch nichts mehr aus.

Jonathan war seit beinahe zwei Jahren ausbildungs- und

arbeitslos. Nach der Hauptschule hatte er sich auf Druck von Stella bei einer Elektrofirma beworben. Entgegen den Erwartungen und trotz des miserablen Zeugnisses bekam er die Lehrstelle. Er war sich sicher, dass seine Mutter die Hände im Spiel gehabt hatte.

Zwei Jahre lang hatte er sich dann durch Schaltkästen, Schnittstellen und sonstigen Kram gekämpft, dann schmiss er alles hin und ging einfach nicht mehr zur Arbeit. Sein Lehrherr machte ihm zwar das Angebot, die Lehre abschließen zu können, indem er nur noch die Berufsschule und die Abschlussprüfungen machen musste, doch Jonathan wollte nicht. Er hatte nur seiner Mutter zuliebe diese Lehre begonnen, doch wenn er an die Zukunft dachte, dann sah er sich nicht zwischen Leitungen und Schaltplänen. Doch was er wirklich wollte, das wusste auch er nicht.

Bei seinem Onkel Erwin hatte Jonathan Hilfe gesucht, auch wenn er wusste, dass seine Mutter nicht gut auf ihn zu sprechen war, doch auch Erwin konnte ihm nicht helfen. Er müsse schon selber wissen, was er wolle, war sein Rat gewesen. Und so war Jonathan noch immer ohne Arbeit. Die Suche nach dem Traumberuf war bisher ergebnislos verlaufen.

Jonathan hatte sich noch nie anstrengen müssen, um etwas zu erreichen. Stella hatte als alleinerziehende Mutter immer versucht, ihr Bestes zu geben und hatte ihm alles ermöglicht, sofern es das Einkommen zugelassen hatte. Schon früh wusste er dies auszunutzen. Schlechtes

Gewissen hatte er deshalb nicht. Seine Mutter war schließlich selbst schuld, sagte er sich.

Wenn Stella arbeiten war, war Jonathan oftmals ganze Nachmittage bei seiner Oma gewesen. Anna hatte sich rührend um ihn gekümmert, eine väterliche Person konnte jedoch auch sie nicht ersetzen, auch wenn sie oftmals versucht hatte, hart durchzugreifen und ihn zu erziehen. Das hatte zwar bei dem Jungen Anna gegenüber Respekt verschafft, war jedoch Stella anwesend, war er wieder der rebellierende Bub, der alles wollte und auch bekam.

Laut drang der Bass aus Jonathans Zimmer. Im Takt zur Musik wippte er mit dem Fuß. Aus dem Augenwinkel konnte er das Display seines Telefons leuchten sehen, er hatte jedoch keine Lust aufzustehen. Als es nach einer Minute noch immer nicht aufhörte, drehte er die Musik leiser und hob ab.

"Was ist?", blaffte er ins Handy.

"Na, da ist ja jemand gut gelaunt."

"Ach so. Hy Mum. Ich dachte, Stevy ruft schon wieder an."

"Nette Begrüßung für einen Freund. Habt ihr euch gestritten?"

"Nein, nein. Was gibt's denn?", versuchte Jonathan vom Thema abzulenken.

"Ich wollte dich fragen, ob du ... kannst du mal bitte die Musik ausmachen, wenn ich mit dir rede?"

Jonathan stellte die Anlage auf lautlos.

"Danke. Wo war ich stehen geblieben? Ach ja, heute ist ja so schönes Wetter und deshalb wollte ich dich fragen, ob du Lust hast am Abend vorbei zu kommen. Du kämst ein bisschen an die frische Luft und ich dachte, wir könnten den Grill anwerfen und ..."

"Keinen Bock."

"Ach komm schon, Schätzchen. Oma würde sich freuen und du hättest etwas Anständiges zu essen."

"Nein, Mum. Vergiss es. Ich hock' doch nicht mit dir und Oma zum 'gemütlichen' Essen herum." Er rollte genervt mit den Augen.

Ehe Stella etwas erwidern konnte, hatte Jonathan schon aufgelegt und eine neue Nummer gewählt.

"Hy Stevy. Ich bin's. Lust auf Party heute Abend?"

## Erwin

Es war spät nachts. Während fünfzehn Autominuten von ihm entfernt in Stellas Haus eine Party veranstaltet wurde, saß er in seinem Arbeitszimmer vor dem Computer. Er war müde. Eine anstrengende Arbeitswoche lag hinter ihm, sowohl körperlich als auch emotional. In der Arbeit wurde gerade viel von ihm abverlangt, während seine Gedanken ständig zu seiner krebskranken Mutter wanderten.

Leise öffnete sich die Tür. Gabriela steckte den Kopf durch den Spalt und sah ihren Mann an.

"Alles klar, Schatz?"

Erwin rieb sich die Augen und lehnte sich zurück. Das Fenster hinter ihm stand offen und es strömte kühle Nachtluft herein. Von fern war Donnergrollen zu hören

"Ja, alles in Ordnung. Ich recherchiere noch ein wenig."

Gabriela schlüpfte ins Zimmer und schloss die Tür. Barfuß und nur mit einem Negligé bekleidet ging sie durch das Arbeitszimmer zu ihrem Mann. Ihre dunklen Haare trug sie offen. Die Strenge des Tages war von ihr gefallen und ein sanftes Aussehen umgab sie.

Gabriela sah so anders aus als am Tag, wenn sie Arbeitskleidung trug und die Haare hochgesteckt hatte, ging es Erwin durch den Kopf.

Als sie hinter ihm stand, schlang sie ihre Arme um seinen Oberkörper. "Was machst du?", fragte sie mit Blick auf den Bildschirm.

"Ich versuche herauszufinden, wie weit die Krebsforschung bei Leberkrebs ist. Vielleicht gibt es ja neue Methoden, die Dr. Werneck noch nicht kennt." Er klang hoffnungsvoll. "Im Gegensatz zu Stella habe ich Mutter nicht abgeschrieben", fügte er grimmig hinzu.

"Ach Schatz, das darfst du nicht so sehen. Stella liebt Anna doch genauso wie du."

"Warum hat sie sie dann nicht im Krankenhaus in Behandlung gelassen?" Er war lauter geworden und hatte sich ein wenig aus der Umarmung seiner Frau gelöst.

Diese ignorierte den Ausbruch und schlang die Arme noch fester um ihn. Erwin entspannte sich wieder.

"Schatz, nachdem was Dr. Werneck gesagt hat, hat deine Mutter nicht viele Möglichkeiten. Sie ist alt ..."

"Na hör mal", unterbrach er sie.

"Entschuldige. Sie ist eine ältere Dame", korrigierte sie sich, "sie ist unheilbar krank, sie mag keine Krankenhäuser, ..."

"Woher willst du das wissen?", unterbrach er sie noch einmal.

"Ich lese zwischen den Zeilen, auch wenn scheinbar alle das Gefühl haben, mir sei alles egal. Ich höre zu und ich halte mich zurück. Da erfährt man mehr über die Menschen als du denkst. Und Stella wusste das auch. Deshalb tat sie das einzig Richtige und holte Anna nach Hause. Sei doch froh, dass sie sich um eure Mutter kümmert. Es ist für sie mit ihrem Beruf und Jonathan bestimmt nicht leicht."

Erwin dachte kurz nach. Er wusste, was Gabriela meinte. Er selbst konnte sich nicht vorstellen, einfach so unbezahlten Urlaub zu nehmen, um seine krebskranke Mutter zu betreuen. Noch dazu, mit so einem aufmüpfigen Teenager wie Jonathan. Erwin schob den Gedanken aber schnell beiseite. Sein Neffe war ein Kapitel für sich. Davon abgesehen, dass es sein vielbeschäftigter Job ohnehin nicht zulassen würde, sich einfach so frei zu nehmen.

"Und, was hast du jetzt herausgefunden?"

Erwin räusperte sich. "Nun, anscheinend gibt es neue klinische Studien, die in den letzten Jahren gezeigt haben, dass das Medikament 'Sorafenib' die Überlebenszeit der Patienten mit fortgeschrittenem Leberkrebs verlängert. Das Medikament hemmt irgendwie das Wachstum der Tumorzellen."

"Also keine Heilung, sondern nur eine Verlängerung", stellte Gabriela sachlich fest.

Erwin ignorierte den Einwand, nahm einen Notizzettel und einen Kugelschreiber und schrieb den Namen des Medikaments auf. "Ein Versuch ist es wert. Ich werde gleich morgen mit Dr. Werneck reden."

"Mach das", sagte Gabriela und küsste sanft den Hals ihres Mannes. "Aber für heute ist Schluss. Komm mit ins Bett."

Die letzten Worte waren mehr gehaucht als gesprochen. Erwin schloss genießerisch die Augen und ließ Gabriela seinen Hals liebkosen. Sofort reagierte sein Körper und eine Regung machte sich in seiner Hose bemerkbar. Ungeduldig setzte er Gabriela auf seinen Schoss. Mit einer Hand drückte er ihren Kopf an sich und suchte mit seiner Zunge ihren Mund, mit der anderen nestelte er an seiner Hose herum. Als er endlich in Gabrielas Schoß eindrang, durchströmte ihn ein Glücksgefühl. Alle Sorgen waren für einen kurzen Moment wie ausgelöscht.

Am nächsten Morgen fühlte sich Erwin ausgeruht. Der nächtliche Ausflug ins Reich der Erotik und Lust hatte in ihm die Lebensgeister wieder erweckt. Er war gewappnet für einen stressigen Arbeitstag.

Als er mit seinem Auto aus der Garage fuhr und auf

dem Weg in die Arbeit war, versuchte er Dr. Werneck zu erreichen. Dieser sei auf Visite und würde zurückrufen, war die Auskunft. Er hatte kaum aufgelegt, klingelte das Handy.

"Das ging ja schnell, Herr Doktor! Guten Morgen!"

"Onkel Erwin? Bist du da? Ich ... hallo?"

Erwin blickte rasch auf das Display und sah, dass sein Neffe anrief.

"Oh, Jonathan, entschuldige, ich dachte du wärst ... was ist los? Was ist das für ein Lärm im Hintergrund?" Erwin hörte Stühlerücken und Scherben. Viele Scherben. Und seinen Neffen, der verzweifelt ins Telefon stammelte.

"Kannst du kommen? Bitte! Ich habe ein großes Problem!"

Eine Viertelstunde später stand Erwin vor Stellas Haus. Der Vorgarten sah zertrampelt aus, die Rosen im Beet waren umgeknickt und die Haustür stand offen. Lärm klang aus dem Haus. Sein Neffe erwartete ihn an der Tür.

"Was ist hier los?", polterte Erwin los und starrte ungläubig an Jonathan vorbei ins Haus.

"Du musst mir helfen! Ich hatte eine kleine Party und ..."

Erwin war schon an ihm vorbei hineingegangen. Der Anblick, der sich ihm bot, war verheerend. Das Wohnzimmer war mit leeren Flaschen, Zigarettenkippen und kaputten Gläsern übersät. Drei Jungs in Jonathans Alter versuchten, zwei zerbrochene Stühle mit Klebeband zusammen zu kleben. Als sie den wütend drein blickenden Mann in Anzug und Krawatte sahen, traten sie schnell den Rückzug durch die offene Terrassentür an.

"Tolle Freunde hast du da", stellte Erwin lakonisch fest. Er wandte sich um und sah Jonathan böse an. "Kannst du mir mal erklären, was hier los ist?"

Geknickt sah Jonathan auf seine Füße. "Nun, ähm, ..."

"Wird's bald?" Erwin wurde ungeduldig. Nicht nur, dass sein Neffe unverantwortlich gehandelt hatte, er hatte nicht ewig Zeit hier herumzutrödeln. Die Arbeit wartete, was dieser nichtsnutzige Bursche wohl nicht verstehen würde.

"Mum ist ja bei Oma und ich dachte, ich lade ein paar Kumpels ein und dann ... irgendwie sind plötzlich hundert Leute oder so da gewesen. Stevy hat das nämlich im Internet gepostet, dass hier eine Party ist und dann ... ach scheiße." Verzweifelt fuhr er sich durch die schwarzen Haare. Sein Gewand stank nach Alkohol und Zigaretten, genauso wie das Wohnzimmer und wahrscheinlich auch der Rest des Hauses. Erwin trat angeekelt einen Schritt zurück.

"Du!", sagte er und zeigte mit gestrecktem Zeigefinger auf Jonathan. "DU räumst DAS", er deutete auf das Wohnzimmer, "DAS ALLES hier auf. Dann fährst du zu deiner Mutter und beichtest. Diesen Mist hast du dir selbst eingebrockt. Du bist achtzehn Jahre alt, also steh dazu." Dann drehte er sich um, ging zum Auto und fuhr mit heulendem Motor davon. Er hatte selbst wahrlich genug Probleme. Sollte doch seine emanzipierte Schwester sehen, was sie von ihrer vaterlosen Erziehung hatte.

## Stella

Zwei Jahre lang waren Flavio Santo und Stella Lukas ein Paar gewesen, dann machte er ihr kurz nach dem sechzigsten Geburtstag von Johann einen Heiratsantrag, den sie heulend und schluchzend angenommen hatte. Der schwarzhaarige Italiener mit der braungebrannten Haut und den dunklen Augen hatte seinen Charme spielen lassen und die blonde Stella war ihm hoffnungslos verfallen gewesen.

Die Hochzeit folgte ein Jahr später, das Jahr darauf kam Jonathan zur Welt. Flavio war stolz auf seinen Sohn, der mit pechschwarzem dichtem Haarschopf zur Welt gekommen war. Wochen nach der Geburt ließ sich Flavio aber immer seltener zu Hause blicken. Seine Arbeitszeiten wurden immer länger, die Überstunden häufiger. Stella war zwar misstrauisch geworden, fragte aber nicht nach. Zu sehr war sie mit ihrem kleinen Sohn beschäftigt gewesen.

Ein Jahr später kam es zum Verkauf des Greißlerladens. Erwin, der mit der achtjährigen Aurelia öfters mal bei ihr und Jonathan zu Besuch gewesen war, entzweite damit die Familie. Unbändige Wut und das Gefühl von Verrat kamen in Stella hoch.

Nicht nur, dass sie in dieser Zeit ihren Bruder verloren hatte, auch ihr Mann entfernte sich immer mehr. Eines Tages stand dieser mit gepackter Tasche vor ihr. Jonathan spielte gerade auf seiner Decke am Boden des Wohnzimmers.

"Papa!", jauchzte der Einjährige und streckte seine Ärmchen.

Doch Flavio ignorierte ihn. "Mir reicht's", sagte er knapp zu Stella. "Ich gehe zurück nach Italien."

Das war das letzte Mal, dass Jonathan seinen Vater gesehen und gehört hatte. Das einzige, was ihm geblieben war, waren das dunkle Aussehen und der Name seines Vaters, den Stella so sehr verabscheute, aber ihres Sohnes willen behalten hatte.

Vor zwei Jahren war Stella dann durch Zufall im Internet über den Namen Flavio Santo gestolpert. Die dazu verknüpften Fotos hatten ihren Ex mit einer hübschen, italienisch aussehenden Frau und zwei jugendlichen Mädchen gezeigt. Bilduntertitel offenbarten, dass es Flavios Frau und seine beiden Töchter waren. Stella schätzte deren Alter zwischen zwölf und fünfzehn Jahre. Nun wusste sie auch den Grund, warum Flavio so plötzlich nach Italien verschwunden war. Nie hatte sie eine Kontaktadresse herausgefunden.

Jonathan gegenüber hatte sie nie etwas davon erwähnt. Er war auch so schon schwierig genug. Dass sein Vater eine andere Familie hatte, würde ihn wohl noch mehr aus der Bahn werfen. Besser sie hielt den Mund und hoffte, dass sich dieser aufgeblasene italienische Trottel bloß nie bei ihr melden würde. Sie würde ihm sonst alles Mögliche an den Kopf werfen.

Vier Nächte hatte Stella schon auf der unbequemen Couch im Wohnzimmer verbracht. An diesem Morgen fiel ihr Blick nach dem Aufwachen auf ein altes Familienfoto, das in einer Ecke des Wohnzimmerschrankes stand. In den letzten Tagen war ihr das Bild nie aufgefallen. Darauf war eine jüngere Stella mit einem kleinen Baby im Arm zu sehen. Hinter den beiden stand ein braungebrannter Mann mit einem gezwungenen Lächeln auf den Lippen.

Stella sah schnell weg. Sie wollte weder dieses Foto noch diesen Mann sehen. Zu viel Schmerz hatte er ihr zugefügt. Schnell stand sie auf und drehte das Foto mit dem Rahmen um.

Sie rieb sich die Augen und verscheuchte die Gedanken an Flavio. Er war der Letzte, an den sie denken wollte. Sie hatte auch so schon genug Sorgen, die sie um den Schlaf brachten.

Die vergangene Nacht war unruhig gewesen. Anna hatte in den letzten Tagen immer wieder leichte bis mittelschwere Schmerzen gehabt. Mit den Medikamenten war es ganz gut in den Griff zu bekommen gewesen, doch letzte Nacht half auch die erlaubte Dosis nichts mehr. Anna hatte gejammert und geweint, da wusste Stella, dass es wirklich weh getan hatte, denn ihre Mutter war keine, die schnell Schmerzen zeigte.

Für den Notfall hatte Dr. Werneck Stella ein starkes Medikament mitgegeben. Nach einer nächtlichen Telefonrücksprache mit dem Krankenhaus hatte sie es eingesetzt und Anna Trost gespendet, bis das Mittel gewirkt hatte.

Gegen Morgen war Anna dann endlich in einen tiefen Schlaf gefallen und Stella war in ihr Bett gekrochen, die Tür weit geöffnet, damit sie ihre Mutter hören konnte, falls sie von oben nach ihr rief.

Mit leisen Sohlen schlich Stella in den ersten Stock. Anna lag blass und kränklich in ihrem Bett, nur mit einer dünnen Sommerdecke zugedeckt. Stella vergewisserte sich, dass sie ruhig atmete und nicht fror, dann setzte sie sich auf den Stuhl, der neben dem Bett stand, und beobachtete Anna.

Es versetzte ihr einen Stich ins Herz, als sie ihre Mutter so daliegen sah. Sie konnte sich nicht erinnern, wann sie sie jemals krank erlebt hatte. So verletzlich war sie zuletzt, als Johann gestorben war.

Stella konnte sich noch genau erinnern, dass sie gerade dabei gewesen war, Wäsche in Waschmaschine zu geben, als das Telefon geläutet hatte. Am anderen Ende war ihre Mutter gewesen. Stella hatte nur verstanden, dass etwas mit ihrem Vater wäre und sie schnell kommen solle. Mehr Informationen waren in Schluchzen und Weinen verloren gegangen.

Zwei Stunden später war sie in der Klinik angekommen. Ihre Mutter hatte sie im Flur auf einen Stuhl sitzend vorgefunden; in sich zusammengesunken und weinend. Als Stella neben sie getreten war, hatte Anna mit verquollenen Augen aufgeblickt und geflüstert: "Es ist so furchtbar", dann weinte sie wieder unaufhaltsam.

Am nächsten Morgen war Johann im Beisein seiner Frau

und Tochter verstorben.

Erst später hatte Stella erfahren, dass ihr Vater schon am Morgen des Vortages über Magenschmerzen geklagt hatte. Diese hatte er jedoch auf seine Magengeschwüre geschoben und deshalb nur Tabletten gegen die Schmerzen genommen. Danach brach er mit Anna zu einer Wanderung auf. Wie jedes Jahr waren sie im Sommer für eine Woche in die Berge gefahren. Mitten im Wald, dreißig Kilometer von der nächsten Ortschaft entfernt, hatten sie eine kleine Almhütte gemietet gehabt. Sie freuten sich immer auf diesen Urlaub, konnten sie dort doch ihre Kraftreserven wieder auffüllen und die Zeit zu zweit genießen.

Sie waren etwa eine Stunde unterwegs gewesen, als Johann wieder über Schmerzen geklagt hatte. Schließlich wurden sie so unerträglich, dass er keinen Schritt mehr laufen konnte. Handys waren zu dieser Zeit noch nicht recht verbreitet, und so konnte Anna keine Hilfe rufen. Sie stützte Johann mit ihrem zierlichen Körper so gut es ging und so schafften sie es zu einer nahe gelegenen Almhütte. Dort waren zufällig weitere Wanderer, die einen Notruf absetzen konnten.

Die Bergung mit dem Hubschrauber ging rasch und Johann wurde ins nächste größere Spital geflogen. Die Ärzte waren jedoch machtlos. Da er am Morgen gegessen hatte, hatte sich der Mageninhalt im Bauchraum verteilt. Der Tod war qualvoll und schmerzhaft.

Stella hatte versucht in dieser schwierigen Zeit ihrer

Mutter so gut es ging beizustehen. Erst nach ein paar Wochen, als ihre Mutter die tiefste Phase der Trauer überwunden hatte und das Schicksal annehmen konnte, erfasste Stella die Trauer um ihren Vater mit voller Wucht. Und sie schwor sich, Erwin nie im Leben zu verzeihen. Sie gab ihm die Schuld am Tod ihres Vaters.

Stella wurde aus ihren Gedanken gerissen, als sie das Telefon läuten hörte. Schnell erhob sie sich vom Stuhl und warf noch einen Blick auf Anna. Diese schlief noch immer tief und fest. Leise ging Stella nach unten.

"Bei Lukas", meldete sie sich.

Am anderen Ende der Leitung war es ruhig.

"Wer ist da?", fragte sie unwirsch. Auf derbe Telefonscherze hatte sie bei diesem Schlafmangel keine Lust.

"Hier ist Erwin", meldete sich schließlich jemand zögerlich. "Ist Mutter da?"

"Sie schläft", sagte Stella knapp.

"Dann rufe ich später wieder an."

Das Freizeichen ertönte und Stella knallte den Hörer auf die Gabel.

Da läutete es an der Tür.

"Was ist denn heute los!" Sie warf die Arme fragend in die Luft und rieb sich dann die Augen. Sie war müde, hatte kaum geschlafen und konnte einen Kaffee gut gebrauchen. Ein kurzer Blick in den Spiegel im Vorraum, bestätigte ihr, dass sie schrecklich aussah. Es läutete noch einmal.

"Ich komm ja schon!", rief sie genervt. Sie hoffte, dass

ihre Mutter nicht aufgewacht war.

Stella schloss die Tür auf und sah nach draußen. Sie war überrascht, ihren Sohn zu sehen.

"Was machst du denn hier?"

Jonathan sah betreten zu Boden. "Kann ich reinkommen? Ich muss mit dir reden."

Wortlos öffnete Stella die Tür und ließ ihn herein. Sie hatte mit allem gerechnet, aber nach der gestrigen Abfuhr am Telefon nicht damit, dass er freiwillig herkommen würde.

"Sei leise. Oma schläft", sagte sie. "Gehen wir in die Küche."

Dort angekommen, deutete Stella auf einen Stuhl. "Setz' dich. Magst du einen Kaffee? Ich brauche unbedingt einen. Ich habe nicht viel geschlafen. Oma ging's nicht gut", erklärte sie knapp und rieb sich wieder die Augen.

Jonathan sagte nichts. Er sah auf seine Schuhspitzen und knetete unruhig die Hände.

"Willst du nicht wissen, wie es Oma geht, oder warum bist du hier?"

"Ich muss mit dir reden", murmelte er.

"Ja, das sagtest du bereits. Hast du das Haus abgefackelt, oder was ist los? Du kommst doch sonst auch nicht zu mir."

Jonathan saß stocksteif da. Mit leiser Stimme antwortete er: "Nicht ganz."

Stella glaubte, sich verhört zu haben. "Was hast du gesagt?" Sie nahm ihre Tasse mit dem heißen Kaffee und setzte sich Jonathan gegenüber. "Was ist los?", fragte sie noch einmal, dieses Mal sanfter.

"Ich ... Stevy ... er wollte mit ein paar Kumpels vorbeikommen, und dann ..."

"Was 'und dann'?" Stella rechnete schon mit dem Schlimmsten.

"Irgendwie waren es plötzlich ein paar Leute mehr und ... Wir hatten ein wenig zu viel getrunken, und dann ... dann ist das ganze irgendwie außer Kontrolle geraten. Ich ... Ach, es tut mir so leid, Mum!"

Zum ersten Mal an diesem Tag sah er seiner Mutter in die Augen. Stella sah, dass es ihm aufrichtig leid tat.

"Komm her, Schätzchen." Sie nahm Jonathan in den Arm. "Steht das Haus noch?"

"Ja", hörte sie ihn erstickt aus den Falten ihres Shirts. "Zwei Stühle sind kaputt. Den Rest habe ich schon weggeräumt und in Ordnung gebracht. Und die Couch hat ein paar Brandflecken abgekriegt", fügte er hinzu, nachdem er sich von der Umarmung befreit hatte.

Ernst sah Stella ihn an. "Nur damit eines klar ist: Du wirst den Schaden mit deinem Geld wieder gutmachen. Und es war das letzte Mal, dass du alleine zu Hause warst. So lange du unter meinem Dach wohnst und an meinem Tisch isst, wirst du nicht mehr sturmfrei haben. Volljährig hin oder her. Verstanden?"

Jonathan nickte. "Heißt das, du kommst wieder nach Hause?"

"Nein, Oma braucht mich. Das heißt, dass du so lange

ebenfalls hier schläfst."

Jonathan wollte den Mund aufmachen, um etwas zu erwidern, doch Stella hob den Finger und sagte nachdrücklich: "Ende der Diskussion." Dann zeigte sie mit gestrecktem Arm in den Flur. "Und jetzt geh dich duschen. Du stinkst."

## Anna

*Es duftete so gut. So frisch. So lebendig. Sie atmete tief ein. Ihre Geschmacksnerven und der Geruchssinn waren stärker ausgeprägt denn je, und die Farben des Gartens leuchteten heller als am hellstem Tag bei strahlendem Sonnenschein. Alles schien zu leuchten.*

*Es war ein Traum, der schöner nicht sein konnte. Sie wusste das und genoss ohne Wenn und Aber die Leichtigkeit, mit der sie durch den Garten schritt. Schritt für Schritt, einen Fuß vor den anderen setzend.*

*"Fang mich doch, Schwesterchen! Fang mich doch!"*

*Sie fuhr herum. Wieder diese Kinderstimme.*

*Sofort spürte sie die Angst, die sich in ihrem Körper breit machte. Sie blickte panisch zur Hecke.*

*Ein blonder Jungenkopf blickte durch ein kleines Loch in den Zweigen der Hecke.*

*"Fang mich doch!"*

*Sie hob die Hand. "Warte!", schrie sie, doch der Junge war schon wieder verschwunden. Sie lief zur Hecke, stellte sich auf*

*Zehenspitzen und versuchte darüber zu sehen. "Wo bist du?", rief sie immer wieder. "Wo bist du nur?"*

*"Ich bin hier! Fang mich doch!"*

*Sie versuchte mit den Händen die Hecke zu teilen, um durchsehen zu können, doch die Zweige waren zu dicht. Ihre Unterarme wurden zerkratzt und sie musste sich eingestehen, dass sie nicht hindurch konnte. Wieder rief sie: "Wo bist du? Sag doch etwas!"*

*Der Junge antwortete nicht. Er war verschwunden. Sie hörte nur das Rauschen des Baches.*

Anna wurde wach. Noch immer hörte sie Wasserrauschen, stellte aber fest, dass es die Dusche war. Das Haus war alt und die Leitungen laut. Wenn Warmwasser aufgedreht wurde, konnte es sein, dass es überall quietschte und rauschte.

Sie sah sich um und blickte auf die Uhr. Es war bereits halb elf am Vormittag. So lange hatte sie schon ewig nicht mehr geschlafen. Langsam richtete sie sich auf und setzte sich auf die Bettkante. Ihr Herz klopfte immer noch rasend schnell und sie fühlte sich ganz fahrig. Der Traum verwirrte sie. Was bedeuteten diese Träume, die sie sonst nie gehabt hatte? Und wer war dieser Junge? Sein Gesicht kam ihr bekannt vor, doch konnte es wirklich sein?

Das Fenster war gekippt und warme Luft strömte ins Schlafzimmer. Die Vorhänge wehten leicht im Wind. Anna öffnete die Schublade des Nachtkästchens und holte ein kleines abgegriffenes Fotoalbum hervor. Sie schlug es auf und blätterte es durch. Bei einem Foto hielt sie inne. Ein blonder Junge mit einem verschmitzten Lächeln blickte ihr fröhlich entgegen. Anna hatte sich nicht geirrt. Er war es. Der Junge aus dem Traum war Justus. Doch warum träumte sie gerade jetzt von ihm?

So viele Jahre hatte sie ohne Kummer an ihn denken können. Nun aber war mit einem Schlag die Schuld und das schlechte Gewissen zurückgekehrt. Und die Angst, dass ein weiteres Kind in den Bach fallen und ertrinken könnte.

Sie küsste das Foto ihres kleinen Bruders, den sie so geliebt hatte, schloss das Album und stand auf. Es brachte nichts Trübsal zu blasen. Das Leben ging weiter. Wie oft hatte sie sich das gesagt, in den Jahrzehnten nach seinem Tod?

Trotz des beängstigenden Traumes fühlte sich Anna viel besser als letzte Nacht. Sie hoffte, dass diese extreme Schmerzattacke nur einmalig gewesen war und nicht ein Fortschreiten der Krankheit bedeutete. So schnell konnte das doch wohl nicht gehen, dachte sie, während sie sich anzog.

Auf dem Weg nach unten hörte sie Stimmen. Sie hielt inne und lauschte.

"Hier habe ich dir ein paar Lebensmittel aufgeschrieben, die holst du vom Supermarkt. Dann fährst du zum Hausarzt und holst ein Rezept. Dr. Schreiber, du weißt, wo seine Praxis ist?"

Anna konnte ein leises gemaultes "Ja" hören. Sie zweifelte, dass es Erwin war. Stella würde nie so viele

Worte auf einmal zu ihrem verhassten Bruder sagen. Und schon gar nicht würde sie ihn um einen Gefallen bitten, wusste Anna. Sie stieß die Tür auf, neugierig darauf, wer wohl da war.

"Jonathan! Na, das ist ja eine Überraschung", rief sie ehrlich erfreut.

"Hallo Oma." Jonathan stand mit nassen Haaren in der Küche. Auch wenn er frisch gewaschen aussah, das T-Shirt war es wohl nicht. Es war zerknittert und hatte Flecken. In einer Hand hielt er einen fünfzig Euroschein, in der anderen einen Zettel.

"Ich bin dann mal weg", sagte Jonathan und drängte sich an Anna vorbei in den Vorraum.

Traurig bemerkte sie, dass ihr Enkel sie nicht einmal fragte, wie es ihr ging. Früher hatten sie sich gut verstanden, doch seit er arbeitslos war und sie Kritik an ihm und seiner Lebenseinstellung geübt hatte, verhielt er sich zurückhaltend und abweisend.

Die Eingangstür fiel ins Schloss und Jonathan startete das Auto, dessen Motor kurz stotterte, dann holperte er rückwärts auf die Straße. Einmal würgte er seine Rostkiste noch ab, dann endlich brauste er davon. Er hatte noch nicht lange den Führerschein und das Auto war auch nicht das Neueste.

"Was wollte er?", fragte Anna.

Stella seufzte. "Er hatte wohl das Bedürfnis zu beichten." Geräuschvoll atmete sie aus und stellte die leere Kaffeetasse in die Spüle. "Er hatte eine Party veranstaltet, beziehungsweise seine 'ach so tollen' Freunde." Sarkastisch verdrehte sie die Augen. "Das dürfte wohl aus dem Ruder gelaufen sein und mein Haus danach wie ein Schlachtfeld ausgesehen haben."

"Ich hoffe mal, du hast ihm die Leviten gelesen."

"Ja. Nein. Ach, ich weiß nicht. Er tat mir so leid. Er saß ganz zerknirscht da." Stella hielt inne und sah auf den Stuhl, auf dem Jonathan zuvor gesessen hatte. "Er wird erst einmal hier bleiben."

"Soll er oder ich bestraft werden?", fragte Anna ungewohnt lakonisch.

Überrascht sah Stella auf.

"Stella, du lässt dem Jungen viel zu viel durchgehen. Erst bricht er die Lehre ab, dann hockt er nur zu Hause herum, und dann führt er sich auch noch auf wie ein kleines Kind, das sich bei seinen Freunden nicht durchsetzen kann. So hört sich das zumindest für mich an!"

Stella schwieg.

"Zu meiner und auch zu eurer Zeit hätte es das nicht gegeben. Wann wirst du endlich einsehen, dass es nicht gut für einen Jungen war, ohne Vater aufzuwachsen? Ich habe dir damals oft genug gesagt, dass ..."

"Ja, ja, ich weiß. Ein Kind braucht Vater und Mutter. Was sollte ich denn bitte tun, wenn Flavio einfach zurück nach Italien abgehauen ist? Du weißt doch, wie es war!"

Anna wusste nur zu gut wie es war. War sie es doch gewesen, die Stella aufgefangen und getröstet hatte. Wäre sie nicht gewesen, wäre wohl Jonathan noch mehr auf der

Strecke geblieben. Auch finanziell hatte Anna ihrer Tochter geholfen. Das Haus musste Stella nach der Scheidung alleine abbezahlen, weshalb sie auch bald wieder arbeiten gehen musste.

"Was hätte ich denn sonst tun sollen?" Stella hatte Tränen in den Augen. "Du weißt doch, dass ich alles Menschenmögliche getan hatte, um ihm eine gute Mutter zu sein!" Ihre Stimme zitterte.

Anna nahm ihre Tochter in die Arme. "Schscht, ist ja gut, mein Sternchen. Ich weiß."

Minutenlang standen Mutter und Tochter innig umarmt, dann läutete das Telefon. Anna hob ab. "Ja, hallo?"

"Mutter! Wie geht es dir?"

"Hallo Erwin." Sie warf Stella einen Blick zu. Diese verdrehte die Augen und ging zur Terrassentür hinaus in den Garten. "Mir geht es gut. Ich hatte eine schlechte Nacht, aber es geht mittlerweile."

"Ja, danke, dass mir das auch einmal jemand mitteilt", sagte Erwin genervt. "Ich habe eben mit Dr. Werneck gesprochen, und da erfuhr ich zufällig, dass du stärkere Schmerzmittel verschrieben bekommst."

"Das ist doch erst ein paar Stunden her. Wir hätten dich schon noch angerufen."

"Wir? Wohl kaum. Stella konnte mir doch nicht einmal vorhin am Telefon sagen, was los war. Ich hatte mich schon gewundert, warum du so lange schläfst." Erwin schwieg kurz und atmete tief ein. "Weshalb ich eigentlich anrufe, Mutter: Ich habe von einem neuen Medikament gelesen, dass bei fortschreitendem Leberkrebs eingesetzt wird, und Dr. Werneck ist damit einverstanden, dass wir es probieren werden. Wir dachten uns, ..."

"Nein."

"Was?"

"Ich sagte Nein."

Erwin schwieg. Dann sagte er abwesend: "Sie sagt Nein. Ist das zu fassen? Mutter", sagte er eindringlich in den Hörer, "dieses Medikament hemmt das Wachstum der Tumorzellen. Du kannst damit länger leben!"

"Und ich sage Nein!"

"Und warum?"

"Weil ich nicht ewig dahinsiechen und nur von anderen abhängig sein will! Darum!"

"Aber Mutter, du wirst doch nicht dahinsiechen. Du kannst doch noch so leben wie bisher!"

"Nein, kann ich nicht, und das weißt du." Sie machte ein Pause, dann fügte sie etwas ruhiger hinzu: "Nicht nur du hast dich informiert, auch ich kenne mich nun ein wenig aus. Die Schmerzen werden schlimmer werden, auch wenn ich irgendein Zeug nehme, um das 'Wachstum zu hemmen', wie du so schön sagst. Meine Lungen sind befallen, das fühle ich nun jeden Tag mehr, seit ich das weiß. Und es wird schlimmer. Ich will das alles mit Würde ertragen und von der Erde gehen, wenn es soweit ist. Auf lebensverlängernde Medikamente oder Maßnahmen verzichte ich, hast du verstanden?"

Anna legte auf. Sie hatte eine Entscheidung getroffen.

## Erwin

Er saß in seinem Büro, starrte das Telefon in seiner Hand an und konnte es nicht fassen. Seine Mutter hatte doch tatsächlich aufgelegt! Merkte sie denn nicht, dass er nur das Beste für sie wollte? Verstand sie denn nicht, dass er nicht auch noch am Tod seiner Mutter Schuld haben wollte? Er wollte sich nicht später eingestehen müssen, dass er nicht alles versucht hatte, was in seinen Möglichkeiten stand. Er hatte einen gut bezahlten Job, ein schuldenfreies Haus, seine Frau verdiente manchmal sogar mehr als er selbst, wenn sie ein großes Projekt abgeschlossen hatte - da würde es doch wohl möglich sein, seiner Mutter die beste Therapie zu ermöglichen?!

Erwin legte den Kopf in die Hände. Mit den Handflächen drückte er fest auf seine Augen. Regungslos saß er da und versuchte das Gefühl, die Kontrolle verloren zu haben, zu unterdrücken.

Die Unterlagen, die sich auf seinem Schreibtisch türmten, waren nebensächlich geworden. Er konnte sich sowieso nicht konzentrieren. Er sah auf die Uhr. Es war kurz vor zwölf.

Er beschloss, Feierabend zu machen und die restliche Arbeit mit nach Hause zu nehmen. Es war sein letzter Arbeitstag vor dem wohlverdienten Urlaub, doch wieder einmal würde ihn die Arbeit bis nach Hause verfolgen.

Selbst schuld, sagte er sich und packte zusammen.

Sein Telefon läutete.

"Lukas."

"Hallo Schatz. Ich bin's. Alles in Ordnung?"

"Ja, ja. Alles klar." Er rieb sich wieder die Augen. "Was ist los?"

"Aurelia ist mit den Kindern da. Wie lange wirst du noch arbeiten?"

"Ich mach gleich Schluss."

"In Ordnung. Bis später."

Erwin legte auf, nahm seine dick gefüllte Aktentasche und ging aus dem Büro. Er verabschiedete sich von seinen Mitarbeitern und übergab für die nächsten zwei Wochen seinem Stellvertreter die Aufsicht. Zum Glück war Sommer, so herrschte weniger Betrieb im Geschäft. Sonst würde er sich solch eine Laschheit, die er seit Annas Krebsdiagnose an den Tag legte, eh nicht leisten können.

Auf der Heimfahrt dachte Erwin immer wieder daran, dass Anna diese Behandlung verweigert hatte. Warum ließ sie sich nicht helfen? Sollte man nicht alles Mögliche tun, um zumindest nicht so schnell zu sterben? Er verstand es nicht. Was war nur los mit ihr?

Das war bestimmt der Einfluss seiner Schwester. Er stellte sich vor, wie sie Anna pflegte und verhätschelte, und sie womöglich darin bestärkte, das Schicksal ergeben anzunehmen. Wut stieg in ihm hoch. Und er fühlte sich noch mehr ausgeschlossen denn je. Aber er würde es ihr schon zeigen. Ein echter Lukas gab nicht so schnell auf, da konnte Stella sagen, was sie wollte.

Zehn Minuten später war Erwin zu Hause. Er fühlte sich besser. Pfeifend stieg er aus seinem Auto und ging ins Haus. Von Weitem hörte er seine Enkelkinder im Garten herumtollen und freute sich auf die willkommene Abwechslung.

"Hallo ihr vier!" Er war durch das Haus nach hinten gegangen, wo er beim Anblick seiner Familie lächeln musste.

"Hallo Papa!" Aurelia stand vom Gartenstuhl auf und blickte freudig ihren Vater an.

Schön sah sie aus, mit den dunklen offenen Haaren. Erwin gab ihr einen Kuss auf die Wange. "Wo ist Christopher?"

"Er ist für einen Kollegen eingesprungen. Es wird wohl länger dauern." Sie seufzte.

Sebastian kam herbeigestürmt. "Opa!"

Hinter ihm ging Gabriela, die lächelnd beobachtete, wie sich Sebastian in seine Arme warf.

"He, mein Großer! Alles klar?"

"Klar doch!", antwortete Sebastian und deutete mit dem Daumen nach oben. "Soll ich dir mal zeigen, was ich mit dem Fußball schon kann?"

Erwin blickte stolz auf den blonden Jungen mit den blauen Augen. Immer wieder fragte er sich, wie es sein konnte, dass die Gene sich nach drei Generationen noch so durchschlagen konnten. Er kam ganz nach seiner Uroma.

Während Erwin und Sebastian im Gras mit dem Ball

herumtollten und Marina mitten drin kreischend im Kreis lief, blickte Aurelia Gabriela an, die sich zu ihr gesetzt hatte. "Wie geht es Papa mit Omas Diagnose?"

Gabriela seufzte. "Er tut sich sehr schwer. Es ist nicht leicht für ihn, das Endgültige so hinzunehmen. Oma und Stella scheinen sich da leichter zu tun."

"Meinst du? Für Oma muss es doch mindestens genauso schwer sein, oder?"

Gabriela zuckte mit den Schultern. "Ich weiß es nicht. Sie redet ja nicht viel mit mir."

"Oma oder Tante Stella?", fragte Aurelia unschuldig.

"Hm, eigentlich beide. Ach, ich weiß auch nicht." Hilflos ließ sie die Schultern sinken.

"Denkst du, ich soll sie mal besuchen fahren?"

"Warum nicht? Die Kinder würden sich bestimmt freuen, ihre Uroma zu sehen. Und es wäre eine Abwechslung."

Aurelia nickte. Vielleicht konnte sie dabei auch mit Stella reden. Dieser Streit musste einmal ein Ende finden.

## Stella

Den Sonntag verbrachten sie und Anna mehrere Stunden über ein 25-seitiges Formular gebeugt. Es war eine Patientenverfügung, die Anna eigentlich eher zufällig vom Krankenhaus mitgenommen hatte. Sie hatte nicht wirklich gedacht, sich damit so bald auseinandersetzen zu müssen. Stella sollte ihr helfen, die Verfügung auszufüllen.

Jonathan hatte letzte Nacht noch zu Hause verbringen dürfen. Heute sollte er mit Sack und Pack kommen und bei Oma bleiben, während Stella wieder arbeiten gehen musste. Sie würde aber nur die Vormittagsstunden im Sommerkindergarten übernehmen, somit würde sie nicht allzu lange von Anna weg sein.

Stella war erstaunt darüber gewesen, über was man in einer Patientenverfügung alles bestimmen konnte. Jedes noch so kleine Detail forderte eine Entscheidung.

Anna las sich jede Frage in Ruhe durch und Stella machte die Auswahlkreuze oder schrieb etwas dazu.

Sie wollte keine lebenserhaltende Maßnahmen, sondern nur eine schmerzmedizinische Betreuung. Ihr Wunsch war es zudem, zu Hause zu sterben, wenn es soweit war. Außerdem räumte Anna Stella das Recht ein, die Patientenverfügung durchzusetzen.

Der letzte Abschnitt war für beide der schwierigste.

Stella atmete tief durch. "Was soll mit deinem Körper nach deinem Tod geschehen?" Sie legte ihre Hand auf Annas Handrücken und streichelte ihn sanft. "Willst du irgendetwas der Wissenschaft zur Verfügung stellen?" Sie versuchte den dicken Kloß in ihrem Hals hinunter zu schlucken. Das Thema ging ihr sehr nahe. Sie wunderte sich, dass ihre Mutter so gefasst wirkte.

Anna überlegte. "Nein. Ich denke nicht, dass die Wissenschaft an meinem alten Körper interessiert ist."

Stella kreuzte auf einer ganzen Seite Nein an. Jedes erdenkliche Organ oder Gewebe konnte gespendet werden, was Anna nicht wollte.

Darüber hatte sich Stella noch nie Gedanken gemacht. Würde sie etwas spenden?, fragte sie sich. Nein, wohl kaum. Der Gedanke war für sie abschreckend.

Nächster Abschnitt. Bestattung und Abdankung. Sie schluckte wieder und sah angespannt zu Anna. "Art der Bestattung", las sie mit leiser Stimme vor.

Anna schwieg und sah auf die Unterlagen. "Ich denke, das mache ich später." Nach einer kurzen Pause sah sie Stella an: "Danke, mein Sternchen." Sie lächelte.

Stella lächelte tapfer zurück. "Gerne. Du kannst immer auf mich zählen."

"Ich weiß."

Stella räusperte sich und stand auf. "Ich mach' uns etwas zu Essen. Jonathan müsste bald da sein."

Nach dem späten Mittagessen saßen Stella und Anna im Garten unter dem Nussbaum. Jonathan war nach oben gegangen und ließ Luft in das Gästebett laufen, das er von zu Hause mitgebracht hatte. Leise hörte Stella, wie die elektrische Luftpumpe das Bett aufblies.

Sie hatten vereinbart, dass Stella neben Annas Schlafzimmer im Schrankraum auf dem Gästebett schlafen würde. So konnte sie rasch zur Stelle sein, wenn Anna Hilfe brauchte. Jonathan würde im Wohnzimmer schlafen, auch wenn er schon beim Anblick der in die Jahre gekommenen Couch Kreuzschmerzen bekam.

Während Stella neben Anna saß, dachte sie mit Unbehagen an den morgigen Tag. Nicht nur, dass sie einen längeren Arbeitsweg hatte als von ihr zuhause, auch hatte sie ein ungutes Gefühl, da sie Anna in Jonathans Obhut geben musste.

Was, wenn der Junge überfordert war? Wenn Anna Schmerzen bekam?

Andererseits war Jonathan zwar ein fauler Bengel, er konnte jedoch keiner Fliege etwas zu Leide tun und half anderen Menschen, wenn sie in Not waren. Er würde sich schon um seine Oma kümmern, sprach sich Stella in Gedanken Mut zu.

"Glaubst du eigentlich an den Himmel?", fragte Anna unvermittelt in die Ruhe des Gartens hinein.

Stella, die gedanklich meilenweit weg gewesen war, sah verwirrt auf. "Wie kommst du darauf?"

"Ach, nur so", antwortete Anna schulterzuckend und sah wieder auf einen Punkt in der Ferne.

Stella dachte kurz nach. Langsam sagte sie: "Ich weiß nicht. Irgendwie habe ich mir nie so recht darüber Gedanken gemacht." Sie bückte sich, riss ein paar Grashalme ab und zupfte mit den Fingern daran. "Nach Papas Tod hatte ich ein paar Bücher gelesen, weil ich wissen wollte, was es nach dem Tod wohl gibt."

"Und, was gibt es nach dem Tod?" Annas Blick war noch immer weit weg. Sie klang beinahe abwesend.

"Es gibt Menschen, die glauben, dass es einen Himmel gibt, in dem man dann quasi als Engel herumfliegt." Stella lachte. Sie ließ die Grashalme in die Wiese zurückfallen und sah Anna an. "Aber das ist doch absurd, oder?"

"Warum? Glaubst du das denn nicht?"

"Nein", sagte Stella, nun wieder ernster. "Das glaube ich nicht. Ich fände den Gedanken, dass Papa woanders glücklich sein könnte, unerträglich. Es ist leichter zu glauben, dass es nach dem Tod aus ist."

"Und, ist es das? Leichter?"

"Nein, nicht wirklich." Stella blickte auf ihre Füße hinab. Die nackten Zehen spielten mit den Grashalmen. Es fühlte sich angenehm kühl an. "Ich fand den Tod grausam, schmerzhaft und furchtbar, egal was es danach gibt." Ihre Stimme klang brüchig. Sie kämpfte gegen die aufsteigenden Tränen an.

"Ach, Kindchen, ..."

"Nein, Mama, lass mich ausreden." Sie legte Annas Hände in ihre und wandte sich ihr zu. "Als ich dich hier im Garten bewusstlos fand, dachte ich, dass du tot bist. Ich hatte solche Angst. Und seitdem denke ich ständig daran. Ständig denke ich an den Tod und an den Verlust. Wie schlimm es bei Papa war. Und je mehr ich darüber nachdenke, desto tröstlicher fände ich es, wenn es tatsächlich einen Himmel geben würde." Sie schniefte. "Dann könnten Papa und du wenigstens wieder vereint sein, wenn es soweit ist." Tränen rannen ihre Wangen hinunter. "Ihr beide habt es verdient, dass ihr wieder zusammen seid."

"Ach, Stella, mein Sternchen", sagte Anna und drückte

ihre Tochter fest an sich.

Stella schluchzte, weinte unaufhörlich und hielt ihre kleine, schmale Mutter fest umklammert.

"Es gibt ganz bestimmt einen Himmel. Glaub' es mir", flüsterte Anna, dann ließ sie Stella los und sah sie ernst an. "Weißt du eigentlich, warum du so einen außergewöhnlichen Namen hast? Warum du 'Stella' heißt?"

"Weil ich immer euer kleines Sternchen war", antwortete Stella mit tränenerstickter Stimme.

"Nein, Schätzchen, weil du Valeries Sternchen bist."

Und dann erzählte sie ihrer Tochter zum ersten Mal die Geschichte, über die sie Jahrzehnte lang mit niemanden gesprochen hatte.

## Anna

Sie war erst neunzehn Jahre alt gewesen, als sie geheiratet hatte. Was viele nicht gewusst hatten: Sie war auch schwanger gewesen.

Anfang der fünfziger Jahre war es unsittlich gewesen, als ledige junge Frau ein Kind zu bekommen. Doch Anna hatte Glück - der Vater ihres Kindes wollte sie heiraten. Da sie keine andere Wahl hatte, willigte sie ein.

Johann war bis über beide Ohren in Anna verliebt gewesen. Er trug sie sprichwörtlich auf Händen und legte ihr die Welt zu Füßen.

Eigentlich wollte sie nach Beendigung ihrer Lehre ein

wenig in der Welt herumreisen und etwas erleben, doch eine verhängnisvolle Nacht mit Johann, den sie zwar sehr mochte, aber von dem sie nichts Ernsthaftes gewollt hatte, änderte ihre Zukunftspläne.

Die Hochzeit fand im Spätherbst statt, Erwin kam im Frühjahr darauf zur Welt. Johann war stolz auf seinen Sohn. War er sich nun auch sicher, dass der Generationen-betrieb der Familie Lukas weitervererbt werden konnte.

Zwei Jahre später war Anna wieder schwanger gewesen. Sie hatte sich mittlerweile in die Rolle der Hausfrau und Mutter gefügt. Die Liebe und der Respekt zu Johann waren gewachsen und auch im Laden waren die beiden ein eingespieltes Team geworden. Als zukünftiger Inhaber von "Waren-Lukas" musste Johann viel arbeiten. Anna besuchte ihn mit dem zweijährigen Erwin im Laden sooft es ging und half tatkräftig mit.

Sie war gerade im achten Monat schwanger, als eine Bestellung ins Geschäft geliefert wurde. Es waren sechs Kisten mit frischgepresstem Apfelsaft. Sie war alleine im Laden und hatte gerade einen Kunden zu betreuen. Also wies sie den Lieferanten an, die Kisten ins Lager zu stellen. Als sie später nachsah, sah sie, dass die schweren Kisten nur notdürftig abgestellt worden waren und den Weg versperrten. Wütend schnaubte Anna und sah auf die Uhr. Johann würde erst in zwei Stunden zurück sein, Erwin spielte noch brav auf seiner Decke am Boden. So packte sie also eine Kiste nach der anderen und stellte sie selbst ins Lager.

Sie hatte sich nicht viel dabei gedacht. Schwere Arbeit war sie gewohnt. Als nach der letzten Kiste ein stechender Schmerz durch den Unterleib fuhr, zuckte sie zusammen und stützte sich an den Regalen des Lagers ab.

Johann fand seine Frau zwei Stunden später im Laden hinter der Verkaufstheke. Sein Sohn weinte herzerweichend und sein Gesicht war völlig nass geschwitzt. Das kleine Hemdchen war übersät von Rotz und Tränen.

"Was ist denn hier los?", rief er, um den Lärm von Erwin zu übertönen. Erst als er hinter die Theke trat, sah er, dass seine Frau von Krämpfen geschüttelt in einer Lache aus Blut am Boden saß.

Im Krankenhaus dauerte die Geburt nur noch eine Stunde. Mit der Saugglocke wurde das Baby auf die Welt geholt. Anna schrie vor Schmerzen. Als das Kind endlich da war, war es still. Anna lag, erschöpft von der schweren Geburt und dem starken Blutverlust, in ihrem Kissen und wartete auf das erlösende Schreien des Babys, doch es kam nichts. Es war bereits tot. Noch ehe Johann einen Blick auf das Kind werfen konnte, brachten es die Schwestern hinaus.

"Es war eh nur ein Mädchen", sagte der Arzt lapidar, setzte sich ungerührt zwischen Annas Beine und begann sie zu nähen.

Johann starrte den Arzt an und begann still zu weinen.

Anna und Johann brauchten Jahre, bis sie den Tod ihrer Tochter überwunden hatten. Sie nannten sie Valerie, nach Annas Großmutter. Jeder schien sie nach kurzer Zeit vergessen zu haben, weder Annas noch Johanns Familie sprach von ihr. Irgendwann hörte auch Anna auf, von Valerie zu sprechen. Nur im Gedanken dachte sie an ihre Tochter, die sie nie zu Gesicht bekommen hatte, die jedoch tief in ihrem Herzen war.

Zehn Jahre nach Erwin und acht Jahre nach Valerie brachte Anna eine gesunde Tochter zur Welt. Sie und Johann nannten das kleine blonde Mädchen Stella, in dem Vertrauen, dass es einen Himmel gab, von dem Valerie einen Stern zu ihren Eltern geschickt hatte.

## Jonathan

Das Bett war fertig aufgeblasen, das Kabel verstaut. Unschlüssig stand Jonathan mit dem Spannleintuch in der Hand im Schrankraum, umringt von deckenhohen Kästen. Auf dem einzigen freien Platz in der Mitte des Raumes stand das riesige Gästebett, auf dem locker zwei Erwachsene Platz gehabt hätten. Rundherum war es so schmal, dass man gerade noch vorbeischlüpfen konnte.

Jonathan bückte sich und versuchte, das Leintuch über die runden Ecken des Bettes zu ziehen. Kaum war er auf der einen Seite fertig und wollte das andere Ende festmachen, rutschte das Leintuch auch schon wieder von der ersten Ecke. Fluchend warf er es auf das Bett und ging nach unten. Sollte seine Mutter den Hausfrauenkram doch selbst machen.

Jonathan hatte Durst und ging in die Küche. Durch das Fenster sah er seine Mutter mit Oma auf der Bank sitzen. Sie saßen im Schatten des Baumes und hielten sich an den Händen. Sie sprachen miteinander und er konnte sehen, dass seine Mutter weinte. Auch seine Oma sah bedrückt aus.

Achselzuckend wandte er sich dem Kühlschrank zu, als das Telefon läutete.

"Ja?"

"Ähh ... wer spricht da?"

"Jonathan Santo", antwortete er artig.

"Ach so, Jonathan. Hier ist Erwin. Was machst du bei Oma?"

"Haha, witzig. Schon vergessen? Du hast mich zur Beichte hergeschickt." Er klemmte sich den Hörer zwischen Schulter und Ohr, dann versuchte er sich, so gut es ging, Richtung Kühlschrank zu beugen. Anna hatte noch einen altmodischen Telefonanschluss mit diesen dehnbaren Kabeln am Hörer. Es ging sich knapp aus, dass er sich eine Wasserflasche aus dem Kühlschrank angeln konnte.

"Und, wie lief es?", fragte Erwin. Seine Stimme klang belustigt. "Hat sie dir den Kopf abgerissen?"

"Nein, aber damit habe ich eh nicht gerechnet." Geräuschvoll trank er einen Schluck aus der Flasche. "Wann hat mir Mum jemals den Kopf abgerissen?"

"Stimmt auch wieder."

"Obwohl, die Strafe ist auch nicht schlecht ausgefallen.

Dank dir darf ich jetzt bei Oma pennen, solange Mum hier ist."

Erwin schnaufte empört. "Was heißt hier 'dank mir'? Die Suppe hast du dir wohl selbst eingebrockt." Nun klang er nicht mehr belustigt, sondern hatte einen erzieherischen Ton angeschlagen.

"Das schon, aber ich dachte, du würdest mir helfen", schmollte Jonathan. Er hatte gehofft, sein Onkel würde mit ihm das Chaos zu Hause beseitigen, schnell neue Stühle besorgen und vielleicht noch den einen oder anderen Brandfleck kaschieren.

"Nein, nein, mein Lieber." Erwin lachte leise. "Jonathan, eines musst du ganz eindeutig noch lernen in deinem Leben: Hin und wieder muss man sich selbst mal beim Schopf packen und aus dem Dreck ziehen. Die Party hast du selbst verschuldet, inklusive dem Chaos danach, also steh deinen Mann und sieh zu, dass du das in Ordnung bringst."

Jonathan schwieg, dann meinte er trotzig: "Sonst noch was?"

"Ist Oma da?"

Jonathan sah zur Terrassentür hinaus. "Sie sitzt mit Mum im Garten."

"Geht es ihr gut?"

"Mum heult."

"Ich fragte, ob es Oma gut geht?"

"Ja, ich denke schon." Er nahm noch einen Schluck aus der Wasserflasche und stellte sie auf den Tisch. Da fiel sein Blick auf die vielen Zettel, die dort lagen. In der ersten Zeile stand: Abschnitt 'Beisetzung'; Ich wünsche mir ein a) konventionelles Grab, b) ein Gemeinschaftsgrab, c) ...

Jonathan las nicht weiter. Wieder warf er einen Blick in den Garten.

"Scheiße", murmelte er.

"Was ist? Bist du noch dran?"

"Was? Ach so, ja. Du, ich muss aufhören. Oma ruft dich zurück."

Noch ehe Erwin etwas erwidern konnte, hatte Jonathan aufgelegt.

Er war ohne Vater aufgewachsen und war immer der Lebensmittelpunkt von Stella gewesen. Das spürte der Junge schon sehr früh und nutzte dies auch dementsprechend aus. Er bekam fast jeden Wunsch erfüllt, wenn es sich seine Mutter leisten konnte und durfte als Jugendlicher als einer der Ersten in der Nacht fortgehen und auch länger ausbleiben als andere. Stella hatte sich zwar immer extreme Sorgen gemacht, wenn Jonathan um die Häuser gezogen war und hatte so lange wach gelegen, bis er wohlbehalten nach Hause kam, doch sie konnte dem Jungen einfach nichts abschlagen. Das machte sich irgendwann in der Erziehung bemerkbar. Er schwänzte die Schule und lernte nur noch selten für Schularbeiten. Erst als Erwin, auf Annas Bitte, den Jungen zur Seite nahm und ein ernstes Wörtchen mit ihm redete, kratzte er gerade noch die Kurve und schaffte doch noch den

Hauptschulabschluss.

Nach der Pflichtschule setzte sich die Lustlosigkeit fort. Jonathan hatte einfach kein Interesse daran, weiter zur Schule zu gehen oder gar eine Lehrausbildung zu absolvieren. Die Zukunft war ihm egal, zu Hause hatte er ja sowieso alles. Hotel Mama war einfach zu angenehm für den Jungen. Nach Abbruch der darauf folgenden Lehre war er für seine Verhältnisse so tief gesunken, dass er eigenständig nicht mehr heraus konnte. Er wollte aber irgendwie auch gar nicht. Wenn alles so lief wie bisher, dann war es ja egal. Er hatte ein Dach über den Kopf, essen auf dem Tisch und Geld vom Staat, auch wenn es nicht viel war. Warum also etwas ändern?

Als Jonathan nun aber die Patientenverfügung sah und ihm so richtig bewusst wurde, dass seine Oma womöglich ernsthafter krank war als er gedacht hatte, veränderte sich etwas in ihm.

Noch nie hatte er sich über den Tod Gedanken gemacht. Sein Großvater war gestorben, da war er erst zwei Jahre alt gewesen. Er konnte sich nicht einmal an ihn erinnern. Seitdem hatte er kein Familienmitglied betrauern müssen und auch im Freundeskreis war niemand gestorben.

Nun aber verstand er, warum seine Mutter weinte. Seine Oma würde sterben. Sonst würde sie sich ja wohl nicht um ihr Begräbnis Gedanken machen, oder?

Den ganzen restlichen Nachmittag tigerte Jonathan unruhig hin und her. Er ging raus, setzte sich in sein Auto, um Musik zu hören, ging dann wieder rein, setzte sich an den Tisch, trank etwas. Dabei tat er so, als würde er die Zettel auf der Anrichte nicht sehen, die fein säuberlich gestapelt dort abgelegt waren.

Stella und Anna waren wie immer. Sie lachten, redeten, fragten ihn von Zeit zu Zeit belanglose Sachen. Er gab einsilbige Antworten, und so ließen sie ihn wieder in Ruhe. Abends zog er sich früh ins Wohnzimmer auf die unbequeme Schlafstätte zurück. Stella und Anna saßen draußen auf der Terrasse. Noch lange konnte er sie reden hören. Irgendwann schlief er ein.

In dieser Nacht träumte Jonathan von einem Mann mit schwarzer Kapuze, mit einer Sense in der Hand. Dieser lachte laut und wollte immer wieder nach ihm greifen. Er versuchte wegzulaufen, doch er kam nicht vom Fleck. Es war, als würde er im Wasser gegen die Strömung laufen wollen. Dann sah er einen offenen Sarg, in dem Anna lag. Er wollte zu ihr hingehen und sie wach rütteln, sie zum Leben erwecken, doch etwas hielt ihn fest. Als er sich umdrehte, sah er, dass seine Mutter ihn an den Schultern gepackt hatte. Ihre Augen waren schwarz umrandet und blickten ihn tot an. Schreiend wachte Jonathan auf.

Der Blick auf die Uhr verriet, dass es erst vier Uhr morgens war. Zu früh zum Aufstehen. Noch immer verwirrt und aufgewühlt von dem Traum, rieb er sich die Augen und legte sich wieder hin. Sein Herz raste und er verdrängte den Gedanken, dass er ab morgen auf eine sterbenskranke Frau aufpassen musste. Der Pflegeurlaub seiner Mutter war vorbei.

# Erwin

Der erste Urlaubstag begann regnerisch. Der Himmel war wolkenverhangen und tiefgrau. Die Sonne war nicht einmal zu erahnen. Wieder typisch, dachte er und fluchte leise, als er in Jogginghose und T-Shirt bekleidet in die Küche ging.

Gabriela war schon wach. Sie saß am Küchentisch, mit einer Tasse Kaffee in der Hand. Vor ihr lag eine Architekturzeitschrift, in der sie blätterte. Auch sie war ungewohnt leger bekleidet und trug Leggins  und ein langärmeliges Top. Außenstehende würden dieses geschäftstüchtige Pärchen so wohl nie zu Gesicht bekommen.

"Morgen", brummte Erwin. Seine Laune war im Keller.

"Guten Morgen, mein Schatz!" Gabriela sah auf und lächelte ihren Mann an.

Er gab ihr einen Kuss und schlurfte weiter zur Kaffeemaschine.

"Welche Laus ist dir denn über die Leber gelaufen?"

"Schon mal rausgesehen?"

Sie drehte sich um und sah durch die bodentiefen Fenster in den Garten hinaus. "Und, was ist da?", fragte sie unschuldig grinsend.

"Es regnet", erklärte Erwin langsam, während er beobachtete, wie der Kaffee in die Tasse lief. "Wochenlang ist es schön und wir hocken Tag für Tag bei Hitze und Sonnenschein im Büro. Kaum haben wir EINMAL Urlaub, schlägt das Wetter um und es regnet." Übellaunig nahm er die Tasse und setzte sich an den Tisch.

"Ach Schatz, das ist doch nur Anschauungssache. Die Sonne scheint doch eh, wir sind nur am falschen Ort." Sie zwinkerte ihm zu.

"Ha ha, sehr witzig", gab Erwin zurück. "Und warum hast du so gute Laune?"

"Wir haben Urlaub, das reicht mir." Wieder zwinkerte sie und lachte. Ihre dunklen langen Haare fielen dabei über die Schulter nach vorne und gaben ihr ein erotisches, entspanntes Aussehen.

Erwin konnte nicht anders. Er nahm eine lange Haarsträhne in seine Hand und wickelte sie um den Finger. "Du hast recht", sagte er und grinste. "Vielleicht ist es ja tatsächlich Anschauungssache. Eigentlich wäre es das perfekte Wetter, um den Tag im Bett zu verbringen, oder was meinen Sie, Frau Lukas?" Seine Stimme war tief und verführerisch. Immer noch spielte er mit der Haarsträhne. Er war näher gerückt, sein Gesicht ganz nah an ihrem Ohr.

Gabriela lachte und senkte den Blick. "Hm, ich weiß nicht. Auf Fernsehen hab ich jetzt eigentlich so gar keine Lust." Sie klang neckisch.

"Wer spricht denn vom Fernsehen?" Seine Stimme war nur noch ein Flüstern. Sanft blies er in ihr Ohr. Mit der rechten Hand umfasste er zärtlich ihren schlanken, langen Hals und zog sie zu sich. "Ich hab gehört, dass Morgensport ganz gut sein soll." Er küsste ihren Hals und fühlte ihren Pulsschlag auf seinen Lippen.

Gabriela streckte sich ihm entgegen. Sie hatte die Augen geschlossen und atmete schneller. Erwin wusste, welche Punkte er liebkosen musste, um sie auf Touren zu bringen. Oftmals reichte ein Atemhauch am Ohr und ein Kuss auf den Hals aus.

"Du bist verrückt", hauchte sie. "Wann haben wir zuletzt am Morgen ...?" Sie brach ab und wandte sich ihm zu. Mit ihrem Mund suchte sie seinen und küsste ihn leidenschaftlich.

Dreißig Jahre waren sie schon verheiratet, und doch liebten sie sich wie am ersten Tag. Schon oft waren sie gefragt worden, was ihr Geheimrezept war, warum ihre Ehe so gut lief, doch sie wussten darauf keine Antwort. Sie ergänzten sich einfach perfekt, hatten die gleichen Interessen und sprachen immer über alles. Fast nie waren sie sich uneinig, und wenn doch, dann akzeptierten sie einfach die Meinung des anderen und versuchten einen Kompromiss zu finden. Doch dies als Geheimrezept abzutun, auf die Idee wäre Erwin nie gekommen. Es passte einfach zwischen ihm und Gabriela.

"Jetzt haben wir es nicht einmal ins Bett geschafft", sagte sie wenig später lachend, als sie vom Küchentisch herunter rutschte und sich die Unterhose hochzog, die an ihrem rechten Knöchel baumelte.

"Wäre es dir im Bett lieber gewesen?"

Sie dachte kurz nach. "Nein", sagte sie kopfschüttelnd. "Das ist es doch, was guten Sex ausmacht, oder?" Sie stellte sich ganz nah zu Erwin und sah zu ihm hoch. Mit den Händen umschlang sie ihn. "Einfach mal spontan sein und vom Alltag abweichen", fügte sie hinzu und küsste ihn auf den Mund.

Als das Handy läutete, löste sich Erwin von der Umarmung und drehte sich suchend um.

"Kann man denn nicht mal an seinem ersten freien Tag seine Ruhe haben?" Fluchend suchte er. "Irgendwo muss es doch ..." Schließlich nahm er seine Jogginghose vom Boden, in deren Falten es laut klingelte. Er holte das Telefon aus der Tasche und sah auf das Display.

"Hallo Jonathan. Du bist schon wach?", fragte er mit Blick auf die Uhr. Es war kurz nach neun, was für seinen Neffen eine unchristliche Zeit war.

"Äh, ja. Morgen." Er klang verschlafen.

"Was gibt es denn? Alles in Ordnung?"

"Ja, alles bestens. Du, ich wollte fragen, ob du ... na, weil du doch Urlaub hast ..."

Erwin sah genervt zu Gabriela. Dass sein Neffe immer so rumdrücken musste, nervte ihn ein wenig. "Nun sag' schon. Raus mit der Sprache."

"Kannst du vorbeikommen?"

Erwin war überrascht. "Ich? Wieso? Ist was passiert?"

"Nein, nein. Keine Angst", erwiderte Jonathan schnell. "Ich dachte nur, weil Mum ja nicht hier ist, könntest du ..."

"Was? Wieso? Wo ist sie?" Wut stieg in ihm hoch. Stella hatte doch nicht ihre schwerkranke Mutter in der Obhut eines Jugendlichen gelassen?

"Mum ist arbeiten", erklärte Jonathan.

"Arbeiten? Ich dachte, sie hat sich frei genommen?"

"Ja, hatte sie auch. Letzte Woche. Aber ab heute muss sie wieder arbeiten, und ich soll auf Oma ..."

"Ich bin gleich da." Er ließ Jonathan nicht ausreden, sondern legte auf.

"Was ist los?" Gabriela sah ihren Mann überrascht an. Vor einer Minute noch war Erwin gut gelaunt gewesen, nun wirkte er aufgebracht. Zwei kleine Falten hatten sich auf seiner Nasenwurzel gebildet, was nichts Gutes verhieß.

"Ich muss zu Mutter", sagte er, während er nach oben ins Schlafzimmer ging. Er zog sich Socken und eine Jeans an.

Gabriela war ihm gefolgt und stand an der Tür. "War das Jonathan?"

"Ja. Stella hat ihn alleine bei Mutter gelassen." Er drückte sich an ihr vorbei und sah kurz in den Spiegel im Flur. Mit den Fingern fuhr er sich durch das dichte zerzauste Haar, dann eilte er wieder nach unten.

"Wieso? Wo ist sie?"

"Arbeiten", sagte er kurz angebunden. Er schlüpfte in die Turnschuhe und nahm den Autoschlüssel. "Kommst du mit?"

Gabriela sah an sich herunter. Sie war nur mit Unterwäsche bekleidet. "Nein, lieber nicht." Sie lächelte aufmunternd. "Fahr ruhig alleine. Vielleicht ist es ja ganz gut, wenn Stella nicht da ist."

Im Auto dachte Erwin an die letzten Worte seiner Frau.

Vielleicht hatte sie ja recht. Seit der schrecklichen Diagnose hatte er kaum Zeit gehabt, alleine mit seiner Mutter zu sprechen. Immer war Stella dabei gewesen, und so war die Stimmung dementsprechend angespannt gewesen.

Anna saß im Garten auf der Bank unter dem Nussbaum. Der Regen hatte aufgehört, nur die Wolken hingen immer noch schwer am Himmel. Es war kühl und Erwin fröstelte, als er in der offenen Terrassentür stand und Anna beobachtete.

Jonathan hatte ihn hereingelassen, dann war er auch schon wieder ins Wohnzimmer verschwunden. Gedämpft konnte Erwin Musik hören.

Er nahm eine warme Wolldecke und ging hinaus. "Hallo Mutter", sagte er leise, als er ihr die Decke auf die Beine legte und sich zu ihr setzte.

"Erwin! Schön dich zu sehen!" Anna sah erfreut auf und nahm seine Hand. Ihre grauen Augen strahlten.

"Wie geht es dir, Mutter?"

"Ach, es geht schon." Sie machte eine beschwichtigende Geste.

Ihre Hand wirkte knochig und schmal. Hatte sie abgenommen? Besorgt sah Erwin sie an. "Geht es dir wirklich gut? Brauchst du irgend etwas? Hast du genug Medikamente?"

"Ja, ja, Erwin. Mir fehlt nichts. Stella kümmert sich sehr gut um alles."

"Wieso ist sie eigentlich arbeiten? Sollte nicht lieber

jemand bei dir sein?"

"Aber Jonathan ist doch hier."

"Ach, der." Er winkte ab. "Der kann sich doch nicht einmal um sich selbst kümmern. Wie lange muss Stella arbeiten?"

Anna dachte kurz nach. "Sie hat gesagt, dass sie gegen 13 Uhr zu Hause sein wird."

Erwin sah auf die Uhr. Es war viertel vor zehn. "In Ordnung, dann haben wir noch ein paar Stunden Zeit. Und ab morgen komme ich jeden Vormittag vorbei. Einverstanden?"

Anna lächelte und nickte.

"Aber unter einer Bedingung." Er hob den Zeigefinger mahnend. "Stella wird hiervon nichts erfahren!"

## Anna

Es war so schön, mit dem Sohn Zeit zu verbringen. Sie genoss die Vormittage mit Erwin sehr. Er kümmerte sich rührend um sie, machte ihr Tee, ging mit ihr in den Garten und sie sprachen viel. Hatte sie in den letzten Jahren jemals so viel Zeit mit Erwin verbracht? Nein, wohl nicht. Entweder war er arbeiten gewesen oder er war gestresst nur kurz zwischendurch herein geschneit oder Stella war dabei gewesen.

Zwei regnerische, düstere Tage waren schnell vorüber gegangen. Der Himmel war wieder blau geworden, die

Augusthitze schlug nun unbarmherzig zu.

Erwin genoss das Wetter in vollen Zügen und wollte oft im Garten sitzen, doch Anna bevorzugte die Kühle der Küche. Dann saßen sie am Tisch, redeten, sahen zum Fenster hinaus und schwiegen. Oftmals hingen beide ihren Gedanken nach.

Die Schmerzen waren in letzter Zeit gut auszuhalten gewesen. Der Hausarzt kam mehrmals in der Woche vorbei, um nach dem Rechten zu sehen und Stella sorgte für die richtige Vergabe der Medikamente. Die vorgeschriebene Dosis musste nicht mehr erhöht werden, doch Anna war sich sicher, dass es nur die Ruhe vor dem Sturm war. Immer öfter fühlte sie sich schlapp und die Nebenwirkungen der vielen Tabletten machten ihr zu schaffen. Oft musste sie auch gegen die Übelkeit ankämpfen, was sie im Verborgenen und stumm tat.

Sie wollte vor Erwin nicht schwach sein. Er würde sich sonst große Sorgen machen. Sie sah auch so das Mitleid und die Traurigkeit in seinen Augen.

Immer öfter zog sich Anna am Vormittag in ihr Schlafzimmer zurück, nahm eine Tablette gegen die Übelkeit und legte sich hin.

Es klopfte leise. Sie sah auf.

"Störe ich?"

"Nein, schon gut. Komm rein."

Erwin ging zu ihrem Bett und blieb unschlüssig davor stehen. Schließlich nahm er den Stuhl, rückte ihn näher und setzte sich. "Alles klar bei dir?" Mit hochgezogenen

Augenbrauen sah er sie an, die Stirn sorgenvoll in Falten gelegt.

Sie richtete sich auf und versuchte tapfer zu lächeln. "Ich bin nur ein wenig müde. Das geht gleich wieder vorbei."

In diesem Moment erfasste sie wieder eine Welle der Übelkeit. Sie würgte. Erwin sprang auf, doch bevor er reagieren konnte, hatte Anna ins Bett erbrochen.

"Soll ich etwas holen? Irgendetwas tun?" Hilflos hob er die Hände.

Die Übelkeit hatte nachgelassen. Anna legte sich zurück und schob die beschmutzte Decke von sich. "Es geht schon." Sie schluckte. "Könntest du vielleicht ...?

"Was? Ach so, ja, natürlich." Mit spitzen Fingern nahm er die Decke und hob sie hoch, ohne dass etwas heraus tropfte. "Wo soll ich sie hingeben?"

"Im Keller steht die Waschmaschine. Stella kann sie dann einschalten."

Erwin ging, die Decke weit von sich haltend.

Anna atmete tief durch. Sie mochte es nicht, wenn sie auf andere angewiesen war. Noch mehr verabscheute sie jedoch, wenn andere sie so hilflos sahen. Würde das jemals wieder besser werden? Wohl kaum, eher noch schlimmer, bemerkte sie traurig.

Als Erwin zurück kam, brachte er die dünne Wolldecke von unten mit und deckte Anna zu.

"Ist dir noch übel?"

Wieder der mitleidige Blick.

"Nein, es geht schon. Danach ist es meist ein wenig

besser."

"Hast du das öfter?"

Anna zögerte mit der Antwort. Schließlich sagte sie: "Ja."

"Kann man da nichts dagegen tun?" Er klang besorgt.

Sie schüttelte den Kopf. "Nein, nicht wirklich. Das ist der Krebs. Er verursacht Übelkeit und Schmerzen."

"Hast du denn noch Schmerzen?"

"Nein, nicht, wenn ich ausreichend Tabletten nehme."

Erwin schwieg betroffen. "Darf ich dich etwas fragen, Mutter?"

"Natürlich." Sie lehnte sich in die Kissen zurück. Die Decke zog sie bis zum Kinn hoch.

"Stella ... sie ..." Er brach ab.

"Ja?"

"Hat sie dir das eingeredet, dass du keine Chemo machen sollst?" Seine Stimme war ruhig.

Anna spürte, dass es Erwin wichtig war, mit ihr darüber zu sprechen. "Nein", sagte sie. "ICH will keine Chemo machen. Und auch keine 'tumorverlangsamenden' Tabletten nehmen. Oder sonst etwas in diese Richtung."

"Aber warum?"

Erwin sah sie hilflos an. Und auch traurig, wie Anna bemerkte.

"Weil es nichts bringt." Sie klang resigniert.

"Aber woher willst du das wissen?"

"Weißt du, wie die Lebenserwartung bei Leberkrebs ist, Erwin? Weißt du es?"

Er nickte langsam.

"Das erwartet auch mich. Ob mit oder ohne Chemo. Es ist nur eine schmerzhafte Leidensverlängerung, wenn ich Ärzte an mir herumdoktoren lasse, wie bei einer Ratte im Versuchslabor."

"Aber ..."

"Nein, Erwin, sag' nichts. Sieh der Tatsache ins Auge: Ich bin schwerkrank und werde nicht mehr genesen."

Erwin schwieg und sah seine Mutter an. Die braunen Augen waren ausdruckslos. Leer. Die Hoffnung darin war verschwunden.

Anna wusste, sie hatte ihrem Sohn mit ihren Worten die letzte Hoffnung genommen, die er gehabt hatte.

## Dr. Werneck

Die Augusthitze drückte schwer auf das Areal des städtischen Krankenhauses, obwohl die Klimaanlage in allen Gebäuden auf Hochtouren lief. Die Zahl der Einlieferungen ließ trotz der späten Stunde nicht nach. Ein typischer Sommerabend eben.

Er wusste, dass er eine lange Nacht vor sich haben würde. Bevor der nächste Notfall rief, wollte er sich noch einen schnellen Kaffee gönnen, als auch schon sein Telefon läutete.

"Werneck."

"Schwester Beate hier, von der Station. Wir hatten gerade einen Anruf von Frau Santo. Ihre Mutter klagt über starke Schmerzen und Atemnot. Sie sind auf dem Weg hierher."

"In Ordnung. Ich warte in der Ambulanz."

Zwanzig Minuten später parkte Stella ihren Wagen vor dem Gebäude C, wo abends die Notaufnahme geöffnet hatte. Ein Pfleger wusste Bescheid und stand schon mit einem Rollstuhl bereit.

Stella half ihrer Mutter aus dem Wagen. Anna stöhnte.

"Wir haben es gleich geschafft. Halte durch."

"Frau Lukas!"

Dr. Werneck eilte durch die Schiebetür. Er hatte statt des weißen Arztkittels ein enges graues T-Shirt an. Nur das Schild an der Brust wies ihn auf dem zweiten Blick als Arzt aus.

"Frau Lukas, wie geht es Ihnen?", fragte er besorgt. Er beugte sich zu Anna, die zusammengekauert in dem Rollstuhl saß und schwer atmete.

"Ich ... mein Bauch." Sie keuchte.

"Schon gut, wir helfen Ihnen. Gleich wird es Ihnen besser gehen, das verspreche ich."

Dr. Werneck veranlasste einen raschen Transport in ein Untersuchungszimmer und schloss Anna an eine Infusion. Sofort beruhigte sich ihr Atem. Während eine Schwester Annas Puls und Blutdruck maß, untersuchte Dr. Werneck ihren Bauch. Als er den Bereich der Leber abtastete, hielt er in der Bewegung inne. Stella bemerkte dies.

"Ist etwas nicht in Ordnung?", fragte sie besorgt. Sie stand links neben Annas schmalem Bett und hielt ihre

Hand.

Dr. Werneck sah auf. "Ich bin mir nicht sicher", sagte er wahrheitsgemäß. "Wie lange ist die Entlassung jetzt her?"

Stella dachte kurz nach. "Knapp zwei Wochen."

"Hm." Dr. Werneck tastete weiter den Bauch ab. Dann sagte er: "Brigitte, holen Sie bitte das Ultraschallgerät."

Die angesprochene Schwester eilte aus dem Raum.

Zwanzig Minuten später sah der Arzt ratlos auf die Bilder, die er sich während der Untersuchung ausgedruckt hatte. Annas Leber war fast doppelt so groß wie eine gesunde und das umliegende Gewebe von dunklen Schatten umgeben. Der Krebs musste sich explosionsartig vermehrt haben. So etwas Aggressives hatte er noch nie gesehen.

"Herr Doktor?" Stella war hinter ihm getreten.

Er saß am Schreibtisch und sah von den Unterlagen auf.

"Was ist mit meiner Mutter?"

"Setzen Sie sich doch." Er wies auf einen Stuhl neben sich.

Anna war in der Zwischenzeit, nach Abklärung mit Stella und der Stationsärztin, nach oben auf die Palliativstation gebracht worden und schlief dank eines Schlafmittels.

Dr. Werneck räusperte sich. "Ich will ehrlich zu Ihnen sein, Frau Santo."

"Stella. Sagen Sie bitte Stella zu mir."

"Stella. Das, was Ihre Mutter heute erlebt hat, die Schmerzen und die Atemlosigkeit, wird wohl in nächster

Zeit öfter auftreten. Wie es aussieht, hat der Krebs sich stark in ihrem Bauchraum vermehrt. Wir müssen morgen abklären, wie die Metastasenbildung auf der Lunge vorangeschritten ist, aber wenn wir dort das gleiche Bild bekommen wie auf der Leber, dann ..." Er brach ab.

Stella sah ihn stumm an.

"... dann sieht es sehr, sehr schlecht aus", vollendete er den Satz.

Er blickte Stella offen ins Gesicht, dann senkte er den Blick und sah noch einmal auf die Unterlagen.

"Was ich nur nicht verstehe, ist, warum sich der Krebs bei Ihrer Mutter so schnell ausbreitet. Wo wohnt sie? Welche Lebensgewohnheiten hat sie? Was für Umwelteinflüsse? Gibt es irgendetwas, das auffällig ist?" Fragend sah er wieder zu Stella.

"Nein, nicht das ich wüsste. Sie wohnt außerhalb der Stadt, fast schon am Land, ernährt sich seit jeher gesund, hauptsächlich von ihrem Garten. Meinen Sie, es könnte einen Grund für diese rasche Verbreitung im Körper geben?"

"Vielleicht. Ich bin mir nicht sicher." Er stockte. "Ich habe so etwas erst einmal bei einem Patienten erlebt, allerdings nicht in dieser kurzen Zeit."

Er schwieg und dachte an den Mann, der nur neun Wochen nach seiner Krebsdiagnose gestorben war. Er hatte das Gefühl gehabt, der Mann würde ihm unter den Händen wegsterben, so schnell waren der körperliche Abbau und die Tumorbildung vorangeschritten. Erst später hatte Dr. Werneck erfahren, dass ein Jahr zuvor die Frau des Patienten gestorben war. Ob da ein Zusammenhang bestand?

Zögernd fuhr Dr. Werneck fort. Er war unsicher, wie er die folgende Frage formulieren sollte. "Wie denkt Ihre Mutter über den Tod?"

Stella blickte verwirrt auf. Sie war sich nicht sicher, ob sie richtig gehört hatte. "Wie meinen Sie das?"

"Nun, im Laufe meiner Arzttätigkeit habe ich festgestellt, dass Krankheiten schneller voranschreiten, wenn der Patient sich mit seinem Schicksal abfindet und quasi dem Tod entgegen sieht. Denken Sie, dass dies auch auf Ihre Mutter zutreffen könnte?"

"Hm, ich weiß nicht." Stella war verunsichert. "Meine Mutter ist seit der Diagnose schon sehr realistisch und erwartet sich bei ihren Prognosen keine Wunder, aber ..." Sie brach kurz ab. "Denken Sie, dass das eine so große Rolle spielt?"

Dr. Werneck zuckte mit den Schultern. "Es ist nur eine Vermutung. Es muss irgendeine Ursache für diese explosionsartige Vermehrung geben. Morgen haben wir genauere Befunde, dann sehen wir weiter."

Nachdem Stella gegangen war, um bei Anna im Zimmer auf einem Stuhl zu schlafen, ordnete Dr. Werneck die Unterlagen seiner Patientin. Er nahm die Papiere und ging nach oben zur Palliativstation. Er würde mit der Stationsärztin über die weiteren Schritte sprechen müssen. Die Zeit drängte und er wollte, dass Anna wenigstens die wenige Zeit, die ihr blieb, noch halbwegs fit erleben und nutzen konnte. Seiner Mutter war dies leider nicht vergönnt gewesen.

## Maria Werneck

Ludwig Werneck war das einzige Kind von Maria. Sie war so stolz auf ihn gewesen, als er eine Laufbahn als Arzt eingeschlagen hatte. Ihr Mann Gustav war bei einem Autounfall ums Leben gekommen, als Ludwig sechzehn Jahre alt war. Trotz des schweren Schicksalsschlages war er unbeirrt seinen Weg gegangen, hatte die Matura absolviert und ein Medizinstudium begonnen.

Bei einer routinemäßigen Gesundenuntersuchung wurde bei Maria ein golfballgroßer Tumor an der Niere entdeckt. Maria hatte zwar über Kreuzschmerzen geklagt, dachte jedoch, dass diese von einer Verkühlung des Beckens kamen.

Bei der anschließenden, rasch durchgeführten Operation war die Diagnose eindeutig: Lymphknotenkrebs, allerdings ohne Metastasenbildung, mit Chance auf Heilung. Sofort stimmte sie einer Chemotherapie zu. Zwei Jahre und drei Chemotherapien später war der Krebs scheinbar besiegt. Sie feierte ihren zweiten Geburtstag und genoss das Leben in vollen Zügen. Nie hatte sie an der Genesung gezweifelt. Der Tod hatte sie einfach nicht interessiert.

Fünf Jahre war sie beschwerdefrei gewesen, dann kehrte

der Krebs mit voller Wucht zurück.

Ludwig war mittlerweile mit dem Medizinstudium fertig und studierte die Ergebnisse der Krebsforschung auf das Genaueste. Wie seine Mutter wollte auch er sich nicht mit der Diagnose und dem Tod auseinandersetzen. Auch dieses Mal würde sie den Krebs besiegen, dessen war er sich sicher.

Es dauerte ein Jahr lang, dann gab Maria auf. Sie war seit vier Wochen an ihrem Bett gefesselt und erhielt Morphium, um die Schmerzen im Zaum zu halten. Ludwig war jeden Tag an ihrer Seite. Er ging nur, um zu arbeiten, dann kehrte er an ihr Krankenbett zurück, um seiner Mutter beizustehen.

"Einmal möchte ich noch ans Meer fahren", sagte sie in den seltenen Momenten, wo sie schmerzfrei und hellwach war.

"Das werden wir. Gleich, wenn es wärmer ist."

"Und ich möchte noch einmal den schönen Spazierweg gehen, der im Wald um diesen einen Hügel herum geht. Wie hieß er doch gleich?"

"Du meinst den Erlebnisweg?"

"Genau der. Da möchte ich noch einmal gehen und die Blätter unter meinen Füßen rascheln hören."

"Das wirst du. Im Herbst, gleich wenn das Laub von den Bäumen gefallen ist."

Doch sie tat es nicht mehr. Weder im Frühjahr, noch im Herbst. Es war zu spät. Maria starb an einem Februarmorgen an den Folgen ihrer langjährigen Krebserkrankung. Ludwig bereute es zutiefst, dass er die Jahre zuvor nicht sinnvoller mit ihr genutzt hatte. Sie hatten dieses Ende nicht annehmen können und deshalb gemeinsame Aktivitäten auf danach verschoben. Doch für Maria hatte es dieses Danach nicht gegeben.

## Anna

*Da war er wieder, dieser blonde Junge, der aussah wie Justus. Wie konnte das sein? Wie konnte nach so vielen Jahren sein Gesicht in ihren Träumen auftauchen?*

*Sie war ratlos. Sie wusste ganz genau, dass sie träumte, und das verwirrte sie. Seit wann waren ihre Träume so klar? So intensiv? So lebendig? Sie dachte nach. Es war seit der Diagnose. Seit sie das erste Mal im Krankenhaus gewesen war. Aber warum?*

*"Fang mich doch!"*

*Wieder diese Aufforderung mit dieser hellen Kinderstimme.*

*Sie gab sich einen Ruck und trat an die Hecke, die ihr Grundstück vom Bach trennte. "Komm heraus", sagte sie fordernd und mit fester Stimme.*

*Der Junge lachte. Es war ein lautes, fröhliches Lachen, wie es nur Kinder lachen können.*

*"Neck' mich nicht, sondern komm heraus!" Sie wurde ungeduldig.*

*Der Junge steckte den Kopf durch die Hecke und sah sie mit seinen blauen Augen an.*

*"Warum so grantig, Schwesterchen?"*

*"Ich bin nicht grantig", antwortete sie.*

*"Doooch, bist du!" Der Junge zog den Kopf zurück, lachte und war wieder verschwunden.*

*Angst machte sich in ihr breit. Sie versuchte, das bedrohliche Rauschen des Baches zu ignorieren. Es war nur ein Traum, dem Jungen konnte nichts geschehen, flüsterte sie sich immer wieder zu. Das Herzrasen wurde weniger und sie entspannte sich etwas. Sie setzte sich auf die Bank unter den Nussbaum und wartete. Vielleicht würde der Junge wieder kommen, wenn ihm langweilig wurde.*

*"Wieso kommst du nicht?", fragte der Junge durch die Hecke.*

*Sie konnte ihn nicht sehen, aber das Rascheln der Zweige verriet ihn. In diese Richtung sagte sie: "Ich passe nicht durch die Hecke."*

*"Wieso nicht?"*

*Ärgerlich schüttelte sie den Kopf. "Weil ich zu groß bin, siehst du das nicht?"*

*Der blonde Haarschopf wurde wieder zwischen den Zweigen sichtbar. "Wieso bist du zu groß?"*

*Sie dachte nach. War das ein Spiel, das der Junge mit ihr trieb? Sie antwortete: "Weil ich erwachsen bin, deshalb."*

*"Erwachsen sein ist doof", antwortete der Junge. "Wieso bist du denn erwachsen?"*

*"Du stellst aber Fragen", stellte sie kopfschüttelnd fest. "Alle Menschen werden erwachsen."*

*"Ich nicht", sagte der Junge schulterzuckend.*

*"Wieso denn nicht?", fragte sie, nun neugierig geworden.*

*"Weißt du das denn nicht?" Die blauen Augen blickten sie eindringlich an.*

*"Nein, was sollte ich denn wissen?"*

*Der Junge deutete ihr näher zu kommen. Sie erhob sich und ging ein paar Schritte auf die Hecke zu. Dann flüsterte er: "Kleine Engel wachsen nicht."*

*Es war fast tonlos gesprochen gewesen, aber in ihr hallte der Satz im Kopf wider, als hätte er es neben ihr geschrien.*

Die Palliativstation war ein heller, sonnendurchfluteter Bereich in den obersten zwei Stockwerken des städtischen Krankenhauses. Anna hatte Bedenken gehabt, dort untergebracht zu werden. So schlimm stand es doch nicht um sie, dachte sie. Wenn die Schmerzen wieder weg sind, würde sie sich gleich viel besser fühlen. Dann könnte sie wieder nach Hause.

Die Kurzatmigkeit hatte sich in der Nacht gleich gebessert und sie hatte gut geschlafen. Jetzt fühlte sie sich wieder gut. Einzig dieser eigenartige, aufwühlende Traum schaffte eine leichte Unruhe in ihr.

Gleich am Morgen war Anna zur Magnetresonanztomographie, kurz MRT genannt, gekommen. Mittels Magnetresonanz wollten die Ärzte feststellen, wie sich die Metastasen und Tumore verändert und im Körper ausgebreitet hatten. Danach hatten sie und Stella Zeit zum Frühstücken.

"Ich hoffe, du hast nicht zu starke Kreuzschmerzen", sagte Anna zu Stella, an den unbequemen Stuhl im

Krankenzimmer denkend.

Sie saßen an einem Tisch im hellen Speiseraum der Station. Patienten, die aufstehen konnten, konnten hier in Gesellschaft frühstücken. Es war beinahe wie auf Kur, eine lockere und freundliche Atmosphäre umgab die Patienten. Der Tod war nicht allgegenwärtig, entgegen Annas ersten Befürchtungen.

"Nein, nein, geht schon", antwortete Stella, die gerade eine Semmelhälfte mit Marmelade bestrich. "Hauptsache, du bist zur Ruhe gekommen."

Anna nahm einen vorsichtigen Schluck vom heißen Tee, dann antwortete sie: "Es geht schon viel besser. Gut, dass wir gleich gefahren sind."

Tags zuvor hatten Anna und Stella den Nachmittag, nachdem Erwin unbemerkt wieder gefahren war, in aller Gemütlichkeit auf der Terrasse im Schatten der Weinlaube genossen. Sogar Jonathan war bei ihnen gesessen und hatte den Erzählungen aus früheren Zeit gelauscht. Hin und wieder fragte er Anna sogar etwas, was Stella ganz verwunderte. Sie sagte aber nichts dazu, um die Harmonie nicht zu zerstören.

Am späten Nachmittag hatte Anna über Rückenschmerzen geklagt. Sie schob es jedoch auf das lange Sitzen auf der Terrasse. Im Laufe des Abends waren die Schmerzen schlimmer geworden und sie hatte Atemnot bekommen. Das wiederum versetzte sie in Panik und sie hatte noch weniger Luft bekommen. Stella hatte dann das einzig Richtige in dieser Situation getan, sich Anna geschnappt und war mit ihr ins Krankenhaus gefahren. Jonathan, der die ängstliche Stimmung mitbekommen hatte, war allein und besorgt zurück geblieben.

Während Stella gedankenversunken noch die Semmel fertig frühstückte, blätterte Anna in einem Prospekt über die Palliativstation. Noch nie hatte sie sich über diese Form der Betreuung Gedanken gemacht. In der Zeit, in der sie aufgewachsen war, sogar bis vor ein paar Jahren, war die Sterbebegleitung ein Thema gewesen, über das nicht großartig geredet wurde. Nun gab es in fast allen größeren Städten einen Hospizdienst und auch am Land war die Versorgung durch mobile und ehrenamtliche Hospizhelfer gewährleistet. All das erfuhr Anna in dieser Broschüre.

"Irgendwie schön zu sehen, dass der Tod nicht mehr verschwiegen wird. Eigentlich gehört er ja zum Leben genauso dazu, oder?" Anna sah Stella mit wachem Blick an.

Stella ließ, überrascht von dem Themenwechsel, ihre Tasse sinken, die sie gerade zum Mund führen wollte. "Ja, aber trotzdem ist es ein schwieriges Thema", antwortete sie langsam. "Niemand verliert gerne jemanden, den er liebt, auch wenn es zum Leben dazu gehört." Sie legte ihre Hand auf Annas Arm.

"Andererseits können wir dann wieder bei unseren Liebsten sein", sagte Anna leise.

"Denkst du denn, dass es so ist?"

"Ja, ganz bestimmt." Anna versuchte überzeugt zu

klingen. Immerhin war dieser Gedanke ihre größte Hoffnung. Dass es nach dem Leben etwas gab, worauf sie hoffen konnte. Und dass sie mit ihren Liebsten zusammen sein konnte - mit Johann und mit Valerie. "Ich denke ganz fest daran, mein Sternchen. Und du solltest es auch."

Stella nickte nur.

Anna gab es einen Stich ins Herz, ihre Tochter so traurig zu sehen.

"Frau Lukas?"

Anna drehte sich erschrocken um.

"Verzeihen Sie die Störung. Mein Name ist Hannelore Becker." Eine schlanke Ärztin mit blonden schulterlangen Haaren war zum Tisch getreten und blickte freundlich auf Anna hinab. "Ich bin die Stationsärztin hier. Wie geht es Ihnen, Frau Lukas?" Sie ging in die Hocke und war mit Anna auf Augenhöhe.

"Es geht schon viel besser. Danke, Frau Doktor."

"Das freut mich zu hören. Und Sie sind die Tochter?" Sie sah zu Stella.

Stella nickte. "Guten Tag", sagte sie und schüttelte der Ärztin die Hand.

Dr. Becker wandte sich wieder Anna zu. "Haben Sie noch Schmerzen, Frau Lukas?"

"Nein, momentan nicht", antwortete sie wahrheitsgemäß.

"Sehr gut. Falls die Schmerzen wieder schlimmer werden sollten, scheuen Sie sich bitte nicht und sagen uns sofort Bescheid, in Ordnung?"

Anna nickte.

"Wenn Sie hier fertig sind, können wir den Befund des MRT durchgehen."

Anna erhob sich. "Ich bin fertig", sagte sie schnell. Sie war gespannt auf das Ergebnis und wollte endlich wissen, was in ihrem Körper los war. Stella erhob sich ebenfalls.

Wenig später saßen sie in Annas Zimmer. Die Ärztin hatte die Ergebnisse der Untersuchung vor sich auf dem Tisch liegen. Anna saß auf dem Bett und Stella neben ihr auf einem Stuhl, die Hand ihrer Mutter fest umklammert.

"Nun, Frau Lukas, wie Ihnen letzte Nacht schon mitgeteilt wurde, dürfte sich in den letzten Tagen in Ihrem Körper einiges getan haben, allerdings im negativen Sinne." Sie sah von den Unterlagen auf und blickte Anna direkt an. "Ich will ehrlich zu Ihnen sein. Das MRT hat gezeigt, dass die beiden Tumore an der Leber gewachsen sind. Weiters haben sich die Metastasen an der Lunge und auch bei den Lymphknoten vermehrt."

"Das bedeutet?", fragte Stella ängstlich. "Es geht noch schneller als gedacht?"

Dr. Becker nickte. "Ja, so sieht es aus. Wir können Ihnen ein Medikament geben, dass das Wachstum der Zellen einbremst, dann hätten sie mehr Zeit."

"Mehr Zeit wofür?"

"Um zu leben."

"Was ist das für ein Leben, wenn ich weiß, dass ich eine tickende Zeitbombe in meinem Körper habe? Können die Medikamente mich heilen?"

Dr. Becker antwortete ehrlich: "Nein."

"Dann will ich diese Medikamente nicht."

Die Ärztin nickte. "In Ordnung. Frau Lukas. Wären Sie damit einverstanden, die weiteren Schritte mit mir durchzugehen?"

In der darauffolgenden halben Stunde erklärte Dr. Becker Anna, was es für Medikamente gegen die Schmerzen gab. Sie sprachen über Wirkung und Nebenwirkung von Morphium und wie es am einfachsten mit dem Schmerzpflaster angewendet werden konnte.

Stella hörte ebenfalls genau zu. Hin und wieder drückte sie Annas Arm, als wollte sie Anna in ihrer Entscheidung bestärken.

Leicht würde es nicht werden, das wusste Anna, aber sie würde erhobenen Hauptes aus dieser Schlacht heraustreten. Der Krebs mochte ihr zwar das Leben nehmen, aber die Würde wollte sie sich bis in den Tod erhalten.

## Jonathan

Es war bereits zehn Uhr, als er im Wohnzimmer seiner Oma erwachte. Er sah sich um und war erstaunt, dass er trotz der Geschehnisse der letzten Nacht doch noch geschlafen hatte. Er war lange wach gewesen, unschlüssig darüber, ob er bei seiner Mutter anrufen sollte, um nachzufragen, wie es Oma ging. Er ließ es dann aber. Sie würde sich schon melden.

Er stand auf und ging, nur in Boxershort und T-Shirt bekleidet, in die Küche. Seine Haare waren zerzaust und die dunklen Augen blickten verschlafen. Vor der Kaffeemaschine blieb Jonathan stehen. So ein modernes Gerät wirkte in der altmodischen, einfachen Küche deplatziert. Typisch Onkel Erwin, dachte Jonathan.

Für ihn war es schon fast ein Wunder, dass Oma die Kaffeemaschine überhaupt nutzte. Nicht allzu selten landeten nagelneue Geschenke im Keller, wo sie ihr unbenutztes Dasein fristeten, da Anna sich von den alten, bewährten Dingen nicht trennen konnte.

Während der Kaffee cremig in die Tasse lief, klingelte es an der Tür. Jonathan schlüpfte schnell in frische Jeans, fuhr sich mit den Fingern durch die Haare und öffnete die Tür. Draußen stand Erwin.

"Hallo Onkelchen!", sagte er und bemühte sich unbefangen zu klingen. Unwohlsein machte sich in ihm breit. Was, wenn Stella Erwin nicht angerufen hatte? Er würde wohl kaum hier stehen, wenn er wüsste, dass Oma im Krankenhaus war, stellte er fest.

"Morgen Jonathan. Tut mir leid, dass ich jetzt erst komme. Ich hatte noch etwas zu erledigen Kann ich reinkommen?"

"Ja, ähm, ..." Unbehaglich sah er sich um. Schließlich gab er sich einen Ruck. "Oma ist nicht da."

"Wo ist sie?", fragt Erwin. Seine Stimme klang besorgt.

"Ähm ... Mum und Oma sind letzte Nacht ins Krankenhaus gefahren. Sie wollte dich heute gleich anrufen!", fügte er beschwichtigend hinzu. "Ich weiß ja selber noch nicht, was los ist." Hilflos zuckte er mit den Schultern.

Erwin stand da und starrte Jonathan an. "Was war los?"

"Oma hatte am Abend solche Schmerzen und bekam dann fast keine Luft mehr. Ich weiß auch nicht genau. Mum ist dann mit ihr ins Krankenhaus." Hilflos ließ er die Hände sinken und blickte seinen Onkel an.

Erwin atmete tief durch. "Schon gut. Du kannst ja nichts dafür. Kann ich mal telefonieren? Mein Handyakku ist gleich leer."

"Klar, komm rein."

Erwin ging an Jonathan vorbei ins Haus. In der Küche nahm er den Hörer ab und wählte eine Nummer, die er von einem Zettel las, den er eingesteckt hatte. Jonathan sah bei genauerem hinsehen, dass es eine Visitenkarte war.

"Dr. Werneck? Hier Erwin Lukas. Ich habe gerade erfahren, was passiert ist. Wie geht es meiner Mutter? ... Mhm ... Ah, Gott sei Dank! ... In Ordnung. Ich danke Ihnen. Auf Wiederhören."

Erwin legte auf und sah Jonathan an. "Soweit alles in Ordnung. Oma geht es heute schon viel besser. Der Arzt meinte, sie wurde auf neue Schmerzmittel eingestellt. Ich werde gleich ins Krankenhaus fahren. Kommst du mit?"

Jonathan zögerte kurz, dann willigte er nickend ein.

"Aber zuerst wäscht du dich noch und ziehst ein anderes T-Shirt an. So verschlafen und zerknittert nehme ich dich nicht mit."

Während Erwin die letzten Worte sprach, ging er auch schon zur Tür hinaus und setzte sich ins Auto. Jonathan beeilte sich mit seiner Katzenwäsche und gemeinsam fuhren sie los.

## Erwin

Tagelang war er am Nachmittag, wenn Stella ihn, ohne es zu wissen, bei Anna abgelöst hatte, vor dem Computer gesessen und hatte im Internet über Erfolgsaussichten bei Krebserkrankungen recherchiert.

Ihm waren dabei im Internet die wundersamsten Mittelchen und Therapieformen unter gekommen. Von irgendwelchen Putzmitteln, die angeblich Krebszellen beseitigen konnten, bis hin zu Wunderheilern, die mit bloßem Handauflegen oder gar Hinsehen die Menschen heilen konnten, war alles dabei gewesen. Erwin war jedoch so realistisch, dies als Scharlatanerie abzutun und nicht ernst zu nehmen. Was er suchte, waren schulmedizinische Erfolgsgeschichten, doch die waren selten, vor allem in diesem Alter und mit dieser Diagnose. Was blieb, waren Wochen oder Monate, in denen man nur die Schmerzen reduzieren konnte.

Erwin hatte deshalb begonnen, in eine andere Richtung zu suchen. Wenn seine Mutter schon keine Therapie machen wollte, dann sollte sie wenigstens anderweitig

Hilfe bekommen. Stella musste wieder arbeiten, Erwin und Gabriela waren ebenfalls im Berufsleben eingespannt, seine Tochter hatte zwei kleine Kinder. Der einzige, der Zeit hätte, war Jonathan, aber einen Achtzehnjährigen bei der Betreuung seiner krebskranken Oma einzuspannen, war für Erwin undenkbar. In seinen Augen schaffte es der Junge nicht einmal für sich selbst zu sorgen.

Nach der unerwarteten letzten Entlassung von Anna, die Stella veranlasst hatte, war Erwin nun endlich bewusst geworden, wie sehr sich Anna in ihr Haus zurück gewünscht hatte. Es hatte zwar ein wenig gedauert, bis er es sich eingestanden hatte, aber in diesen paar Tagen mit Anna war ihm klar geworden, dass Stella eigentlich das einzig Richtige getan hatte. Sie hatte alles liegen und stehen gelassen und sich darum gekümmert, dass Anna glücklich sein konnte. Und das war sie nun mal in ihren eigenen vier Wänden, das musste Erwin einsehen.

Die weiteren Recherchen brachten Erwin zu Seiten der mobilen Hospizbewegung. Er las sich die Informationen durch und druckte sich Ansprechpartner aus. Ihm gefiel das Konzept der Organisation, deshalb wollte er versuchen, für seine Mutter eine Hospizbetreuung zu arrangieren. Er musste nur noch Stella in seinen Plan einweihen, auch wenn er eigentlich den Kontakt zu ihr meiden wollte. Je mehr die Krankheit seiner Mutter voran schritt, desto mehr sah er jedoch ein, dass der Streit in den Hintergrund rücken sollte. Anna ging vor.

An dem Tag, an dem er also mit Stella über die Hospizbewegung reden wollte, wurde alles anders, als er von Jonathan erfuhr, dass Stella und Anna im Krankenhaus waren. Er war jedoch nicht sauer auf Stella, im Gegenteil, er war besorgt um Anna und fand, dass es gut war, dass Stella mit ihr ins Krankenhaus gefahren war. Wenn Anna Schmerzen hatte, dann sollte sie nicht leiden müssen, sondern schnellstmöglich Hilfe bekommen.

Die Fahrt ins Krankenhaus war ruhig verlaufen. Erwin parkte das Auto und gemeinsam mit Jonathan eilte er zum Portier.

"In welchem Zimmer liegt bitte Frau Lukas?"

Der Portier sah nach. "Palliativstation, Zimmer 9."

"Palliativ?" Erwin sah überrascht. Dr. Werneck hatte am Telefon nicht erwähnt, dass Anna auf der Palliativstation lag. War es schon so schlimm?

Während Erwin voraus eilte, schlurfte Jonathan hinten nach. Ungeduldig drehte sich Erwin um. "Jetzt mach' schon!", rief er dem Jungen zu und eilte weiter.

Erwin hatte von einer Palliativstation ein bedrückendes Bild im Kopf. Er stellte sich Menschen mit aufgedunsenen Gesichtern und Glatzen vor. Schon als er aus dem Lift trat, wurde er jedoch angenehm überrascht. Es war hell und freundlich. Bunte Bilder schmückten die Wände und es roch angenehm nach einem ätherischen Öl. War es Zitrone? Oder Melisse? Ihm fiel es nicht ein.

Am Ende eines langen Ganges mit farbenfrohen Bildern an den Wänden blieb er kurz vor der Zimmertür stehen und holte tief Luft.

Als er Annas Zimmer betrat, war er ebenfalls überrascht. Er befürchtete, seine Mutter würde mit Infusionsschläuchen und bleichem Gesicht im Bett liegen. Stattdessen saß sie aufrecht und lachte. Stella saß neben ihr auf der Bettkante und lachte ebenfalls. Erwin blieb unwillkürlich stehen. Er starrte die beiden an und sagte nichts. Dieses Bild seiner lachenden, fröhlichen Mutter mit seiner jungen, bildhübschen Schwester wollte er sich in sein Gedächtnis einprägen. Er spürte in diesem Moment so viel Liebe zwischen den beiden, dass er fast ein wenig eifersüchtig wurde. Erwin wusste aber, dass er es sich selbst zuzuschreiben hatte, dass er der unbeliebte verlorene Sohn war.

"Hy Mum, hy Oma!", polterte es hinter Erwin. Jonathan betrat den Raum und schlüpfte an Erwin vorbei, der immer noch in der halboffenen Tür stand.

Anna und Stella wandten sich um.

"Erwin! Jonathan! Welch Überraschung!", rief Anna. Sie klang ehrlich erfreut.

Erwin ging zu seiner Mutter und gab ihr einen Kuss auf die Stirn. Sie hatte eine leicht rosige Hautfarbe und sah gut aus. Er war überrascht.

"Ich hab gehört, was passiert ist. Geht es dir schon besser?"

"Aber ja." Anna machte eine unwirsche Handbewegung. "So schnell haut mich nichts um!", rief sie und lachte wieder.

Erwin wollte gerade erleichtert lächeln, als Anna von

einem Hustenanfall geschüttelt wurde. Besorgt hob er die Hände, ließ sie jedoch wieder sinken. Er wusste nicht, was er tun sollte.

Stella beugte sich zu ihr und sprach beruhigend auf Anna ein. Nach etwa einer Minute hörte der Hustenanfall wieder auf. Anna trank einen Schluck von dem Becher, den ihr Stella reichte und ließ sich erschöpft ins Kissen zurück fallen.

"Geht's wieder?", fragte Erwin besorgt.

Anna nickte. "Keine Sorge. Das kommt und geht." Dabei tat sie wieder eine unwirsche Handbewegung, als würde eine Fliege um sie herum schwirren.

"Ich wusste gar nicht, dass du hier auf der Palliativstation liegst? Ich hatte zwar mit Dr. Werneck telefoniert, aber davon hatte er nichts erwähnt." Auf Erklärung wartend sah er seine Mutter an. Stella hatte sich in der Zwischenzeit zum Fenster gestellt und blickte stumm hinaus.

Anna nahm noch einen Schluck Wasser, bevor sie antwortete. "Dr. Becker, die Ärztin hier, meinte in der Nacht, dass man mich hier auf der Station besser auf die Medikamente einstellen könne. Das gehört irgendwie neu dosiert, da die Erkrankung voranschreitet."

"Was heißt das?" Erwin war besorgt.

Anna legte den Kopf auf das Kissen und sah ihn an. "Das heißt, dass mein Körper nicht mehr lange mitspielt, Erwin. Der Krebs wächst und breitet sich schneller aus als gedacht. Es wurde heute morgen ein MRT gemacht. Es hat sich alles stark vermehrt." Sie deutete mit einer Bewegung über ihren Unter- und Oberkörper. "Und das in nur wenigen Tagen", fügte sie hinzu und legte ihre Hände auf den Bauch.

Erwin starrte sie an. Ihm fehlten die Worte. Er ging einen Schritt zurück und setzte sich auf einen Stuhl. Er sah zu Stella, die still am Fenster stand. Daneben war Jonathan, der unschlüssig und unbeholfen wirkte. Die Stimmung im Zimmer war schlagartig ernst geworden, die Fröhlichkeit von vorhin war wie weggeblasen.

## Stella

Für einen kurzen Augenblick hatte sie mit ihrer Mutter die schlimme Lage vergessen können. Bevor Erwin und Jonathan gekommen waren, hatten sie über frühere Zeiten gesprochen. Dabei war Anna eine Geschichte eingefallen, die Stella schon vergessen hatte.

Stella war noch ein kleines Mädchen gewesen, als sie mit Anna, Johann und Erwin auf Urlaub in den Bergen gewesen war. Es war Ostern und der Schnee gerade erst geschmolzen. Trotz der frühen, kühlen Zeit im Jahr wollten die vier ein paar Tage an der frischen Luft verbringen und erste kurze Wanderungen in diesem Jahr wagen. Stella war erst fünf Jahre alt gewesen, Erwin mit fünfzehn schon ein Jugendlicher, der trotz anfänglicher Skepsis begeistert von der Abwechslung war.

Auf dem Weg durch Wald und Wiesen, die in der langsam wärmer werdenden Sonne immer mehr ergrünten, entdeckte Stella immer wieder ein Osterei und jauchzte vor Vergnügen. Einmal behauptete Anna sogar, den Osterhasen gesehen zu haben, und Stella war enttäuscht gewesen, dass sie nicht schneller gegangen war. So hatte sie zwar ein rotes Ei gefunden, aber keinen Osterhasen gesehen. Er soll laut Anna eine blaue Latzhose, ein kariertes Hemd und ein Käppchen aufgehabt haben!

Stella hatte diese Geschichte schon beinahe vergessen gehabt. Nun hatte sie sich wieder daran erinnert und mit Anna gelacht, froh um die gemeinsamen Erinnerungen.

"Dass du dich nicht gewundert hast, wo die Eier, die du gefunden hast, denn hingekommen sind. Ich müsste ja eine ganze Tasche voll Eier gehabt haben!", hatte Anna gekichert. "Es waren immer dieselben, die ich wieder versteckt hatte und du hattest nichts bemerkt."

Stella hatte aus vollem Hals gelacht. Es tat gut, einmal die schlimmen Dinge beiseite schieben zu können und an etwas Schönes zu denken.

In diesem Moment war Jonathan hereingestürmt und Anna und Stella wurden in die schlimme Wirklichkeit zurückkatapultiert.

Und nun saß Erwin einfach nur da, schwieg und starrte. Stella konnte es nachempfinden. Er war wohl so verzweifelt wie sie. Nichts desto trotz schaffte sie es nicht, zu ihm hinzugehen, um ihn und ihre Mutter zu umarmen. Das ließ ihr verletzter Stolz nicht zu, auch wenn der Streit zwischen ihr und Erwin schon lange zurücklag.

Sie gab sich innerlich einen Schubs und wandte sich Jonathan zu. "Komm, gehen wir runter in die Cafeteria."

So konnten Mutter und Sohn einen Augenblick allein sein. Es war für alle nicht leicht, das musste auch Stella einsehen.

## Anna

Minuten, nachdem Stella gegangen war, saß Erwin immer noch regungslos da und sagte nichts. Anna lag zurückgelehnt in ihrem weißen Kissen, die Beine unter einer dünnen Decke. Die Hände lagen, die Finger ineinander gefaltet, auf ihrem Bauch. Durch den dünnen Stoff des Krankenhaus-Nachthemdes konnte sie die leichte Wölbung der stark vergrößerten Leber spüren. Sie senkte und hob sich langsam mit jedem Atemzug. Es war wie ein Mahnmal, dass ihr ständig zuwisperte: "Ich töte dich! Ich töte dich!" Anna versuchte die Stimme zu ignorieren, aber es gelang nicht immer.

Vom gekippten Fenster wehte eine leichte Brise in das Zimmer. Von Fern konnte sie einen Vogel zwitschern hören. Durch einen nächtlichen Regenguss hatte es ein wenig abgekühlt. Anna atmete die frische Luft, die sich in das Zimmer verirrt hatte, dankbar ein. Beim nächsten Atemzug mischte sich jedoch schon wieder die sterile Luft des Raumes mit der Atemluft. Der kurze Hauch von Natur war wieder verflogen.

Erwin räusperte sich. "Wie wird es jetzt weitergehen?"

Anna drehte den Kopf und sah ihren Sohn offen an. "Ich weiß es nicht", antwortete sie ehrlich. "Ich hoffe aber, dass ich noch ein paar Wochen halbwegs fit erleben kann." Ernst sah sie ihm direkt in die Augen, streckte ihre Hand aus und legte sie auf seine Hände, die nervös mit den Fingern spielten. "Erwin, versprich mir eines: Stellt euch nicht gegen die Krankheit. Du und Stella, ihr müsst es bitte akzeptieren!"

Erwin wollte etwas erwidern.

"Nein, sag jetzt nichts! Lass mich bitte ausreden. Glaub mir, ich habe sehr mit meinem Schicksal gehadert, nachdem euer Vater gestorben war. Es hat lange gedauert, aber ich habe es akzeptiert. Es war sein Weg, seine Bestimmung. Trotz des raschen und unerwarteten Endes hatten wir zuvor viele, viele schöne Jahre. Wir haben uns geliebt und respektiert. Sein Weg war mit zweiundsechzig zu Ende, meiner wird es mit achtundsiebzig sein. Ich akzeptiere das, auch wenn ich mir wahrlich ein anderes Ende vorgestellt habe." Anna schwieg kurz betroffen, atmete tief ein und fuhr fort: "Ich habe nur eine Bitte an dich und Stella: Redet miteinander; vereint euch. Begrabt euren Groll und gebt mir noch ein paar schöne Wochen! Mehr verlange ich nicht!"

"Und dennoch ist es viel, was du verlangst", sagte Erwin leise.

"Ich weiß, aber wenn ich eines in meinem Leben gelernt habe, dann zu verzeihen. Verzeihe Stella und sie wird dir verzeihen."

"Ich glaube nicht, dass ..."

"Versuch es. Bitte!," fügte sie flehentlich hinzu. "Haltet zusammen und lasst mich in Würde sterben! Bitte!" Tränen glitzerten in ihren Augen. Mit beiden Händen umklammerte sie Erwins Unterarme. "Ich muss mich auf euch verlassen können, denn ich habe einen Wunsch: Ich will zu Hause sein, wenn ich sterbe." Anna brach ab. Ihr Kinn zitterte ein wenig. Es kostete sie Mühe, so offen mit Erwin zu sprechen.

"Hast du mit Stella schon darüber gesprochen?"

"Ja."

"Was sagt sie?"

"Sie wird mich unterstützen."

Erwin nickte, dann nahm er Annas kleine Hand in die seine. "Du kannst dich auf mich verlassen."

Anna lächelte dankbar, dann schloss sie die Augen und schlief erschöpft ein.

## Jonathan

Die Cafeteria im Erdgeschoss war hell eingerichtet, und bodentiefe Fenster ließen viel Licht in den großen Raum. Die Aussicht auf die Straße und auf die Rettungszufahrt zum Gelände war zwar wenig einladend, aber dafür gab es im Café viele Pflanzen, bunte Bilder und stilvolle Lampen, die auch am Tage eingeschaltet waren.

Jonathan ließ seinen Blick über die Bilder schweifen. Überwiegend wirr gemalte grelle Farbflecken, die in seinen Augen nichts ergaben. Umso mehr wunderte es ihn, dass zum Teil mehr als zweihundert Euro auf den Preisschildern am Rahmen angegeben waren. Kunst würde er wohl nie verstehen. Wer gab schon so viel Geld für so ein Zeug aus? Er schüttelte den Kopf.

"Hörst du mir überhaupt zu?"

"Hm? Entschuldige, was hast du gesagt?" Er sah von seiner Cola auf.

"Ich wollte wissen, ob du etwas zu essen willst? Ich werde mir einen Toast bestellen. Magst du auch einen?"

Jonathan schüttelte den Kopf. "Nein, danke", sagte er.

Stella winkte einen Kellner herbei und bestellte. Als dieser mit der Speisekarte wieder davongeeilt war, wandte sie sich Jonathan zu. "Wir müssen reden", sagte sie.

"Worüber?"

"Ich werde wohl doch länger bei Oma bleiben als geplant."

"Wie lange?" Jonathan war mulmig zumute. Das Gespräch lief in eine unangenehme Richtung. Er hatte gedacht, er müsse nur ein paar Tage bei seiner Oma aushalten. Nun schien sein Zwangsaufenthalt allerdings länger zu werden.

"Ich werde mir unbezahlten Urlaub nehmen und die

nächsten Wochen bei Oma bleiben. Oder Monate, je nachdem."

Jonathan schluckte. Das Gespräch lief in eine sehr, sehr unangenehme Richtung.

Stella blickte auf ihren Kaffee und rührte gedankenverloren um. Sie fuhr fort: "Oma hat nicht mehr viel Zeit. Der Krebs wütet in ihrem Körper und sie braucht starke Medikamente, um mit den Schmerzen klar zu kommen. Und da es ihr Wunsch ist, zu Hause sein zu können, werde ich ihr helfen, so gut es geht." Sie brach ab, legte den Löffel auf die Untertasse und sah zu Jonathan. "Dabei brauche ich deine Unterstützung."

"Wieso?" Jonathan blickte skeptisch. Ihm war das alles nicht geheuer. Am liebsten wäre er jetzt einfach nur zu Hause in seinem Zimmer, um Musik zu hören und nichts zu tun. Soll doch seine Mutter die Krankenschwester spielen und ihn in Ruhe lassen!

"Du musst für mich ein paar Dinge erledigen. Einkaufen, Besorgungen machen und so. Oma wird immer wieder neue Medikamente brauchen. Ich brauche jemanden, auf den ich mich verlassen kann und der mir und Oma hilft."

"Und da hast du an mich gedacht, oder wie?"

Stella nickte langsam.

Jonathan überlegte. Ihm widerstrebte es, für seine Mutter den Kurierdienst zu übernehmen, andererseits ... "Aber nur unter einer Bedingung!"

Stella lehnte sich zurück. Sie wirkte erleichtert.

"Ich will zu Hause schlafen. Ich komme von mir aus jeden Tag vorbei und erledige den Einkauf und so, aber ich halte diese Couch keine weitere Nacht aus!" Jonathan verschränkte die Arme und lehnte sich ebenfalls zurück. So musterten sich Mutter und Sohn minutenlang.

"Einverstanden." Stella beugte sich wieder nach vorn und stützte die Ellbogen auf den Tisch. "Es kommen aber keine Freunde, es gibt keine Partys und du hältst das Haus sauber!" Nachdrücklich zeigte sie mit dem Finger auf Jonathan. Ihre blauen Augen blitzten energisch.

Jonathan wusste, dass seine Mutter es ernst meinte. Die Entschlossenheit in ihrem Gesicht war unübersehbar. "In Ordnung", sagte er und trank die Cola aus.

In Annas Zimmer war es ruhig, der Stuhl neben dem Bett war leer. Erwin war wohl schon gegangen. Jonathan hörte seine Mutter erleichtert ausatmen und ärgerte sich. Ihm ging diese Streiterei zwischen ihr und seinem Onkel schon gewaltig auf den Nerv, doch er konnte tun was er wollte, seine Mutter war stur und sein Onkel sah ebenfalls nicht ein, warum er den ersten Schritt machen sollte.

Schon als Kind war Jonathan zwischen Erwin und Stella hin- und hergerissen gewesen. Stella hatte zwar erlaubt, dass er zu seinem Onkel fahren durfte, aber sie wollte nichts von ihm hören, geschweige denn mitfahren. Eigentlich war es ein Wunder, dass er überhaupt Zeit bei seinem Onkel verbringen durfte, aber das war wohl der Sturheit von Erwin zu verdanken. Dieser hatte sich nämlich berufen gefühlt, eine väterliche Rolle in Jonathans Leben zu spielen und über Anna war der Kontakt hergestellt worden. Irgendwann war Jonathan dann groß genug gewesen, um selbst mit dem Bus zu seinem Onkel fahren zu können oder Erwin hatte ihn direkt von der Schule abgeholt.

Stella hatte die beiden gewähren lassen. Wusste sie doch tief in ihrem Inneren selbst, dass der Junge eine väterliche Person brauchte. Sie hätte es sich jedoch nie eingestanden, geschweige denn offen zugegeben.

Trotz alledem war das Verhältnis zwischen Stella und Erwin nie über ein schweigsames Begrüßungsnicken hinausgegangen. Jonathan war dies schon sehr zuwider und je älter er wurde, desto unverständlicher wurde für ihn dieser jahrelange Streit.

Mit einem genervten Seitenblick sah er zu seiner Mutter, die leise zu Annas Bett getreten war. Anna schlief und sah zufrieden aus. Stella setzte sich neben sie und sah sie stumm an. Jonathan stand unschlüssig an der Tür. Schließlich hob er die Hand und deutete Stella, dass er gehen wollte. Sie sah kurz auf und nickte.

Jonathan schlich zur Tür raus, froh, endlich das Krankenhaus mit all den bedrückenden Personen und Gerüchen verlassen zu können. Erleichtert spielte er in seiner Hosentasche mit dem Haustürschlüssel zwischen den Fingern. Er konnte es kaum erwarten wieder nach Hause zu kommen und die Musik ungestört aufdrehen zu können.

# Anna

*Er war wieder da. Dieser fröhliche kleine Junge. Sie saß unter dem Nussbaum auf der Bank und beobachtete ihn, wie er aus der Hecke hervorlugte.*

*"Wie heißt du?", fragte sie.*

*"Weißt du das nicht?"*

*Sie dachte nach. Wollte das Unterbewusstsein ihr mit diesem Traum einen Streich spielen? "Ich weiß es nicht", sagte sie schließlich.*

*Der Junge sah erstaunt auf. "Du hast meinen Namen vergessen." Es war keine Frage; es war eine Feststellung. Er wirkte traurig.*

*"Aber nein!", beruhigte sie ihn schnell. Sie dachte nach. "Heißt du Justus?", fragte sie zögernd.*

*Der Junge grinste. "Du hast mich also erkannt, Schwesterchen!" Er lachte und es ertönte hell und fröhlich im Garten. Die Klänge verbreiteten sich in sanften Schwingungen.*

*Sie lächelte. "Wie lange wirst du da noch hinter der Hecke hocken bleiben? Wieso kommst du nicht herein in den Garten?"*

*Der Junge schüttelte den Kopf. "Du hast mich doch ausgesperrt, schon vergessen?"*

*"Was?" Sie war erstaunt. "Warum sollte ich dich ausgesperrt haben?"*

*Er lachte wieder. "Na, du mit deiner Hecke da! Und dann noch dieser Zaun! Was sollte das denn? Willst du mich nicht hereinlassen?"*

*Sie blickte überrascht. Was sagte er da? Verwirrt schüttelte sie den Kopf und wollte etwas erwidern, doch der Junge war verschwunden.*

## Stella

Sie sah so friedlich aus. Stella betrachtete in Ruhe das Gesicht ihrer Mutter und bewegte sich so wenig wie möglich. Sie wollte sie nicht wecken. Endlich schien sie einmal schmerzfrei und tief zu schlafen. Stella gönnte ihr das.

Das Gespräch mit Anna über ihren Tod war für sie sehr schwer gewesen. Einerseits konnte sie ihre Mutter verstehen, auch sie würde lieber in Würde und schmerzfrei sterben wollen, auch wenn der Preis dafür ein baldiges Ende war. Andererseits hätte sie gerne mehr Zeit mit ihrer Mutter verbracht. Es war schwer für sie, Anna gehen zu lassen. Und doch wusste sie, dass ihr keine andere Wahl blieb.

Stella sah in der Erfüllung von Annas letztem Wunsch kein Problem. Nur zu gerne würde sie ihre Zeit ihrer Mutter widmen. Der unbezahlten Urlaub und das dadurch verlorene Geld waren das geringere Problem. Schwieriger war es für sie, mit ihrem Bruder gemeinsam für ihre Mutter zu sorgen. Lieber wäre es ihr gewesen, er wäre irgendwo weit weg und sie könnte die letzten Wochen allein mit Anna verbringen. Dass diese Gedanken egoistisch waren, das wusste Stella, doch sie konnte in dieser Hinsicht einfach nicht aus ihrer Haut. Zu tief saß die Enttäuschung und der Verrat.

Anna regte sich und öffnete langsam die Augen. Stella schreckte aus ihren Gedanken hoch und nahm Annas Hand.

"Wie geht es dir?", fragte sie leise und einfühlsam. "Soll ich dir etwas bringen?"

Anna schüttelte langsam den Kopf.

"Hast du Schmerzen?"

Wieder verneinte Anna, dann ließ sie den Blick durch das Zimmer schweifen. "Wo ist er?" , fragte sie mit krächzender Stimme. "Wo ist Justus?"

"Wer?", fragte Stella überrascht. Sie hatte den Namen noch nie gehört. "Meinst du Erwin?"

Anna räusperte sich. "Ist er gegangen?"

Stella nickte.

"Hat er etwas gesagt?"

Stella schüttelte den Kopf. "Nein", sagte sie leise. "Ich habe ihn nicht mehr gesehen. Er war fort, als ich mit Jonathan zurückgekommen bin."

Müde schloss Anna wieder die Augen.

Mittlerweile war es Abend geworden. Es dämmerte und am Tisch stand das Abendessen. Eine Scheibe Brot mit Butter und Schinkenwurst. Anna wollte nichts Deftiges am Abend und die Schwestern hielten sich anstandslos an ihren Wunsch.

"Möchtest du essen?" Stella stand auf und stellte das

Tablett neben das Bett.

Anna öffnete die Augen und nickte. "Ein bisschen. Ich habe aber nicht viel Hunger."

Während sie das Brot aß, machte sich Stella auf den Weg zum Dienstzimmer von Dr. Becker. Leise klopfte sie an die Tür und trat ein, nachdem ein leises "Herein" zu hören war.

"Dr. Becker? Guten Abend. Kann ich Sie kurz sprechen?"

Dr. Becker saß hinter ihrem Schreibtisch und tippte etwas in ihren Computer. Sie sah auf und blickte Stella freundlich an. "Natürlich", sagte sie mit ruhiger Stimme. "Setzen Sie sich doch. Wie kann ich Ihnen helfen, Stella?" Dr. Becker legte die Ellenbogen auf die Tischkante und faltete die Hände.

"Ich wollte fragen, wann es möglich ist, meine Mutter wieder nach Hause zu holen. Ich weiß, dass es ihr größter Wunsch ist. Sie scheint mir hier sehr verloren und vielleicht auch ein wenig verwirrt. Ich möchte sie zu Hause betreuen, geht das?", fragte sie etwas unsicher.

"Selbstverständlich haben Sie die Möglichkeit ihre Mutter zu Hause zu pflegen. Allerdings raten wir dazu, eine Pflegekraft zu arrangieren, da unserer Erfahrung nach die Angehörigen oftmals überfordert sind. Ihre Mutter wird immer größere Mengen an Morphinen brauchen. Momentan befindet sie sich in Stufe 2, das heißt sie bekommt Niederpotente Opiate. Diese sind zwar leicht zu verabreichen, da es Schmerzpflaster sind, aber die Nebenwirkungen können teilweise heftig ausfallen. Das schreckt die Angehörigen oftmals ab." Dr. Becker machte eine kurze Pause. "Fühlen Sie sich stark genug für diese Belastung? Denn eine belastende Situation ist es allemal. Nicht nur für Angehörige, sondern vor allem auch für die Patienten selbst."

Stella nickte unsicher. "Ich denke schon, dass ich es schaffen kann. Welche Hilfe gibt es sonst noch?"

Dr. Becker öffnete eine Schublade und holte ein Prospekt heraus. "Hier finden Sie alle Informationen über die Mobile Hospizbewegung. Lesen Sie es sich durch und rufen Sie an."

Stella nahm den Folder und warf einen Blick darauf. "Danke", sagte sie.

"Wenn Sie sich bereit fühlen, dann können Sie morgen mit ihrer Mutter nach Hause fahren. Lassen Sie sich allerdings helfen. Sie müssen die Last der Betreuung nicht alleine tragen, in Ordnung? Ich komme morgen früh noch einmal zu Ihnen und erkläre Ihnen und Ihrer Mutter alles Weitere."

## Erwin

Es war nach acht Uhr abends. Gabriela saß in legerer Kleidung vor dem Fernseher und sah sich eine Dokumentation an. Es ging um Sterbebegleitung. Fünf Familien ließen sich von einem Kamerateam begleiten, während sie einen schwerkranken Angehörigen zu Hause betreuten;

die einen ohne Unterstützung, die anderen mit Hilfe der Mobilen Hospizbewegung.

Gebannt starrte Gabriela auf den Fernsehbildschirm, Erwin stand hinter ihr im Türrahmen und beobachtete sie, das Schnurlostelefon hielt er in der Hand.

"Und, wie findest du die Doku?", fragte er und setzte sich neben seine Frau.

Gabriela löste den Blick vom Bildschirm und sah Erwin an. "Sehr interessant. Ich habe mich noch nie damit auseinandergesetzt, aber mir gefällt das Konzept der Betreuung." Wieder richtete sie ihre Augen auf das flimmernde Fernsehbild. "Es ist sehr bewegend, sehr traurig, aber irgendwie auch schön, wenn man sieht, wie die Menschen zu Hause im Kreise der Familie sterben können. Es wirkt alles so friedlich."

Erwin drückte Gabrielas Hand. Er wusste, was sie meinte. Dasselbe hatte er sich auch gedacht, als er die Doku am Vortag gesehen hatte. Er hatte sie aufgenommen, damit er sie Gabriela zeigen konnte.

"Denkst du, wir schaffen das auch?"

"Hm?", fragte Gabriela, die gebannt sah, wie die gesamte Familie, von Kindern bis Urenkeln, um das Bett einer greisen Frau versammelt waren. Es war still und friedlich. Einige hielten sich an den Händen, andere weinten. Neben dem Bett stand eine dicke Kerze aus Bienenwachs, die sanft flackerte und Licht spendete. Selbst die Kinder waren ruhig und nahmen Abschied von ihrer Uroma, der die letzten Atemzüge bevorstanden.

Erwin betrachtete die Situation mit gemischten Gefühlen. Gerne würde er seiner Mutter in ihren letzten Wochen und Stunden ein ebenso harmonisches und friedliches Bild bieten können, aber er hatte keine große Hoffnung. Er und Stella würden nie so einträchtig am Bett ihrer Mutter sitzen können.

"Denkst du, wir schaffen das auch?", wiederholte er seine Frage. "Dass Mutter so friedlich sterben kann?"

"Ich weiß es nicht", antwortete Gabriela mit tränenerstickter Stimme. "Ich würde es deiner Mutter wünschen, aber ob wir alle die Vergangenheit ruhen lassen können, um gemeinsam für sie da zu sein, das bezweifle ich." Dann rollten zwei Tränen ihre Wangen hinunter, während am Fernsehbildschirm die Kerze ausging und es dunkel wurde.

Am nächsten Morgen machte sich Erwin auf den Weg ins Krankenhaus. Bevor er am Abend zu Gabriela ins Wohnzimmer gegangen war, hatte er auf Annas Zimmeranschluss im Krankenhaus angerufen. Stella hatte stillschweigend das Telefon an Anna weitergereicht, so erfuhr Erwin von ihr, dass die Entlassung bevorstand.

Später hatte er mit Jonathan vereinbart, dass Erwin seine Mutter und Stella vom Krankenhaus abholen würde. Er hatte es satt, ignoriert zu werden und ausgeschlossen zu sein.

Stella wartete schon in der Eingangshalle des Krankenhauses. Ihre Gesichtszüge verfinsterten sich, als sie an Jonathans Stelle Erwin sah, der nach außen hin locker daherging, innerlich aber angespannt war. Sie sagte jedoch nichts, sondern nahm Annas Tasche und ging an Erwin vorbei Richtung Ausgang.

"Hallo Mutter", sagte Erwin und half Anna hoch, die auf einem Stuhl saß. "Wie geht es dir?"

"Gut, gut", antwortete Anna. Sie lächelte.

Erwin musterte sie. Ihre weißen kurzen Haare waren gekämmt, sie hatte eine Stoffhose und ein langärmeliges Shirt an. Ihre Gesichtsfarbe war rosig. "Wie geht es dir mit den Medikamenten? Hast du noch Schmerzen?"

"Sie wirken", antwortete Anna schulterzuckend, entwand sich Erwins Arm und folgte Stella durch die Drehtür hinaus ins Freie.

## Stella

Die Autofahrt verlief schweigend. Stella saß auf der Rückbank und blickte hinaus auf die vorbeifliegende Landschaft. Anna sah am Beifahrersitz stur gerade aus. Nur hin und wieder sprach sie leise mit Erwin, der sich auf den Verkehr konzentrierte.

Sie hatten die stark bebaute Stadt hinter sich gelassen. Wiesen, Hecken und Häuser wechselten sich nun ab. Immer näher kam Stellas Elternhaus und damit auch die Erinnerungen an früher, als sie als kleines Mädchen auf der Rückbank im elterlichen Fahrzeug gesessen hatte. Es war ein grüner Käfer gewesen, und Stella konnte es sich auf der ganzen Rückbank bequem machen. Erwin war mit sechzehn Jahren schon selbst mit dem Roller unterwegs gewesen und war nur noch selten mit der Familie mitgefahren.

Wenn Stella mit ihren Eltern einen Ausflug gemacht hatte oder zum Einkaufen gefahren war, dann saß mit ihr auch ihr brauner Stoffhund Stupsi und die Puppe Susi im Auto, jeder auf seinem Platz mit einem Gurt befestigt.

Sie konnte sich noch gut an die Siedlung erinnern, wie sie früher ausgesehen hatte. Die Bäume waren noch ein wenig kleiner und weniger dicht gewesen als heute, aber die Häuser und die Straßen waren die gleichen geblieben. Nur die Bewohner waren älter geworden, stellte Stella fest, als sie die Nachbarin Frau Schmidt mit grauen Locken aus dem Haus kommen sah, um mit dem Hund spazieren zu gehen. Und der Hund war auch nicht mehr derselbe, bemerkte sie.

Wehmütig seufzte Stella. Sie fragte sich, wo die Zeit geblieben war, denn für einen kurzen Moment hatte sie das Gefühl gehabt, sie wäre stehen geblieben, doch in Wirklichkeit lief sie wie immer, zu schnell für Stellas Verhältnisse. In wenigen Wochen würde sogar die wenige Zeit, die ihr mit ihrer Mutter blieb, vorbei sein. Als sie daran dachte, schluckte sie die Tränen tapfer hinunter.

Im Haus angekommen richtete Stella sofort Annas Bett her. Sie schüttelte die Kissen auf und öffnete das Fenster. Frische, würzig duftende Luft kam hereingeweht und Anna, die gerade das Schlafzimmer betreten hatte, atmete tief ein.

"Schön, wieder zu Hause zu sein", sagte sie und lächelte.

"Schön, dich wieder zu Hause zu sehen", erwiderte Stella und lächelte zurück. "Wie geht es dir?"

"Ich bin ein wenig müde. Und übel ist mir auch."

"Ich mach dir gleich einen Tee mit frischem Ingwer, das wird ein wenig helfen."

Dr. Becker hatte Stella auf die Nebenwirkungen der Medikamente, die Anna zur Schmerzlinderung nehmen musste, aufmerksam gemacht. Wenn zudem die Übelkeit zu heftig wurde, hatte sie Tabletten, die sie Anna geben konnte, aber wenn es erträglich war, dann konnte auch ein Tee Linderung verschaffen. Frischer Ingwer war dabei für seine wohltuende Wirkung bekannt.

"Kannst du auch Apfelstücke hineingeben? Dann schmeckt er ein wenig besser."

"Natürlich. Brauchst du sonst noch was?"

Anna schüttelte den Kopf und legte sich ins Bett.

Stella half ihr und deckte sie mit einer dünnen Decke zu, dann ging sie nach unten.

In der Küche sah sie Erwin am Tisch sitzen, vor sich eine Tasse Kaffee. Sein Blick war gesenkt und er umklammerte mit beiden Händen die Tasse. Er wirkte fehl am Platz.

Wie angewurzelt blieb Stella stehen. Sie hatte nicht damit gerechnet, dass Erwin noch hier war und wusste kurz nicht, wie sie sich verhalten sollte. Schließlich tat sie das, was sie immer tat, sie ignorierte Erwin, ging zur Kaffeemaschine, ließ Kaffee in eine Tasse laufen und setzte sich auf die Terrasse unter die Weinlaube. Stille breitete sich über dem Haus aus. Alles war ruhig, und dennoch konnte Stella die Anspannung fühlen, die zwischen den Geschwistern knisterte.

Langsam nahm sie einen Schluck und blickte auf den Garten. Es musste einiges gemacht werden, bemerkte Stella, und sie ging im Gedanken die Arbeiten durch. Es war zu sehen, dass jemand im Garten fehlte. Anna hatte immer viel Wert auf Ordnung und Sauberkeit gelegt. Kein Unkraut wuchs am falschen Platz und kein Pflänzchen war verdorrt, nun aber wirkte der Garten leicht vernachlässigt.

Stella wollte sich gerade erheben, als sie neben sich eine Bewegung wahrnahm. Sie drehte den Kopf und sah Erwin in der Tür stehen. Er blickte sie an.

"Wir müssen reden."

Stella drehte den Kopf demonstrativ weg. "Ich wüsste nicht, worüber."

"Über das alles hier", sagte Erwin und deutete mit der Hand auf den Garten und das Haus und schien Anna in dieser Geste gleich mit einzuschließen.

Stella schwieg und nahm einen Schluck Kaffee. Vielleicht würde er ja gehen, wenn sie nichts sagte. So wie immer. Bisher war sie erfolgreich einer Konfrontation mit ihrem Bruder ausgewichen.

Doch dieses Mal war Erwin hartnäckig. "Ich weiß, du willst nicht mit mir reden, aber Stella, hör mich an!" Er klang flehentlich. "Es geht um Mutter! Findest du nicht, dass wir gemeinsam versuchen sollten, sie zu unterstützen? Ihr zu helfen?"

"Mutter!", schnaufte Stella verächtlich. "Genau, du sagst es: Mutter!" Sie sah ihn ärgerlich an. "Für dich war sie nie mehr als das! Dir war doch immer egal, was mit ihr ist! Warum scherst du dich gerade jetzt darum? Lass mich und sie in Frieden!" Sie knallte ihre Tasse auf den Tisch und stürmte an Erwin vorbei ins Haus. Im Flur stieß sie beinahe mit Jonathan zusammen, der mit dem Einkauf in der Hand hereingekommen war.

"Was ist denn hier los?", fragte er erstaunt.

Stella antwortete nicht, sondern eilte die Treppe hinauf und schloss sich in ihrem ehemaligen Kinderzimmer ein. Sie ließ den Tränen freien Lauf und schluchzte in ihr aufblasbares Gästebett.

Nebenan ging Anna vom gekippten Fenster weg zu ihrem Bett. Sie hatte die Worte ihrer Kinder gehört. Tief grub sich die Verzweiflung über den tiefen, schwelenden Streit ihrer Kinder in ihr Herz.

## Jonathan

Er hatte seine Mutter nur ganz selten so aufgebracht gesehen. Das letzte Mal, als er ihr gestanden hatte, dass er nicht mehr zur Arbeit ging und ihm deshalb die Kündigung drohte. Zuerst hatte Stella Jonathan angebettelt, vernünftig zu sein, doch nachdem sie bemerkt hatte, dass Jonathan keine Lust auf seine Lehrausbildung hatte und sie ihn nicht überzeugen konnte, war sie aufgestanden, in ihr Schlafzimmer gegangen und hatte die Tür zugeknallt. Drei Tage lang hatte sie kein Wort mit Jonathan gesprochen, erst dann hatte sie sich wieder beruhigt und schweren Herzens die Entscheidung ihres Sohnes akzeptiert. Allerdings hatte sie eindringlich an seine Vernunft appelliert und gehofft, dass er bald einen Job finden würde. Vergeblich.

Jonathan stellte die Einkaufstasche auf den Küchentisch. Erst dann fiel ihm auf, dass jemand auf der Terrasse stand.

"Onkel Erwin?" Zögernd ging Jonathan hinaus. Nun hatte er eine Ahnung, warum seine Mutter so aufgebracht war. "Was ist los? Habt ihr gestritten?"

Erwin drehte sich langsam um. Seine Augen blickten traurig. "Schon gut, Junge", sagte er und klopfte auf Jonathans Schulter, als er an ihm vorbei ins Haus ging. "Sag Oma liebe Grüße von mir."

Jonathan blieb allein auf der Terrasse zurück. Er hörte die Haustüre ins Schloss fallen, zuckte mit den Schultern und ging in die Küche. Mit den Kopfhörern am Ohr, die Musik des MP3-Players auf gut hörbare Lautstärke gedreht, räumte er den Einkauf weg. Als er sich umdrehte, um die Eier in den Kühlschrank zu räumen, stand plötzlich Anna vor ihm.

"Ahhh!", rief er und ließ die Eierpackung fallen. Es gab ein dumpfes, schmatzendes Geräusch. Im gleichen

Moment riss er sich die Kopfhörer vom Kopf herunter. "Oma! Hast du mich erschreckt!" Sein Herz raste und schlug ihm bis zum Hals.

Anna stand regungslos in der Küche, nur mit einem langen weißen Nachthemd und weißen Wollsocken bekleidet. Sie sah aus wie ein Gespenst, ging es Jonathan durch den Kopf.

"Es hatte an der Tür geklingelt, und da niemand öffnete, bin ich runter gekommen", erklärte Anna ihr plötzliches Erscheinen. In der Hand hielt sie einen Stapel Prospekte. "Die Post", erklärte sie und legte Werbezettel und ein kleines Päckchen auf den Tisch. "Da ist etwas für Frau Huber dabei. Du kennst doch Frau Huber?"

Jonathan schüttelte den Kopf und machte sich daran, die Eierschalen in den Karton zu legen. Mit einem Küchenpapier wischte er den schlimmsten Matsch weg.

"Du weißt doch, Frau Huber, die mit der Enkeltochter, die immer mit dir spielen wollte."

Jonathan dämmerte es. "Sybille."

"Ja, genau, die Sybille. Ach, war sie doch ein liebes Mädel." Anna seufzte.

Jonathan versuchte, sich an Sybille zu erinnern. Sie war ein Jahr jünger als er und klein und rundlich gewesen. Sie hatte rote, gelockte Haare und Sommersprossen auf der Nase gehabt. Und hatte sie nicht auch eine Brille? Jonathan wusste es nicht mehr genau.

"Sie ist dir immer nachgelaufen, weißt du noch?" Anna lächelte. "Aber du wolltest nie mit ihr spielen. Warum eigentlich?"

Sybille-Brille. Jonathan fiel es wieder ein. Sie war so anhänglich wie eine Klette gewesen, und es war ihm unangenehm gewesen, dass ein Mädchen ihm ständig hinterher gelaufen war. Kaum war er bei seiner Oma zu Besuch gewesen, war auch schon Sybille am Nachbarzaun und hatte ihn mit ihrer dicken runden Brille beobachtet. Hin und wieder hatten sie zwar miteinander geredet und einmal waren sie sogar gemeinsam in der Siedlung Rad gefahren, aber mehr hatte Jonathan nicht zugelassen. Sie hatte ihn einfach nur genervt.

Am Boden war der gröbste Schmutz von den Eiern weg und Jonathan warf die Schachtel in den Müll. Er nahm einen Lappen, um noch einmal über den Boden zu wischen. "Was ist eigentlich mit Sybille passiert? Wohnt sie noch hier?" Er versuchte teilnahmslos zu klingen.

Jonathan konnte sich erinnern, dass er sich damals gewundert hatte, dass Sybille immer bei ihrer Großmutter war, bis Anna ihm erklärt hatte, dass sich ihre Mutter nicht um sie kümmerte und sie deshalb bei Frau Huber lebte.

"Sie ist vor drei Jahren in eine Wohnung gezogen, die von irgendeinem Verein oder so betreut wird. Frau Huber hat mir neulich erzählt, dass sie ihre Lehre abgeschlossen hat und nun bei einer Zeitung als Grafikerin in Lehre ist."

Jonathan horchte auf. "Als Grafikerin?"

Anna nickte. "Frau Huber ist ganz stolz auf sie, dass sie so eine gute Ausbildung machen kann und anscheinend macht Sybille ihre Sache richtig gut." Sie sah auf den Poststapel. "Jedenfalls, dieses Päckchen ist für Frau Huber. Wenn du es ihr bitte rüberbringst, wenn sie später nach Hause kommt." Anna warf einen Blick auf die große Uhr, die über dem Türrahmen hing. "Sie müsste in einer halben Stunde zu Hause sein. Heute ist sie bei Frau Mertens Rummy spielen." Sie erhob sich. "Und jetzt leg ich mich wieder hin. Sag deiner Mutter, sie hat den Tee vergessen."

Jonathan sah seiner Oma nach, wie sie aus der Küche ging, fast lautlos, wegen der dicken Socken an den Füßen.

Im ersten Stock war es düster. Die Tür zu Annas Schlafzimmer war verschlossen, weshalb kaum Licht in den Flur drang. Jonathan wandte sich der dunklen Eichentür des ehemaligen Kinderzimmers zu. Seit er denken konnte, war der Raum mit Kästen vollgestopft gewesen.

Jonathan klopfte zögerlich. Aus dem Zimmer drang kein Laut.

"Ja?", klang es dumpf und nasal.

Er öffnete die Tür einen Spalt breit. "Kann ich reinkommen?"

Stella saß auf dem Bett und wischte sich mit einem Taschentuch über das Gesicht. Langsam nickte sie.

Jonathan war unbehaglich zumute. "Alles klar?"

"Ja, ja. Schon gut. Was gibt's?"

"Du hast Omas Tee vergessen." Er deutete entschuldigend auf Annas Schlafzimmertür.

Stella sprang auf. "Oh!", rief sie. "Scheiße!" Dann eilte sie nach unten.

Jonathan folgte ihr in die Küche. "Ist wirklich alles in Ordnung?"

Stella hantierte mit dem Wasserkocher und befüllte ihn mit Wasser. "Ja, ja. Alles klar."

"Du siehst aber nicht so aus." Er ließ nicht locker.

Stella schaltete den Wasserkocher ein, nahm eine Ingwerwurzel von einer Ecke der Arbeitsfläche und schnitt energisch Scheiben herunter.

Jonathan ging auf sie zu und berührte ihre Schulter. "Mum?"

Stella fuhr herum, das Messer immer noch in der Hand haltend.

Jonathan wich einen Schritt zurück.

Stellas Augen funkelten, aber nicht boshaft, sondern mit Tränen gefüllt. Sie ließ das Messer fallen und sackte gegen die Küchenzeile. Sie brach in Tränen aus. "Es ist alles so furchtbar", schluchzte sie in ihre Hände und weinte.

Jonathan stand schweigend da. Er wusste nicht, was er tun sollte. Schließlich gab er sich einen Ruck, hob das Messer auf, legte es in die Spüle und nahm Stella in den Arm.

Nach ein paar Minuten hatte sie sich wieder gefangen, schnäuzte sich, wusch das Gesicht mit kaltem Wasser und brachte den Ingwertee zu Anna nach oben. Als sie zurückkam, sah sie beinahe wieder normal aus.

"Tut mir leid", sagte sie entschuldigend. "Ich weiß auch nicht, was in mich gefahren ist. Es ist einfach nur gerade alles so schwierig." Sie brach ab und setzte sich zu Jonathan an den Tisch. "Danke, dass du einkaufen warst und alles weggeräumt hast."

"Wäre wohl besser, du hättest es selbst getan. Die Eier sind Matsch", sagte er grinsend und deutete auf den Mülleimer, aus dem die dotterverschmierte Schachtel hervor sah.

Stella lächelte. "Tollpatsch", sagte sie und wuschelte ihm durch die Haare.

Jonathan entspannte sich ein wenig. Endlich war die Atmosphäre im Haus nicht mehr so angespannt. Er blickte auf die Uhr, stand auf, nahm das Päckchen vom Küchenschrank und ging zur Tür.

"Ich bring das schnell rüber zur Huber", erklärte er mit geringer Begeisterung.

Frau Huber wohnte gegenüber von Anna, und Jonathan konnte das Radio der alten Frau hören, noch bevor er ihr Grundstück betreten hatte. Frau Huber war schwerhörig geworden in den letzten Jahren, und Jonathan graute es davor, einer alten, schwerhörigen Dame gegenüber zu treten.

Er läutete, wartete und läutete noch einmal. Dieses Mal länger.

Endlich wurde das Radio leiser gestellt.

"Ist da jemand?", plärrte es aus dem Haus.

Jonathan läutete noch einmal, dann hörte er Schritte und die Tür öffnete sich. Eine alte, runzlige Frau mit kurzen weißen Haaren stand ihm gegenüber und musterte ihn.

"Ja, bitte?" Dabei entblößte sie ihr zahnlückiges Gebiss. Sie grinste und Jonathan musste an das Märchen von Hänsel und Gretel denken. So musste die Hexe wohl die beiden gemustert haben, als sie vor dem Knusperhäuschen gestanden hatten.

Er riss sich vom Anblick des lückigen Gebisses los und stotterte: "Ähm, ich bin Jonathan, der Enkel von Frau Lukas ..." Unbeholfen fuchtelte er mit dem Päckchen herum und zeigte mit der anderen Hand hinter sich auf das Haus.

"Mei, Jonathan!", unterbrach ihn Frau Huber und schlug sich die Hände vor das Gesicht. "Na, dich habe ich aber schon ewig nicht mehr gesehen! Groß bist du geworden!" Sie begutachtete Jonathan von oben bis unten.

Ihm wurde noch unbehaglicher zumute und er trat einen Schritt zurück. Womöglich würde Frau Huber ihn sonst in seine Wangen kneifen. "Ich wollte Ihnen nur schnell etwas bringen. Der Briefträger hat das bei uns abgegeben." Er drückte Frau Huber das Päckchen in die Hand, murmelte schnell einen Gruß und wandte sich um. Er wollte rasch wieder von diesem alten, laut schreienden Klappergestell weg.

Doch dann hörte er Frau Huber rufen: "Sybiiiiilleeeee! Schau mal, wer daaaaa ist!"

Das hatte ihm gerade noch gefehlt. Wie angewurzelt blieb er stehen und drehte sich langsam wieder um. Im dunklen Flur hinter Frau Huber konnte er eine Bewegung erkennen, dann löste sich aus dem Schatten eine Gestalt und Jonathan verschlug es die Sprache. Hinter Frau Huber kam das schönste Geschöpf zum Vorschein, das er je gesehen hatte.

## Erwin

Er war verletzt. Und gekränkt. Und hoffnungslos.

Seine Mutter war sterbenskrank und die Zeit, die blieb, schrumpfte mit jedem Tag, der verging.

Die Woche mit Anna war so schön gewesen. So entspannend. Und dann dieses plötzliche Ende der schönen Vormittage.

Erwin glaubte nicht, dass Stella am Montag wieder arbeiten gehen würde. Er jedoch hatte mit Gabriela noch eine Woche frei. Diese Woche wollte er eigentlich am Vormittag ebenfalls mit seiner Mutter verbringen, doch die Ereignisse hatten den Plan zunichte gemacht.

Ob es die letzten Tage waren, die er mit Anna so unbeschwert verbringen konnte? Ohne Stella und deren eiskalte Anwesenheit?

"Hallo?" Erwin war zuhause angekommen und legte im Vorraum die Schlüssel auf die Ablage in der Garderobe. "Jemand zu Hause?", fragte er lauschend.

Es kam keine Antwort. Er durchquerte den Flur und trat ins großzügig gestaltete Wohnzimmer. Gabrielas Faible für stilvolle Gegenstände stach sofort ins Auge, ebenso das große dunkle Klavier in der Mitte des Raumes.

Gabriela spielte zwar schon seit Jahren nicht mehr, aber sie konnte sich nicht von diesem wertvollen Stück trennen. Vielleicht würde eines Tages eines der Enkelkinder auf dem Klavier die ersten Stücke spielen lernen.

Vom Garten drangen Geräusche zu Erwin. Er ging durch das Wohnzimmer und trat hinaus. Gabriela saß im Schatten der Bäume im Gras und hielt die kleine Marina auf dem Schoß. Sie war mit ihren drei Jahren genauso ein Wildfang wie ihr Bruder, der fröhlich in der Wiese herum tobte.

Gabriela lachte und rollte sich mit Marina im Gras umher. Aurelia saß etwas abseits auf einem Gartenstuhl und beobachtete ihre Kinder. Ein Lächeln umspielte ihre Lippen.

Erwin trat neben sie. "Hallo Schätzchen", sagte er und küsste Aurelia auf die Wange.

"Hallo Papa! Ich hab dich gar nicht gehört!"

"Kein Wunder, so laut wie die herumtollen!", lachte Erwin und betrachtete seine Frau. Sie war kaum wiederzuerkennen. War sie nach außen hin eine unnahbare Geschäftsfrau, so war sie in Wirklichkeit eine liebevolle Mutter und eine sehr liebenswerte Oma. Die Enkelkinder liebten sie heiß und innig und freuten sich immer, wenn Oma neben ihrem zeitaufwändigen Beruf Zeit für sie fand.

"Wie geht es Oma?", fragte Aurelia leise. "Hast du sie nach Hause gebracht?"

Erwin setzte sich neben sie auf den Gartenstuhl. "Ja", sagte er knapp und ein wenig gedankenverloren.

"Wie geht es ihr?"

"Ihr geht es recht gut. Die Schmerzmittel scheinen gut zu wirken."

"Was bekommt sie?"

"Mophiumpflaster."

Aurelia blickte erstaunt. "Ist es schon so ernst?"

Erwin nickte, den Blick immer noch auf Gabriela und die Kinder gerichtet.

"Und man kann keine Chemo machen? Nichts tun, um das aufzuhalten?"

"Es gäbe sicher etwas. Zum Beispiel kann man die Leber verkleinern oder durch ein Medikament das Tumorwachstum bremsen, aber das will sie nicht." Er löste den Blick von dem fröhlichen Bild in der Wiese und blickte geradewegs Aurelia an. "Sie will keine lebensverlängernden Maßnahmen. Sie möchte nur eine schmerzmedikative Behandlung, weil sie das Leid nicht länger hinauszögern will."

Aurelia schwieg betroffen.

Erwin hob hilflos die Arme. "Was soll man da machen, wenn sie das so bestimmt und ihre Tochter das auch noch unterstützt?"

Die Frage blieb unbeantwortet. Die kleine Marina hatte ihren Opa entdeckt und war herbei gestürmt.

"Opa, Opa!", rief sie und warf sich lachend gegen seine Beine. Erwin stand auf, schnappte sich das braunhaarige Mädchen und warf es lachend in die Luft.

"Wie groß ist meine kleine Maus?", rief er.

"So groß!", antwortete Marina jauchzend und warf ihre Arme in die Höhe.

Auch Sebastian kam angelaufen. "Opa! Spielst du später mit mir Fußball?"

Erwin stellte Marina, die immer noch kicherte, auf den Boden und wandte sich dem Jungen zu. "Ja klar, spielen wir, mein Großer!" Er wuschelte ihm durch die zerzausten blonden Haare.

"Aber ich bin doch deine Große", schmollte Marina.

"Ihr seid beide meine Großen, einverstanden?", beschwichtigte Erwin und drückte die Kinder an sich.

Gabriela war hinzugetreten. "Wer mag Eis?", fragte sie und hielt zwei kleine Schokoeis am Stiel in der Hand.

"Ich! Ich!", riefen die Kinder und sprangen auf Gabriela zu.

Wenig später saßen die beiden unter einem Sonnenschirm und schleckten ihr Eis.

Aurelia nahm das Gespräch wieder auf. "Wie war es mit Stella?" Sie wusste um die Streitigkeiten der beiden, hielt sich jedoch raus. Sie konnte nicht verstehen, warum die Geschwister das Geschehene nicht einfach vergessen konnten.

Erwin blickte nachdenklich auf seine Hände. "Wie immer. Sie hat kein Wort mit mir geredet, bis ich sie auf der Terrasse angesprochen habe. Dann ist sie ausgeflippt, hat mich beschimpft und ist davongelaufen."

Gabriela, die hinter ihrem Mann stand, legte ihre Hände auf seine Schultern. "Mach dir keine Gedanken, Schatz, du kannst nicht mehr tun, als für deine Mutter da zu sein. Wenn Stella ein Problem damit hat, dann ist das ihre Sache, oder?"

Erwin nickte und streichelte gedankenverloren über ihre Hand. "Du hast recht. Ich muss mich auf Mutter konzentrieren. Stella ist nebensächlich."

Der Rest des Abends verlief ruhig. Das Thema um Anna und ihre Krankheit wurde nicht mehr angesprochen. Die Kinder waren rasch müde geworden, nachdem sie mit Erwin Fußball gespielt hatten. Aurelia war mit ihnen nach Hause gefahren.

Gabriela und Erwin saßen lange nach Sonnenuntergang noch im Garten. Sie genossen die Ruhe. Es war lau und die Grillen zirpten. Am Firmament konnte man die Sterne hell leuchten sehen. Eine romantische Stimmung, wäre da nicht Stellas letzter Satz gewesen.

"Denkst du, ich soll Mutter wirklich in Frieden lassen?"

Erstaunt sah Gabriela auf. "Wie kommst du darauf?"

"Stella meinte, ich soll sie und Mutter in Ruhe lassen, ich hätte mich sonst auch nicht um sie geschert."

"Ach Schatz, nimm das doch nicht ernst. Du weißt doch, wie Stella ist."

"Aber vielleicht hat sie recht? Vielleicht ist Mutter wirklich besser dran, wenn ich mich nicht einmische?"

Gabriela schwieg und blickte Erwin einfühlsam an.

Er fuhr fort: "Die zwei hatten immer schon einen guten Draht zueinander. Immerhin, wäre Stella nicht gewesen, wer weiß, wie lange Mutter dort im Garten gelegen hätte?"

Es war gerade einmal zwei Wochen her und doch hatte Erwin das Gefühl, als wären inzwischen Monate vergangen. Wie kostbar die Zeit doch plötzlich geworden war.

"Vielleicht geht es Mutter wirklich besser, wenn Stella sich allein um sie kümmern kann, ohne dass ich Unfrieden stifte."

"Aber du stiftest doch nicht Unfrieden!"

"Du hättest Stella heute sehen sollen, als ich im Krankenhaus auftauchte! Mich wundert es, dass sie überhaupt in mein Auto gestiegen ist! Und dann erst bei Mutter zu Hause ..." Erwin brach ab. Noch immer fühlte er sich verletzt und beiseite gestellt. Er hatte doch nur helfen wollen.

## Stella

Selbst um Mitternacht war es noch sehr warm und sie drehte sich auf ihrem Luftbett von einer Seite auf die andere. Das Fenster war weit geöffnet, es wehte jedoch kein Wind, und so stand die Luft schwül im Raum. Die Zimmertür war offen, ebenso die des Schlafzimmers. So konnte sie hören, falls Anna etwas brauchte.

Leise stand Stella auf und schlich sich nach unten. Sie hatte Durst und holte sich ein Glas Wasser. Auf dem Weg zurück nach oben hörte sie Geräusche aus dem Schlafzimmer. Beunruhigt ging sie nachsehen.

Anna wälzte sich, wie Stella zuvor, unruhig im Bett hin und her. Dabei stöhnte sie leise. Stella legte ihre Hand auf die Schulter ihrer Mutter und flüsterte: "Mama, wach auf. Ist ja schon gut. Schscht."

Anna öffnete die Augen. "Stella", flüsterte sie mit heiserer Stimme und sah gehetzt umher.

"Ich bin ja da! Schscht", machte Stella und nahm ihre Mutter in den Arm. Anna entspannte sich ein wenig.

"Ich ... mein Bauch ... er ... es fühlt sich an, als wäre ein Stein in mir", brachte Anna hervor und versuchte, ruhig zu atmen.

"Hast du Schmerzen? Tut es recht weh?"

Anna nickte gequält und schloss die Augen.

Stella versuchte, sich an die Anweisungen von Dr. Becker zu erinnern. Was sollte sie tun, wenn Anna trotz der Tagesdosen, die sie bekam, Schmerzen hatte? Im Kopf ging sie die Liste mit den Medikamenten durch. Sie versuchte ruhig zu bleiben und sich zu konzentrieren. Dr. Becker hatte ihr eingeschärft, nie die Nerven zu verlieren. Das würde Anna in ihrer Situation nur beunruhigen.

Es dauerte zwei Stunden, bis Anna wieder ruhig eingeschlafen war. Der Morgen graute bereits, als auch Stella endlich einschlief, doch die Ruhe währte nicht lange.

"Stella! Stella!"

Stella riss die Augen auf, sah sich kurz verwirrt um und sprang auf. Barfuß lief sie zu Anna ins Schlafzimmer. Mit einem Blick erfasste sie die Situation. Anna lag halb im

Bett, mit dem Oberkörper hing sie halb über die Bettkante. Würgend erbrach sie sich auf den Boden und holte zwischendurch verzweifelt Luft.

Stella schnappte sich Annas Morgenmantel, der auf einer Stuhllehne hing, und warf ihn neben dem Bett auf den Boden. Sie kniete sich hinter Anna und hielt sie von hinten umklammert. Beruhigend sprach sie auf sie ein, bis das Würgen nachließ. Atemlos ließ sich Anna zurücksinken.

"Geht es wieder?"

Anna nickte. Ihr Gesicht war kalkweiß und kleine Schweißperlen standen auf der Stirn. "Mir ist so schlecht", flüsterte sie, die Augen erschöpft geschlossen.

"Noch immer?", fragte Stella.

Anna nickte wieder. Das Sprechen fiel ihr sichtlich schwer.

"Ich lass dich jetzt los, in Ordnung?" Langsam ließ Stella ihre Mutter ins Kissen gleiten. Sie holte einen Waschlappen und wischte Annas Gesicht und Mund ab.

Anna öffnete kurz die Augen. "Ich hab so Durst."

Stella holte Ingwertee und Wasser, dann machte sie sich daran, den Boden sauber zu machen. Zum Glück lag neben dem Bett ein kleiner Teppich, so war das Gröbste rasch beseitigt und in die Waschmaschine geworfen.

Nachdem Stella das Fenster weit geöffnet, frischen Lavendel vom Garten geholt und neben das Bett in eine Vase gestellt hatte, setzte sie sich zu Anna. "Geht es wieder?"

Lavendelduft erfüllte den Raum und Anna atmete dankbar tief ein. "Ja, danke." Sie klang immer noch erschöpft. "Heute bist du gar nicht viel zum Schlafen gekommen, hm?"

"Ach was, Mama, Schlaf wird sowieso überbewertet", winkte Stella ab. "Hauptsache dir geht es wieder besser." Verstohlen wischte sie sich über die Augen. "Ich mach mich schnell frisch, denkst du, ich kann dich alleine lassen?"

"Geh nur. Ich werde noch ein wenig liegen bleiben", antwortete Anna und schloss wieder die Augen.

Der Vormittag verlief ruhig. Anna stand mittags auf und fühlte sich wieder recht fit. Sie aß etwas und setzte sich unter den Nussbaum in den Garten. Stella räumte die Küche auf und holte die nasse Wäsche aus der Maschine im Keller. Mit dem großen Wäschekorb in der einen und den Wäscheklammern in der anderen Hand betrat sie die Terrasse.

Es war ein friedliches Bild, Anna so ruhig und entspannt unter dem Baum sitzen zu sehen. Ein Lächeln huschte über Stellas Gesicht. Sie war froh, dass es ihrer Mutter sichtlich besser ging, und hoffte, dass der Moment lange andauernd würde.

Sie hängte die Wäsche am Ende des Gartens neben der alten Schaukel an zwei langen Wäscheleinen auf. Als sie fertig war, drehte sie sich um und erstarrte. Anna war weg.

Panisch lief Stella zurück zum Haus. War Anna hineingegangen, weil ihr wieder übel war? Stella gingen tausend Gedanken durch den Kopf, während sie nach Anna rief. Die Küche war leer. Stella rief noch einmal, doch es kam keine Antwort. Schnell lief sie die Treppe hoch, jeden Moment damit rechnend, Anna irgendwo liegen zu sehen.

Die Schlafzimmertüre war verschlossen und ehe Stella sie öffnete, hörte sie Stimmen. Verwundert blieb sie stehen.

"... ich denke, es ist so das beste. Für dich und für ... für uns alle."

Sie öffnete die Tür einen Spalt breit, warf einen Blick in das Schlafzimmer und sah Anna auf dem Bett sitzen. Sie wirkte unversehrt. Stella atmete erleichtert aus. Vor Anna hockte Erwin und sprach auf sie ein.

Wütend stieß Stella die Tür ganz auf und stürmte in das Schlafzimmer. Erwin sprang auf und wich einen Schritt zurück.

"Was soll das?", polterte Stella los. "Mir so einen Schrecken einzujagen! Alles in Ordnung, Mama?" Sie sah Anna an.

Erwin hob beschwichtigend die Hände. "Ich wollte doch nur kurz mit Mutter reden."

"Stella, Schätzchen, er ..."

Doch Stella ignorierte den Einwand. "Was fällt dir ein, einfach so hier aufzutauchen?", schrie Stella unbeirrt zu Erwin weiter.

"Aber ich ..." Erwin hatte keine Chance zu sprechen.

"Geh!" Stella wies zur Türe. "Geh! Und wehe du hast

wieder einmal vor, Mama einfach ohne Vorwarnung von mir wegzuholen!"

Erwin schwieg und starrte Stella an. Dann warf er einen Blick auf Anna und ging. Er sagte kein Wort mehr.

Als Stella sein Auto wegfahren hörte, entspannte sie sich wieder. Sie fühlte Annas Blick, die sie in den letzten Minuten unentwegt angestarrt hatte. Sie konnte den Blick nicht recht deuten. War er vorwurfsvoll? Erleichtert? Enttäuscht?

"Musste das sein, Stella?" Vorwurfsvoll.

"Hast du eine Ahnung, was für einen Schrecken ich gekriegt habe? Ich dachte, dir ist wieder schlecht oder liegst vor Schmerzen gekrümmt im Haus! Was soll das?" Stella war immer noch aufgebracht. Die Sorge und Angst saßen ihr tief in den Gliedern.

## Anna

Sie konnte Stellas Wutausbruch nicht nachvollziehen. Warum musste ihre Tochter auf Erwin nur so allergisch reagieren?

Energisch sah sie Stella an. "Kannst du mich bitte einmal erklären lassen?"

Stella verstummte. Sie wirkte überrascht über den ernsten Gesichtsausdruck.

"Erwin hat an der Tür geläutet, und da du beschäftigt warst, habe ich geöffnet. Er wollte mit mir reden, und ich hab ihn nach oben gebeten."

Stella öffnete den Mund um etwas zu sagen.

Anna hob gebieterisch ihren knochigen Finger. "Scht, lass mich ausreden! Ich weiß, dass ich sehr, sehr krank bin, und das wisst ihr alle auch. Es ist nicht leicht, weder für euch, noch für mich. Aber das Letzte, was ich jetzt brauchen kann, sind eure Streitigkeiten! Ich habe dich und Erwin gestern im Garten gehört und auch jetzt spüre ich deinen Unmut über Erwin mehr als deutlich."

Stella blickte betroffen auf ihre Hände, die nervös in ihrem Schoß lagen. Sie hatte sich neben Anna aufs Bett gesetzt.

"Ich verlange nicht, dass du und Erwin sofort alles vergesst und wieder gut seid, das steht mir nicht zu und wird auch nicht möglich sein. Zu tief ist dein Kummer über Papa, und zu groß die Schuld, die du Erwin dafür gibst. Aber bitte, bitte!, versucht mir zuliebe wenigstens den Streit kurz beiseite zu schieben und wenigstens halbwegs friedlich zu sein!" Flehentlich blickte sie Stella an. "Wenigstens solange ich noch lebe", fügte sie leiser hinzu.

Stella fiel ihrer Mutter um den Hals. "Ach, Mama, sag doch so etwas nicht." Tränen flossen über ihre Wangen.

"Bitte, Stella, tu es für mich", flüsterte Anna und drückte sie fest an sich. Dann nahm sie Stellas Schultern und blickte ihr tief in die Augen. "Du weißt, dass ich Erwin verziehen habe. Er ist seinen Weg gegangen und ich habe es akzeptiert. Dafür, dass euer Vater ein Magengeschwür hatte und starb, kann er nichts. Vielleicht schaffst du es irgendwann, ihm zu verzeihen, vielleicht aber auch nicht. Lass wenigstens den Groll in dir nicht die Herrschaft über dein Gemüt haben. Du tust dir damit selbst keinen Gefallen. Und jetzt geh, ich möchte mich hinlegen." Abrupt beendete Anna das Gespräch und Stella stand verwirrt auf.

Leise lauschte Anna den Schritten ihrer Tochter, die langsam nach unten ging. Sie war sich sicher, dass Stella über das Gesagte nachdenken würde. Ob es Früchte trug, stand in den Sternen. Anna konnte nicht mehr tun, als nach und nach den Samen zu streuen, um nach ihrem Ableben eine glückliche Familie zurück zu lassen.

Ihr war seit der Diagnose bewusst, dass sie nicht mehr viel Zeit hatte. Im Gegensatz zu Erwin war Anna dankbar, dass Dr. Werneck und auch Dr. Becker so ehrlich zu ihr waren. Sie hätte es nicht ertragen, wenn sie angelogen worden wäre. Was würde es bringen, wenn jeder ihr eine mögliche Heilung vorgaukelte, sie aber stattdessen keine Zeit hatte, Dinge zu erledigen? Ihr war lieber, alles geordnet zurück zu lassen, und dazu gehörte auch der Friede und die Liebe innerhalb ihrer Familie.

Anna griff zu ihrem Nachtkästchen und öffnete die oberste Schublade. Ein kleines, in Leder gebundenes Buch kam zum Vorschein. Es war schon alt und das Leder abgegriffen. Es war ein Vermächtnis ihres Mannes und Anna führte das weiter, was Johann begonnen hatte.

Langsam öffnete sie die erste Seite. "So soll es sein"

stand in gut leserlicher, aber etwas verblasster Handschrift auf dem vergilbten Papier. Anna blätterte um. Oben rechts stand ein Datum. "25. Dezember 1950." Ein Tag nach Weihnachten.

Johann hatte dieses Büchlein von seinen Eltern bekommen. Sein Vater hatte ihm dazu eine Geschichte erzählt: "Bub, ich sag dir was: Als ich ein Kind war, hat mein Vater, also dein Großvater, gesagt, dass ich mir alles wünschen kann, was ich will, es wird dann so geschehen. Ich müsse nur den Wunsch als Tatsache formulieren und meine Gedanken mit Bedacht wählen. Und ich sage dir, es stimmt. Ich habe mir eine gute Frau gewünscht, und ich habe deine Mutter. Ich wollte glücklich sein, und das bin ich. Ich wollte gesunde Kinder haben, und auch das ist so geschehen. Versuche es, und du wirst sehen, wie stark unsere Wünsche sein können, wenn man sie richtig festhält. Deshalb gebe ich dir dieses Buch. Achte darauf."

Johann hatte von nun an fortwährend in seinem Leben seine Wünsche in dieses Buch eingetragen. Von Zeit zu Zeit hatte er dann die Seiten geblättert und die erfüllten Wünsche abgehakt. Oft waren es Kleinigkeiten gewesen. Kleine, vorsichtig formulierte Wünsche, die dann in Erfüllung gingen, wie zum Beispiel ein Fußball, der in einem Straßengraben lag, den sich Johann eine Woche zuvor gewünscht hatte.

Anna lächelte, als sie die kleinen Häkchen neben den Wünschen sah. Den Vater als Vorbild genommen, hatte Johann zuerst die gleichen Wünsche formuliert wie er. Er wünschte sich eine liebevolle Frau, wollte eine glückliche Ehe und gesunde Kinder bekommen. Naja, fast war es so eingetreten. Valerie war zwar gestorben, aber dafür hatten sie Stella, den kleinen Stern, bemerkte Anna.

Nach Johanns Tod hatte Anna seine Wunschliste bearbeitet. Einige Häkchen waren dazu gekommen, andere Wünsche blieben offen, doch für Anna war es in Ordnung. Sie wusste, er hatte in seinem Leben viel erreicht, mehr Zeit war ihm nicht vergönnt gewesen. Ein eigener Porsche wäre zudem zu viel des Guten gewesen. Sie lächelte.

Anna nahm einen Stift und blätterte vor auf die erste unbeschriebene Seite. Wort für Wort begann sie, ihre Wünsche niederzuschreiben und hoffte, dass die Zeit noch reichen würde.

*Der Wind rauschte durch die Blätter des Nussbaumes. Intensive Düfte wehten zu ihr und blieben an ihr haften. Sie saß auf der Bank und starrte geradeaus auf die Hecke. Sie wirkte dicht und unüberwindbar, wäre da nicht dieses kleine Loch gewesen.*

*Nun, da sie um dieses Loch wusste, fühlte sie eine Unruhe in ihr. Sollte sie es verschließen? Was, wenn eines der Urenkel das Loch fand und hindurchschlüpfte? Und dann geradewegs in den Bach hineinfiel?*

*Doch wenn sie es verschloss, dann konnte der Junge nicht herein. Justus. Er war ausgesperrt und sie würde nicht mehr mit ihm sprechen können.*

*Unschlüssig saß sie unter dem Baum. Sie knetete ihre Finger und starrte immer noch auf die Hecke. Neben ihr regte es sich.*

*Sie drehte den Kopf.*

*"Ist es in Ordnung, wenn ich hereinkomme?"*

*Der blonde Junge mit den blauen Augen stand neben ihr. Er war barfuß, mit einer kurzen Hose und einem hellbraunen, fleckigen Hemd bekleidet. In den Haaren hingen ein paar Blätter und kleine Zweige.*

*Sie starrte den Jungen an. "Justus", flüsterte sie. "Du bist es wirklich." Sie schlug die Hände vor den Mund.*

*"Aber klar bin ich es! Was dachtest du denn, Schwesterchen?"*

*"Aber ... wieso ..."*

*"Wieso ich hier bin?" Er lächelte verschmitzt und unschuldig.*

*Sie nickte.*

*"Na, weil ich da durch bin." Er wies auf das Loch im Zaun.*

*"Nein, ich meine ..." Sie atmete tief durch. "Wie kommt es, dass ich von dir träume? Warum jetzt, nach so vielen Jahren?"*

*Er zuckte die Schultern. "Vielleicht, weil du erst jetzt bereit bist."*

*"Bereit wofür?"*

*"Na, für mich, du Dummerchen!"*

*Und dann lachte er sein lautes, fröhliches Lachen, das den ganzen Garten in Schwingungen zu versetzen schien.*

## Aurelia

Eine Woche später.

"Nun kommt schon. Beeilt euch."

"Nein, nein, NEIN!" Sebastian stampfte trotzig mit dem Fuß auf.

"Immer das gleiche Theater", murmelte Aurelia und stand wieder einmal mit den Schuhen in der Hand im Flur.

"Papa soll Schuhe anziehen!", schrie auch Marina kräftig mit.

"Papa ist aber nicht da", erklärte Aurelia, wohl zum hundertsten Mal.

"Dann nicht wegfahren", kreischte Marina und verschränkte ihre kurzen Ärmchen.

"In Ordnung, dann fahre ich eben allein zu Uromi." Aurelia war im Begriff die Autoschlüssel zu nehmen und zur Türe zu gehen.

"Nein, Mama!", rief Marina.

"Warte!", überlegte es sich auch Sebastian. "Wir wollen mitfahren!"

Aurelia seufzte erleichtert und half Marina in die Schuhe.

Ohne weiteres Gezeter ließen sich die Kinder ins Auto verfrachten und anschnallen. Aurelia hatte Stella Bescheid gegeben, dass sie kommen würden. Christopher musste wieder einmal arbeiten. Die Hitze war immer noch drückend und die Zahl der Einsätze hoch.

Nach kurzer Fahrzeit im angenehm klimatisierten Auto erreichte sie das Haus ihrer Oma und parkte in der Einfahrt. Ihr Blick wanderte über die Fassade mit ihren weißen Fenstern und den Efeuranken neben der Haustüre.

Seit Aurelia denken konnte, sah das Haus schon so aus. Es war hübsch und schlicht, aber mittlerweile in die Jahre gekommen. Trotz ihres Alters hatte Anna sich immer bemüht, das Haus gut aussehen zu lassen und in Schuss zu halten, auch wenn die Handgriffe beschwerlicher und der Rücken geplagter geworden waren. Vor allem in den letzten Jahren war ihr dies schon sehr schwer gefallen, wusste Aurelia. Der Großvater, der Mann im Haus, war eine große Hilfe zu Hause gewesen.

Als Johann starb, war Aurelia erst dreizehn Jahre alt gewesen. Alt genug, um zu wissen, dass zuvor etwas zwischen ihrem Vater und ihren Großeltern vorgefallen war. Der Kontakt war in den zwei Jahren vor Opas Tod fast weg gewesen. Hin und wieder hatte Aurelia ihren Vater allerdings überreden können, dass sie ihre Oma besuchen durfte. Anna hatte ihren Groll nie an dem Mädchen ausgelassen, da sie ja am wenigsten dafür konnte. Dafür war ihr Aurelia dankbar.

"Hallo Oma! Hy Tantchen!", rief Aurelia, als sie mit den Kindern im Schlepptau das Haus betrat.

Im Flur war es ruhig. Sie rief noch einmal.

Stella kam die Treppe herunter. Sie sah erschöpft aus

und strich sich die blonden Locken hinter die Ohren. "Oh, hallo! Ich hab euch gar nicht gehört." Sie küsste Aurelia auf die Wange.

"Du siehst müde aus. Alles in Ordnung?"

Stella blickte die Treppe hinauf und schüttelte den Kopf. "Ihr geht es wieder schlechter, aber im Moment schläft sie. Kommt rein in die Küche."

Stella und Aurelia machten sich Kaffee, die Kinder liefen nach draußen in den Garten.

"Seit wann geht es ihr schlechter?"

"Diese Woche ging es eigentlich recht gut. Hin und wieder hatte sie Schmerzattacken, aber die wurden rasch besser, wenn ich ihr ein Schmerzmittel gab. Aber seit gestern schläft sie recht viel. Und übel ist ihr auch fast ständig."

"Du Arme. Schaffst du das alleine?" Mitfühlend strich Aurelia ihrer Tante über den Arm.

"Irgendwie geht es schon. Ich bin eh ständig in Kontakt mit unserem Hausarzt Dr. Schreiber. Jonathan kommt ja auch jeden Tag vorbei und hilft uns, wenn wir was brauchen. Ich hätte nie gedacht, dass der Junge so handzahm wird." Sie lächelte.

"Wieso holst du dir denn keine Hilfe? Hast du nicht dieses Prospekt bekommen? Wie hieß das doch gleich?"

"Du meinst die Hospizbewegung?"

Aurelia nickte.

Stella winkte ab. "Ach, es geht schon. Mein Chef ist zwar alles andere als erfreut, aber er meinte, bis September gibt er mir noch frei. Solange die Ferien sind, sind eh weniger Kinder in der Gruppe. Das schaffen die schon ohne mich."

"Und dann?"

Stella blickte hoch und sah Aurelia mit traurigen Augen an. "Ich weiß es nicht", flüsterte sie. "Soweit habe ich noch nicht gedacht."

Aurelia wechselte das Thema. "Hat sich Papa schon mal gemeldet?"

Stella versteifte sich merklich und ihr Gesichtsausdruck verfinsterte sich. "Nein, warum?"

"Ach, ich dachte nur ..."

"Was?", fauchte Stella.

Aurelia zuckte zurück, gab sich aber einen Ruck. "Ihr sprecht jetzt schon fast eine Woche nicht mehr miteinander, denkst du nicht, dass Papa einmal wissen möchte, wie es Oma geht? Findest du das fair?"

"Fängst du jetzt auch damit an? Mama redet mir ins Gewissen, Jonathan lässt immer wieder spitze Bemerkungen fallen - denkst du, das ist lustig?"

"Ich mein es ja nur gut", rechtfertigte sich Aurelia und hob beschwichtigend die Hände.

"Jeder nimmt Erwin in Schutz und ich bin die Böse. Ich habe das schon so satt!" Wütend schob Stella ihre Tasse von sich. Etwas Kaffee schwappte über auf den Tisch und hinterließ einen dunkelbraunen See.

Aurelia stand auf, um einen Lappen zu holen. "Du bist doch nicht die Böse! Wer sagt denn so etwas?" Sie wischte den Fleck weg.

"Ich bin doch nicht blöd! Ich weiß doch, was ihr denkt! 'Die egoistische Stella'", äffte sie.

"Stopp! Was soll das?", unterbrach Aurelia und hob die Hand. "Du bist doch sonst nicht so. Was ist wirklich los?"

Stella blickte überrascht auf.

"Was ist los?", fragte Aurelia noch einmal sanfter.

Stellas Augen füllten sich mit Tränen.

Aurelia nahm sie in den Arm. "Ist ja schon gut. Komm schon, sag mir, was los ist"

Stella schluchzte. "Es ist einfach alles zu viel für mich." Wie ein kleines Kind klammerte sie sich an Aurelia fest. "Ich ... ich kann nicht mehr. Ich schaffe das nicht alleine."

Aurelia streichelte Stellas Rücken. "Du musst es ja nicht alleine schaffen. Wieso nimmst du denn keine Hilfe an?"

"Ich kann es mir nicht leisten", gab Stella schluchzend zu und schnäuzte sich geräuschvoll. "Meine Geldreserven sind bald aufgebraucht, der unbezahlte Urlaub frisst mich von hinten auf und vor mir liegt eine schwerkranke Mutter, die immer öfter immer mehr Schmerzen hat und zeitweise verwirrt wirkt."

"Aber, wieso sagst du denn nichts? Oma gibt dir doch bestimmt Geld! Daran soll es doch nicht scheitern!"

Stella winkte ab. "Sie hat mit der Krankheit genug zu tun. Da will ich sie nicht auch noch mit Geld nerven."

"Du nervst doch nicht! Jeder sieht, dass du dein Bestes gibst. Wir müssen zusammenhalten! Was meinst du, Tantchen?" Aurelia lächelte aufmunternd. "Und jetzt gehst du raus und spielst mit Sebastian und Marina. Die freuen sich, dich zu sehen. Lenk' dich ein bisschen ab! Ich gehe nach oben und sehe nach Oma, einverstanden?"

Stella nickte dankbar, wusch sich das Gesicht mit kaltem Wasser und ging nach draußen. Aurelia sah ihr nach. Fürs erste war die Situation wieder unter Kontrolle.

Im Schlafzimmer war es ruhig. Anna lag in ihrem Bett und schlief. Aurelia setzte sich auf einen Stuhl und sah sie an. Vom Garten erklangen die Stimmen und das Lachen der Kinder nach oben. Die Sonne schien und der Wind wehte sachte die frischen Düfte des Gartens in den Raum.

## Anna

*Es roch so gut. So frisch und lebendig. Sie atmete tief ein. Sie hatte lange über die Träume nachgedacht und versucht, den Grund dafür zu erfahren. Warum träumte sie so lebendig? Warum träumte sie von Justus? Warum gerade jetzt? War die Krankheit schuld daran?*

*Und noch etwas war ihr aufgefallen: Sie träumte häufiger, und auch länger. Hatte das eine Bedeutung?*

*"An was denkst du?", fragte eine kindliche Stimme neben ihr.*

*Sie blickte auf.*

*"Du schaust so ernst", stellte Justus ungerührt fest. Ein sanftes Lächeln umspielte seine Lippen. Seine Augen wirkten erfahren und weise. An der rechten Wange kam ein leichtes Grübchen zum Vorschein.*

*Ach, wie sie ihn immer um dieses süße, spitzbübische Grübchen beneidet hatte!*

*Sie lächelte. "Sieht es so besser aus?"*

*"Ein bisschen." Justus lächelte ebenfalls.*

*Minutenlang sahen sie sich schweigend an. Oder waren es Sekunden? Sie hatte jegliches Zeitgefühl verloren.*

*"Warum bist du hier?", fragte sie schließlich zögerlich.*

*Justus zuckte mit den Schultern und legte den Kopf leicht schräg. Mit wachen blauen Augen sah er sie an. "Weil du mich hereingelassen hast", erwiderte er. "Schon vergessen?" Er tippte ihr grinsend auf die Stirn und ließ sich neben sie auf die Bank gleiten.*

*"Wo warst du in all den Jahren?"*

*"Da draußen", antwortete er unbekümmert und deutete mit dem Finger zur Hecke.*

*Sie sah ihn erstaunt an. "Warum jetzt? Warum kommst du gerade jetzt?", flüsterte sie.*

*"Weil du mich brauchst, Schwesterchen. Du brauchst mich ganz viel", flüsterte Justus zurück und drückte sich an ihren Körper.*

Sie spürte Justus' Hände an ihrem Leib, wie er sich an sie drückte, so wie früher, wenn sie abends in einem Bett lagen, das sie sich teilen mussten. Sie wollte nach seinen Händen greifen, doch sie waren weg. "Justus!", rief sie und blickte erschrocken um sich.

"Schon gut, Oma! Alles in Ordnung!"

"Aurelia! Was machst du denn hier?" Noch immer verwirrt sah sich Anna um. Anstatt des Gartens umgaben sie die weißen Wände des Schlafzimmers.

Aurelia kam zu Anna ans Bett. "Ich wollte dich besuchen kommen. Wie geht es dir?"

Nur langsam fand Anna zurück in die Wirklichkeit. "Ich muss wohl geträumt haben." Sie fuhr sich mit den Händen über das Gesicht.

"Tut dir etwas weh?"

Anna fühlte in sich hinein. "Nein", sagte sie schließlich.

"Hast du Hunger?"

Anna schüttelte den Kopf. "Nein. Aber ich möchte aufstehen. Hilfst du mir?"

Aurelia half Anna, sich zu waschen und anzuziehen. Gemeinsam gingen sie nach unten.

Während Aurelia frischen Tee aufsetzte, ging Anna zur Terrassentüre und blickte hinaus. Am Ende des Gartens sah sie Stella, die Marina auf der Schaukel leicht anschubste und nebenbei mit Sebastian redete und lachte. Es war schön zu sehen, dass Stella sich ein wenig ablenken konnte.

"Gute Idee, dass du mit den Kindern gekommen bist", sagte Anna und setzte sich an den Tisch.

Aurelia stellte den Tee vor ihr hin. "Ich dachte, euch würde es ganz gut tun, einmal ein bisschen kindlichen Wirbel um euch zu haben." Sie zwinkerte ihrer Oma zu.

Anna nickte lächelnd und trank einen Schluck.

"Und, wie geht es dir so?", fragte Aurelia.

Anna blickte ihre Enkeltochter ernst an. "Ist das eine höfliche Frage oder willst du es wirklich wissen?"

"Ich will es wirklich wissen", antwortete Aurelia. Sie klang aufrichtig. "Stella sagt nicht recht viel, und Papa verzweifelt fast, weil er nichts erfährt."

Anna seufzte und blickte auf ihre Hände, die die Tasse umklammert hielten. "Es wird immer schlimmer", sagte sie schließlich. Sie deutete auf ihren Bauch. "Hier wird es immer fester. Manchmal bekomme ich nur schwer Luft, mit jedem Tag mehr engt es meinen Brustkorb ein, als ob jemand sich mit voller Kraft drauf abstützt." Sie schwieg. "Und dann lässt plötzlich wieder alles nach. Ich fühle mich gut und denke: Alles halb so schlimm. Und dann kommt es wenig später mit voller Wucht zurück." Tränen blitzten in ihren Augen.

Aurelia saß stumm gegenüber und blickte sie hilflos an.

"Keiner kann sich vorstellen, wie das ist, wenn einem der eigene Körper auffrisst. Und Stella?" Sie blickte durch das Fenster in den Garten. "Stella vergeht fast mit mir!" Schluchzend schlug Anna eine Hand vor den Mund. Ihr Blick war traurig und verzweifelt. "Aurelia, du musst etwas tun!" Flehentlich sah sie ihre Enkeltochter an.

"Was soll ich denn tun?", fragte Aurelia leise und fühlte sich dabei so unglaublich hilflos. Auch sie hatte Tränen in den Augen.

Anna nahm Aurelias Hände in die ihren und sah sie eindringlich an. "Stella braucht Hilfe. Ich brauche Hilfe. Tu was! Bitte!" Es fiel ihr schwer, das zu sagen, doch sie wusste, so konnte es nicht weitergehen. Die Übelkeit, die Schmerzen - all das belasteten sie und auch Stella.

## Jonathan

Bemüht elegant lenkte er sein Fahrzeug in die Auffahrt seiner Oma. Er versuchte möglichst cool auszusehen - das Fenster war geöffnet und lässig hing ein Arm bei der Tür raus. Das tat er nun schon seit einigen Tagen, denn er hoffte auf eine ganz besondere Begegnung.

Seit er Sybille im Haus von Frau Huber gesehen hatte, ging sie ihm nicht mehr aus dem Kopf. Vorbei die Zeiten, wo er von Sybille-Brille genervt war. Vorbei die Zeiten, wo er sich vor ihr versteckt hatte. Angebrochen die Zeit, in der er täglich betont cool vor das Haus fährt, in der Hoffnung, Sybille würde ihn durch das Fenster von Frau Huber beobachten. Vielleicht würde sie dann so beeindruckt von ihm sein, dass sie sogar herauskommt!

Vorsichtig lugte er über die Schulter, während er das Auto abstellte. Regte sich dort drüben was? Fehlanzeige. Das Nachbarhaus war ruhig und schien verlassen.

Jonathan nahm die Sonnenbrille - die zwar überaus stylisch aussah, jedoch so dunkel war, dass er fast nichts sah - ab und holte die Einkaufstasche aus dem Auto.

Im Haus war es dunkel und kühl. Die Tür zur Küche war geschlossen, weshalb kaum Licht in den Flur fiel.

In der Küche saßen Stella und Anna am Tisch. Sie unterhielten sich leise und lachten. Jonathan war froh, seine Oma hier sitzen zu sehen. Es war für ihn immer sehr beklemmend, wenn er da war und Oma gerade Schmerzen hatte und bettlägerig war. Er wusste dann nie, was er tun sollte, um Stella möglichst wenig im Weg zu stehen, während sie alles tat, um den Schmerzanfall in den Griff zu bekommen.

"Hy Mum, hy Oma!", rief Jonathan fröhlich.

Er stellte den Einkauf auf die Küchenzeile. Stella erhob sich und begann, die Lebensmittel wegzuräumen.

"Alles klar?", fragte Jonathan cool.

Anna nickte lächelnd.

Sie sah gut aus, bemerkte Jonathan erleichtert. Die rote Bluse, die sie trug, verlieh ihr Farbe und machte sie gleich weniger zerbrechlich. Wie lange die gute Phase wohl wieder andauern würde?

Seit er fast täglich hierher kam, hatte er das Auf und Ab um Annas Krankheit mitbekommen. Einmal ging es ihr besser, im nächsten Moment hatte sie Schmerzen und dann wieder schlief sie stundenlang, um wieder fröhlich und erholt zu erwachen. Wenn Jonathan zur Tür hereinkam, war es für ihn immer wie beim russischen Roulette. Hatte er wieder einen guten Zeitpunkt erwischt, oder kam er genau zu so einer schlechten Phase? Heute hatte er wieder Glück.

"Schaust ja fast wieder normal aus", sagte er trocken und überspielte gekonnt sein inneres Gefühlschaos.

"Jonathan!", fuhr Stella ihn erschrocken an.

"Was?" Er hob entschuldigend die Hände. "Ich sag ja nur."

Anna lachte. "Ach, lass ihn, Stella. Wo er recht hat, hat er recht. Mir geht es heute tatsächlich besser."

"Mum, wie sieht's aus, soll ich mal dein Auto waschen?"

Stella blickte ihren Sohn entgeistert an. "Bist du krank? Fehlt dir etwas?"

"Nein, ich dachte nur, weil du hier immer so viel zu tun hast und dein Auto schon ganz eingestaubt ist ..."

Stella beäugte ihn misstrauisch.

"Keine Angst, ich hab auch nichts angestellt!" Unschuldig hob er die Hände und grinste von einem Ohr zum anderen.

Mit bloßem Oberkörper und nur mit lockeren Jeans bekleidet, die durch einen breiten schwarzen Gürtel an der Hüfte gehalten wurden, schleppte Jonathan einen großen Kübel Wasser nach draußen. Er hatte vorhin in der Küche ein Auto zu Frau Huber fahren gehört und die zündende Idee, das Auto seiner Mutter zu waschen. Den wahren Grund sagte er ihr lieber nicht. Und er hoffte auch, dass sie es nie erfahren würde. Sie würde ihn wohl sonst auslachen.

Er pfiff fröhlich, während er den schäumenden Schwamm über das Auto gleiten ließ. Möglichst cool und lässig und gleichzeitig anmutig versuchte er den gröbsten Schmutz zu entfernen, was anstrengender war, als er gedacht hatte.

Wann hatte er zuletzt ein Auto eigenhändig gewaschen? Noch nie? Er wusste es nicht. Beim nächsten Mal würde er aber wieder in die Waschanlage fahren, beschloss er. Das war weniger anstrengend.

"Räkeln sich nicht normalerweise die Mädchen leicht

bekleidet beim Autowaschen oder neuerdings auch die Jungs?"

Jonathan fuhr erschrocken herum.

Sybille lachte.

Damit hatte er nicht gerechnet.

"Ähh, hy!", sagte er stotternd. Seit wann stotterte er? Jonathan verfluchte sich innerlich. "Heißer Tag, oder?" Was war das für eine Frage? Er biss sich auf die Zunge, um nicht noch mehr Unsinn von sich zu geben.

"Mhm", macht Sybille nur und nickte grinsend. Sie stand mit einem kurzen Rock und Tanktop bekleidet auf der anderen Straßenseite. Die Haare, die in roten Locken über die Schulter fielen, trug sie offen, nur die dunkle Sonnenbrille auf dem Kopf hielten die widerspenstigen Strähnen aus dem Gesicht. Jonathan war fasziniert von ihrem Aussehen.

"Lang' nicht mehr gesehen", bemerkt Sybille.

Nun war es an Jonathan zu nicken und mit "Mhm" zu antworten. Der Schwamm in seiner Hand tropfte unaufhörlich auf den Boden. Er warf ihn in den Kübel.

"Wie geht's dir so?" Jonathan ging einen Schritt zur Straße. So standen sie sich gegenüber, ein jeder auf seiner Straßenseite, den anderen unauffällig musternd.

"Ganz gut. Und dir?"

"Auch ganz gut." Jonathan schwieg unsicher.

"Warst ja das letzte Mal ganz schön schnell weg." Sybille grinste von einem Ohr zum anderen.

Jonathan blickte unsicher zu Boden. Peinlich berührt

dachte er an die Szene mit Frau Huber zurück. Als er vor einer Woche Sybille zur Haustür kommen gesehen hatte, war er fluchtartig zu Annas Haus zurückgegangen, beinahe schon gelaufen.

"Ich musste noch ... ich war ..." Er gestikulierte mit den Händen und brach schließlich ab.

Sybille ignorierte Jonathans hilflosen Versuch, Worte wie sinnvolle Sätze klingen zu lassen. "Wie geht es deiner Großmutter?", fragte sie stattdessen und deutete mit dem Kinn zum Haus hinter Jonathan.

Er zuckte mit den Schultern. "Einmal besser, einmal schlechter."

"Find' ich toll, dass sich deine Mutter so um sie kümmert."

"Mhm."

Betretenes Schweigen machte sich breit. Fieberhaft überlegte Jonathan, was er zu Sybille sagen könnte, doch sein Kopf war wie leergefegt. Er schwieg.

"Und du? Was machst du so?"

"Ich?" Jonathan blickte auf.

"Ja, du! Oder ist hier noch jemand?" Sybille lachte neckisch und sah sich um.

"Äh, ich ... ich ..." Was sollte er sagen? Dass er arbeitslos war und seit zwei Jahren nur fad herumhing?

Zum ersten Mal in seinem Leben war es Jonathan peinlich, dass er es bisher zu nichts gebracht hatte.

"Mal dies, mal das", antwortete er schließlich ausweichend und zuckte wieder mit den Schultern. "Ich hab gehört, du arbeitest als Grafikerin?", versuchte er von sich abzulenken.

"Ja, bei der Städtischen Rundschau. Ist aber nichts Großes." Sie winkte bescheiden ab. "Nächstes Jahr habe ich Lehrabschlussprüfung, dann habe ich die Ausbildung geschafft."

"Arbeitest du gerne dort?" Jonathans Interesse war geweckt. Grafiker zu sein hörte sich cool an. Sybille war bestimmt eine ganz tolle Grafikerin, dachte er beeindruckt.

"Ja, eigentlich schon. Irgendwann will ich aber bei einer richtig großen Agentur arbeiten. Vielleicht im Ausland, das wäre toll!" Sybille blickte Jonathan begeistert an. Ihre grünen Augen blitzten und funkelten und Jonathan konnte ihr ihre Begeisterung für ihren Beruf richtig ansehen.

In diesem Moment öffnete sich hinter Sybille die Haustür. Frau Huber stand auf der Schwelle.

"Sybiiiilleee! Essen ist feeeertig!"

Das hatte wohl jeder in der Siedlung gehört, bemerkte Jonathan in Gedanken. Er schüttelte angewidert den Kopf. Wie konnte man nur mit so einer alten und lauten Person in einem Haus leben?

Sybille winkte entschuldigend zu Jonathan. "Wir sehen uns", sagte sie und ging zum Haus.

Jonathan blieb allein zurück. Das Auto war mittlerweile getrocknet. Hässliche Schmutzstreifen zierten das Blech von hinten bis vorne. Dort, wo Jonathan geschrubbt hatte, war es sauber, alles andere war noch von einem Staub- und Schmutzfilm überzogen.

Was soll's, dachte Jonathan, zuckte mit den Schultern und ging mit dem Kübel zurück ins Haus. Die Balz war fürs Erste beendet.

## Erwin

Christopher hatte frei und war mit den Kindern zu Hause geblieben, Aurelia war allein zu ihren Eltern gekommen. Zu dritt saßen sie um den Tisch in der Küche. Es war ungewohnt ruhig, so ganz ohne Geschrei und Kinderlachen.

Erwin und Gabriela standen wieder im Berufsleben. Der Urlaub war schnell vorübergegangen. Entgegen der innigen Besuche bei seiner Mutter in der ersten Woche, war die zweite Woche für Erwin ohne jeglichen Kontakt zu Anna vorübergegangen. Stellas Worte hatten sich tief in ihm eingebrannt und ihn verletzt.

Aurelias Besuch bei Anna war zwei Tage her. Gleich danach hatte sie bei Erwin angerufen und ihm die Lage geschildert. Erwin war entsetzt gewesen, als er gehört hatte, wie schlecht es Anna mittlerweile schon ging. Der Zorn auf den Egoismus seiner Schwester war um ein Vielfaches gestiegen, er konnte sich kaum noch zurückhalten.

War es denn zuviel verlangt, dass er, der Sohn, über den

Gesundheitszustand seiner Mutter informiert wurde? Über die immer häufiger auftretenden Schmerzphasen und der immer länger werdenden Schlafphasen?

"Vergiss Stella", versuchte Gabriela ihn zu beruhigen. "Konzentriere dich auf deine Mutter!"

"Und wie soll das bitte gehen, wenn Stella wie eine Glucke dort im Haus sitzt und ständig über Mutter wacht?", erwiderte Erwin erbost.

Gabriela streichelte seine Hände, die in Fäusten auf dem Tisch lagen. Langsam entspannten sich seine Finger. Gabrielas Ruhe tat Erwin gut. Er atmete tief ein und aus. "In Ordnung, also gehen wir das ganze noch einmal durch. Erni von der mobilen Hospizbewegung kommt morgen zu Mutter, richtig?"

Aurelia nickte.

"Und Dr. Werneck?"

"Der schaut dann übermorgen vorbei. Morgen hat er noch Dienst", antwortete Gabriela.

"Weiß Stella Bescheid?"

Wieder nickte Aurelia. Sie hatte ihre Tante angerufen und ihr klar gemacht, dass sie es nicht mehr alleine schaffen konnte und auch nicht musste. Zuerst hatte sie die Hilfe abgelehnt. Nachdem Aurelia auf sie eingeredet hatte, hatte sie dann doch zugestimmt.

"Jonathan weiß auch Bescheid. Er putzt seit gestern das Haus, entsorgt Müll und hat sogar den Rasen gemäht, damit Stella nicht der Schlag trifft, wenn sie heimkommt."

"Was habt ihr ausgemacht?"

Aurelia sah auf die Uhr. "In einer halben Stunde sollen wir bei Oma sein, dann holt Jonathan Stella ab."

Erwin stand zufrieden auf. "Na, dann mal los."

Über eine Woche hatte Erwin seine Mutter nicht gesehen. Er war gespannt, wie sie aussah. Ob man ihr die Krankheit schon sehr ansah? War sie geschwächt? Deprimiert? Vom Krebs gezeichnet?

Doch von alledem war nichts zu sehen, als Erwin Anna gegenüberstand.

"Hallo Mutter!", sagte er erfreut. Anna sah aus wie immer. "Gut siehst du aus!", meinte er ehrlich und nahm seine Mutter in die Arme.

"Mir geht es auch richtig gut, danke." Sie drückte Erwin. "Schön, dich wieder zu sehen!"

Erwin schluckte eine Bemerkung hinunter. Im Augenwinkel sah er Stella, die still den Rückzug antrat und zu Jonathan hinausging. Der wartete schon im Auto, um mit Stella für ein paar Stunden nach Hause zu fahren.

Der Abstand würde Stella guttun, hatte Aurelia gemeint. Außerdem könne Erwin dann ungestört bei Anna sein. Er fand diese Idee gut.

"Setzen wir uns doch raus. Es ist so schön warm." Anna deutete in den Garten. Erwin nickte.

Unter der Weinlaube war es angenehm kühl und es roch süß nach Weintrauben. Bienen summten umher und stürzten sich auf die Früchte, die in wenigen Wochen reif sein würden.

"Wusstest du, dass Weintrauben das Wachstum von Tumoren verlangsamen oder sogar stoppen können?" Anna blickte versonnen nach oben in das dichte Blätterdach.

Erwin schüttelte den Kopf. "Nein, wusste ich nicht."

"Das wurde einmal im Fernsehen gezeigt, da ist irgendein Stoff drin, der das kann. Wie hieß er doch gleich?" Anna legte eine Hand an ihr Kinn und dachte nach. "Ah, Resveratrol heißt er!"

"Was du dir alles merkst!" Erwin nickte anerkennend. "Wusste ich gar nicht."

"Wenn das so ist, dann musst du fleißig Weintrauben essen, Oma", warf Aurelia unbekümmert ein.

Erwin warf ihr einen tadelnden Seitenblick zu. "Aurelia!", zischte er durch die zusammengebissenen Zähne.

"Was denn?", flüsterte sie ihm unschuldig zu.

Erwin rollte mit den Augen.

Anna ignorierte Erwin und lachte Aurelia an. "Du hast recht!" Krähenfüße bildeten sich an ihren Augenwinkeln. Sie sah richtig fröhlich und gelöst aus. Fast so, als wäre nichts gewesen. Als gäbe es keinen Krebs. "Ein paar Wochen muss ich mich noch gedulden, aber ab September, dann gibt es richtig viele Weintrauben." Wieder blickte sie nach oben. "Dann kann ich alle aufessen."

Erwin sah ebenfalls hinauf. Er dachte an die Zeit zurück, wo die Rebstöcke noch frisch gepflanzt waren. Er hatte seinem Vater dabei geholfen, drei Löcher auszuheben und die Jungpflanzen hineinzusetzen. Jahre später gab es schon eine nette kleine Weinlaube, die im Herbst dicke, dunkle Beeren trug. Gemeinsam mit Stella hatten er und Johann die Trauben gepflückt und genascht. Den Großteil hatte jedoch Anna in der Küche zu Saft weiterverarbeitet, der den ganzen Winter zu den Mahlzeiten getrunken wurde.

"Musst du eigentlich viele Medikamente nehmen?", fragte Aurelia und holte Erwin in die Gegenwart zurück.

"Ach Kindchen, ich glaube, wenn Stella nicht den Überblick hätte, ich hätte ihn schon längst verloren." Sie machte mit der Hand eine wegwerfende Bewegung.

"Also macht sie ihre Sache richtig gut, oder?"

Anna nickte zufrieden.

Erwin sah genervt zu Aurelia. Er hatte keine Lust darauf, Lobliedern auf Stella hören zu müssen.

Aurelia ignorierte ihren Vater. "Und, was macht ihr so den ganzen Tag, du und Stella?"

"Wir gehen im Garten ein wenig spazieren, sitzen im Schatten und reden mal dies, mal das. Meist aber schlafe ich, vor allem, wenn Stella mir wieder starke Schmerzmittel gegeben hat. Davon werde ich müde. Und übel wird mir auch." Sie verzog den Mund. "Die Übelkeit ist das Grausamste. Der Schmerz vergeht mit den richtigen Medikamenten, aber die Übelkeit ist nur schwer in den Griff zu bekommen."

Aurelia und Erwin nickten und schwiegen betroffen. Sie

konnten es sich nicht einmal ansatzweise vorstellen, was Anna durchmachen musste. Das konnte wohl nur jemand, der das selbst miterlebt hatte.

"Von wo kommen eigentlich die Schmerzen?"

"Jetzt ist genug, Aurelia! Frag Oma doch nicht so aus!", warf Erwin dazwischen. Er wollte nicht, dass Aurelia so offen über die Krankheit sprach. Es war ihm unangenehm.

"Lass sie doch, Erwin", beschwichtigte Anna. "Warum sollte sie nicht fragen dürfen? Ich hab doch nicht die Pestilenz oder so", erboste sie sich. Dann wandte sie sich Aurelia zu. "Der Arzt meinte, die Schmerzen seien Tumorschmerzen. Genauer weiß ich das aber auch nicht. Ich habe es aufgegeben, mich zu fragen, was da in meinem Körper vor sich geht." Sie machte eine Pause. "Am Schlimmsten jedoch ist das Atmen. Es fühlt sich manchmal alles so eng an. Als hätte ich einen festen Panzer um mich herum, der mir die Luft abdrückt." Sie legte ihre Hand auf ihre Brust.

"Ist das von den Metastasen an der Lunge?", fragte Aurelia leise.

Anna nickte. "Ja", sagte sie. "Dr. Schreiber meinte, das wäre erst der Anfang." Traurig sah sie von Aurelia zu Erwin.

Erwin starrte seine Mutter an. Es tat ihm weh, sie so reden zu hören. Er wollte das alles eigentlich nicht hören, doch Aurelia hatte das Thema aufgegriffen und er war stummer Zeuge einer unausweichlichen Wahrheit.

Das Bild von lungenkranken Patienten schob sich vor

sein inneres Auge. Er hatte einmal im Internet nach Berichten über die Folgen von Metastasen an der Lunge gesucht. Es waren ausgemergelte Menschen gewesen, mit Sauerstoffversorgung und halb geschlossenen Augen. Und sie alle hatten eines gemeinsam: Sie waren eines qualvollen Todes gestorben. Erstickt, weil der Körper irgendwann nicht mehr mitmachte. Weil die Lunge irgendwann nicht mehr funktioniert.

Würde seiner Mutter das gleiche Schicksal ereilen? Würde sie ebenfalls ersticken? Hilflos und qualvoll? Konnte er irgendetwas tun, um das zu verhindern? Oder ihr die Qualen erleichtern?

Tränen traten in seine Augen. Verstohlen wischte er sie weg. Zum Glück wechselte Anna das Thema.

"Stella hat erwähnt, dass morgen jemand kommt?" Mit wachem Blick sah sie Erwin und Aurelia an.

Verunsichert blickte Aurelia zu ihrem Vater. Dieser nickte und antwortete: "Ja, wir haben jemanden von der Hospizbewegung angerufen."

"Ach ja?" Anna lächelte. "Wen denn? Ich hab mir einmal ein paar Unterlagen von denen durchgesehen. Es klingt sehr interessant."

Erwin sah seine Mutter überrascht an. Er hatte nicht damit gerechnet, dass sie sich interessiert an diesem Thema zeigte. Er hatte damit gerechnet, sie überzeugen zu müssen, dass so eine Unterstützung in ihrer Situation das beste wäre.

"Eine gewisse Erni kommt morgen. Sie ist für dieses

Gebiet zuständig und hat Zeit für dich."

"Erni", wiederholte Anna, lehnte sich in ihren Gartenstuhl zurück und faltete ihre Hände.

Erwin bemerkte überrascht, dass es ihr nichts auszumachen schien. Ob er auch so reagieren würde, wenn er erfahren würde, dass eine "Sterbebegleiterin" zu ihm käme?

## Stella

Es hatte unglaublich gut getan, für ein paar Stunden wieder zu Hause zu sein. Stella hatte ein ausgiebiges Bad genommen, vor dem Fernseher ein Schokomüsli gegessen und ein wenig im Fotoband über Australien geblättert, den sie vor zwei Monaten gekauft hatte. Zuviel war in diesen Wochen geschehen, weshalb sie keine Zeit gehabt hatte, das Buch in Ruhe anzusehen.

Auf der Fahrt zurück zu Anna legte Stella kurz die Hand auf Jonathans Knie. "Danke!", sagte sie lächelnd.

Mehr Worte brauchte sie nicht zu sagen. Jonathan verstand auch so. "Schon okay, Mum." Er grinste.

Das Haus war, entgegen Stellas Erwartungen, in einem guten Zustand gewesen. Es war halbwegs sauber und der Kühlschrank mit frischen Lebensmitteln gefüllt. Er würde also nicht verhungern.

Selbst Jonathans Zimmer war aufgeräumt, wie Stella mit einem zufriedenen Lächeln festgestellt hatte. Vielleicht wurde der Junge doch noch erwachsen.

"Wäre es schlimm, wenn Onkel Erwin noch da wäre?", holte Jonathan seine Mutter aus ihren Gedanken.

Stella dachte kurz nach. "Nein", sagte sie schließlich. "Er hat das Recht, bei Oma sein zu dürfen." Sie lächelte besonnen. Heute konnte sie nichts aus der Bahn werfen. Ihre Kraftreserven waren aufgefüllt und sie konnte sich wieder erholt in die Schlacht werfen.

Die Stimmung in Annas Haus war harmonisch. Anna, Aurelia und Erwin saßen gemeinsam in der Küche beim Abendessen. Aurelia hatte eine kalte Jause mit Brot, Käse, Butter und dünn aufgeschnittenem Speck angerichtet.

Jonathan und Stella setzten sich dazu, wenn auch Stella ein wenig abseits von Erwin saß. Sie würdigten einander keines Blickes.

"Und, alles klar zu Hause? Steht dein Haus noch?" Aurelia grinste von Jonathan zu Stella.

"Überraschenderweise, ja", bemerkte Stella und warf Jonathan einen anerkennenden Blick zu.

"He, was habt ihr denn für ein Bild von mir?", warf er gespielt entrüstet ein.

Anna lachte. "Was man so hört, ist es ja nicht so abwegig, oder?" Sie zwinkerte ihm zu.

Er senkte den Blick. "Es wird nicht mehr vorkommen. Hab' ich ja schon gesagt und hoch und heilig versprochen."

"Ja, ja, reden wir in zehn Jahren noch einmal darüber!" Aurelia lachte und schob sich ein Stück Brot in den Mund.

Stella verfolgte das neckische Plaudern und fragte sich, wann sie zuletzt in dieser Runde zusammengesessen hatten. Sie konnte sich nicht erinnern. Erwin saß zwar schweigend an dem anderen Ende des Tisches, doch im Ganzen war es eine friedliche Stimmung.

Stella beobachtete Erwin. Er hatte Jeans und ein schwarzes T-Shirt an, was ein Kontrast zu seinem ansonsten makellosen Anzug war. Die dunklen Haare ergrauten an manchen Stellen bereits und Stella bemerkte, dass sie ihren Bruder schon lange nicht mehr so genau betrachtet hatte.

Als ob Erwin gespürt hätte, dass er beobachtet wurde, hob er den Kopf und blickte sie geradewegs an.

Stella zuckte zusammen. Für den Bruchteil einer Sekunde registrierte ihr Gehirn Erwins Aussehen und sandte Signale an ihre Nervenzellen. Eine Erinnerung tauchte auf. Der Blick, der Mund, die Haltung - Stella hatte das Gefühl, ihr Vater würde vor ihr sitzen. Seit wann war Erwin ihm so ähnlich? Ertappt sah sie weg.

"Möchte noch jemand Tee?", sagte sie schnell und stand auf, um den Wasserkocher aufzufüllen.

# Anna

Wie Stella hatte an diesem Abend auch sie die Ähnlichkeit von Erwin zu Johann bemerkt. Anders als Stella konnte sie jedoch den Blick nicht von Erwin losreißen und starrte unentwegt ihren Sohn an.

Es waren Johanns Augen, die ruhig, aber zurückhaltend umherblickten. Johanns Hände, die leicht angespannt auf dem Tisch lagen. Johanns Stirnrunzeln, wenn er in sich versunken einem Gedanken nachgrübelte. Ob Erwin wusste, dass er seinem Vater in jungen Jahren so ähnlich war? Ach, wie sehr sie ihn doch vermisste! Sie wünschte, er würde hier neben ihr sitzen können, sie halten, sie trösten, gemeinsam mit ihr lachen. So ausgelassen lachen, wie Aurelia und Jonathan. Sie scherzten und neckten sich, und schufen mit ihrer jungen Lockerheit eine entspannte Atmosphäre. Anna lehnte sich zurück.

Stella setzte sich neben sie. "Hattest du genug?"

"Ja, danke." Anna schob ihren Teller beiseite.

"Geht es dir gut?", fragte Stella leise.

"Ja, ja." Sie winkte ab. "Ich melde mich schon, wenn etwas nicht stimmt." Dann meinte sie lauter: "Kommst du morgen auch, Erwin?"

Unerwartet angesprochen sah Erwin zu Anna, dann zu Stella. Diese zeigte keine Reaktion, also nickte er. "Ja, wenn es recht ist, würde ich gerne kommen." Er lächelte zögernd.

"Fein." Anna schlug die Hände freudig zusammen. "Dann werde ich mal nach oben gehen. Ich bin müde."

Stella half ihr auf. "Soll ich mitkommen?"

"Nein, Sternchen, du kannst ruhig noch hierbleiben. Ich schaffe das schon."

Im Schlafzimmer setzte sich Anna auf ihr Bett. Sie drückte die Hände vor ihr Gesicht und fing zu weinen an.

"Wieso?", flüsterte sie. "Wieso gerade jetzt? Wieso ICH?"

Sie bekam keine Antwort. Verzweifelt drückte sie ihr Gesicht in ihr Kissen und schluchzte laut hinein. Niemand sollte sie hören. Niemand sollte ihre Verzweiflung bemerken. Der Krebs kam zu einem undenkbar schlechten Zeitpunkt. Sie hatte noch so viel zu erledigen, doch die Zeit rann ihr davon. Das fühlte sie.

Auch wenn sie nach außen hin gefasst wirkte, so war sie doch verzweifelt. Wieviel Zeit würde ihr noch bleiben? Würde sie die von ihr so sehr erwünschte Versöhnung ihrer Kinder noch miterleben können?

Es gab Tage, da fand sie sich ab mit ihrem Schicksal. Da nahm sie es hin und fügte sich. Ihr einziger Wunsch war dann nur, dass der Leidensweg nicht zu lang werden würde.

Doch an anderen Tagen holte sie die Verzweiflung ein. Da kamen die Wut und der Zorn über diese Krankheit an die Oberfläche. In diesen Momenten war sie einfach nur hilflos, vom seelischen Schmerz erfüllt und schrie gedämpft in ihr Kissen. Sie litt leise. Niemand sollte sie so sehen.

*"Hallo Schwesterchen! Da bist du ja endlich!"*

*Da stand er wieder. Der kleine blonde Junge mit den glasklaren Augen. Justus.*

*Es war ein Traum, das wusste sie, doch es fühlte sich für sie an, als sei dies die Wirklichkeit. Als sei sie nur durch eine Tür gegangen, um ihn zu sehen.*

*"Hallo Justus", sagte sie und zerzauste ihm die Haare, so wie sie es früher gemacht hatte, bevor er ... Sie verdrängte den Gedanken.*

*"Warum schaust du schon wieder so traurig?" Justus sah sie von unten herauf an. Wie beim letzten Mal stand er barfuß neben ihr.*

*Sie seufzte. "Es ist kompliziert."*

*"Was heißt 'kompliziert'?"*

*"Kompliziert ist, wenn etwas schwierig ist."*

*"Und was ist so schwierig bei dir, dass du traurig bist?"*

*"Ich werde bald sterben", sagte sie gerade heraus. Sie hatte das Gefühl, als müsste sie ihm die Wahrheit sagen. Er würde es schon verstehen.*

*"Ja, und? Alle Menschen sterben einmal. Ich bin ja auch schon gestorben", sagte er mit kindlicher Stimme.*

*So naiv und doch so weise, bemerkte sie überrascht. Und doch war es die Wahrheit, in einfachen Worten ausgedrückt.*

*Sie sah auf Justus herab. "Macht dir das nichts aus?"*

*"Was soll mir was ausmachen?"*

*"Dass du tot bist."*

*Er schüttelte den Kopf. Die blonden Haare flogen in alle Richtungen.*

*"Warum sollte es mir etwas ausmachen?", fragte er.*

*Sie suchte nach Worten. "Na, weil ... weil man dann nichts mehr machen kann."*

*"Aber man kann doch noch ganz viel machen."*

*"Und man muss liebe Menschen zurücklassen."*

*"Aber man trifft sie doch wieder!"*

*Justus hatte scheinbar auf alles eine einfache, kindliche Antwort.*

*Sie war erstaunt. "Ist es wirklich so? Trifft man wirklich alle wieder?"*

*Eifrig nickte er mit dem Kopf. "Soll ich dir mal was verraten?"*

*Sie nickte.*

*Justus zog seine große Schwester zu sich herab, streckte sich und flüsterte ihr ins Ohr: "Sie stehen alle bereit, wenn deine Zeit gekommen ist."*

Die Nebel lichteten sich. Nur langsam fand Anna zurück in die Wirklichkeit. Es war, als hätte sie ein Gummiband um die Taille geschlungen, dass sie fest und unbarmherzig zurück in die Realität holte; zurück in ihr Bett in ihr Schlafzimmer.

Viel zu schnell war die Nacht vorüber gegangen. Am liebsten hätte sie noch stundenlang weiter geträumt, doch sie wachte mit dem ersten Zwitschern der Vögel auf und blickte um sich. Justus war weg. Was blieb, war seine Stimme in ihrem Kopf, wie ein weit entferntes Echo, das nur langsam verklang.

Anna stand auf und blickte in das Zimmer nebenan.

Stella schlief noch. Also zog sie sich leise an und schlich nach unten.

In der Küche öffnete sie die Terrassentür und sog die frische Luft tief ein. Es war ein herrlicher Morgen.

Anna bemerkte, dass der getrocknete Strauß Lavendel an der Wand neben der Tür nicht mehr so intensiv roch. Sie ging in den Garten und holte einen frischen Bund und hängte ihn mit einer Schnur an den Nagel an der Wand. Wie gut er duftete!

Sie setzte sich unter den Nussbaum. Im Garten herrschte reger Betrieb. Die Vögel flogen aus, um Futter zu suchen, die ersten Fliegen setzten sich in den frühen Sonnenstrahlen auf die Hausmauer und unter der Hecke raschelte es. Wahrscheinlich eine kleine Maus, dachte Anna.

Es machte ihr nichts aus. Solange diese kleinen Nager unter der Hecke blieben und nicht in den Garten kamen, um Wurzeln und Gemüse zu fressen, konnten sie bleiben, wo sie waren.

Das Loch in der Hecke fiel ihr ein. Ob es tatsächlich da war? Oder war es nur ein Traumgebilde?

Sie stand auf um nachzusehen.

Sie versuchte sich zu erinnern, wo der blonde Schopf von Justus durch die Hecke geguckt hatte. War es hinter den großen Steinen gewesen, wo der Lavendel neben den Rosen wuchs? Anna war sich nicht sicher. Sie kroch auf allen Vieren im feuchten Gras und suchte mit den Händen die Hecke ab. Irgendwo musste es doch sein?!

"Mama! Was machst du da?"

Anna fuhr erschrocken hoch. Ihre Knie waren ganz nass und die Hände voll Spinnweben.

Stella stand auf der Terrasse und starrte ungläubig auf sie. "Was machst du da?", fragte sie noch einmal mit großen, sorgenvollen Augen.

"Ich ... da ... ich wollte ..." Anna ließ die Hände sinken. Wie sollte sie das erklären? "Da war eine Maus", meinte sie schließlich und stand auf.

Stella schien sich mit der Antwort zufriedenzugeben. Sie wandte sich um. "Ich mach' uns Frühstück!", rief sie noch über die Schulter, ehe sie im Haus verschwand.

## Jonathan

Stella hatte darauf bestanden, dass er beim ersten Gespräch mit der Mitarbeiterin von der Hospizbewegung dabei war. Eigentlich hatte er keine Lust gehabt, doch wenn er sich weigerte, würde er womöglich wieder bei Oma schlafen müssen, und das wollte er nicht riskieren. Obwohl, vielleicht würde er Sybille dann wieder sehen?

Seit ihrer Begegnung auf der Straße waren sie sich nicht mehr über den Weg gelaufen. Sie war wie vom Erdboden verschluckt. Auch Frau Huber sah er kaum. Um die war ihm aber nicht leid. Auf deren verzücktes, gräßliche Grinsen und Geschrei konnte er gut und gerne verzichten.

Erwin war ebenfalls bei dem Gespräch anwesend.

Aurelia hatte Stella davon überzeugen können, dass er ein Recht hatte, dabei zu sein. Stella hatte schließlich nachgegeben.

Aurelia selbst war nicht dabei. Sie war mit den Kindern zu Gabriela gefahren, damit die vier engsten Familienmitglieder in Ruhe reden konnten.

Erni von der mobilen Hospizbetreuung war eine ruhige, freundliche Frau. Jonathan schätzte sie auf Mitte Vierzig. Für ihn war sie alt, doch seine Oma hatte ihm bei ihrem Anblick zugeraunt, welch hübsche junge Frau das nicht sei. Es schien also Ansichtssache zu sein.

Sie saßen in der Küche um den Tisch. Stella hatte Tee und Kaffee gemacht und Kekse hingestellt. Jonathan begnügte sich mit einem Glas Wasser. Er war gespannt, was Erni mit ihnen reden würde. Er konnte sich kaum vorstellen, dass jemand ein beruflicher Sterbebegleiter war!

"Danke für die Einladung", begann Erni. Ihre Stimme war leise, aber leicht zu verstehen, sie sprach ruhig und sah jedem in die Augen, selbst Jonathan, der scheinbar gelangweilt zurückgelehnt auf der Bank saß und Kaugummi kaute.

"Vorweg einmal möchte ich kurz erklären, was die Hospizbewegung macht. Wir sind ehrenamtliche, fachlich ausgebildete Hospizmitarbeiterinnen und wollen die Lebensqualität der Kranken und ihrer Angehöriger, also Ihnen, verbessern."

Soviel zum beruflichen Sterbebegleiter, dachte Jonathan.

"Wir drängen uns nicht auf, sondern kommen nur, wenn die Patienten und Angehörigen es wünschen. Da ich auf Ihren Wunsch hier bin, freue ich mich, dass Sie diesen Schritt gemacht haben." Wieder blickte sie in die Runde. "Vielleicht sollte ich vorweg noch erwähnen, dass wir keine Pflegekraft darstellen oder ersetzen. Wir kümmern uns nur um den Patienten und dessen seelisches Wohlbefinden. Pflegerische Tätigkeiten bleiben der Familie oder dem Pflegepersonal vorbehalten." Erni machte eine Pause und blickte alle mit offenem Blick an.

Sie wandte sich Anna zu, die neben ihr saß. "Wie geht es Ihnen, Frau Lukas?", fragte sie freundlich.

"Mir geht es gut! Danke. Und wie geht es Ihnen? Darf ich Erni zu Ihnen sagen?"

"Natürlich! Mir geht es gut, danke. Ein sehr schönes Haus haben Sie, Frau Lukas." Erni lächelte anerkennend. "Wie geht es Ihnen mit den Medikamenten?"

Anna blickte zu Stella. "Sag' du es, Sternchen. Du kennst dich da besser aus."

So erfuhr Erni, welche Medikamente Anna bereits verabreicht bekam, wie die Schmerzattacken verliefen und wie die Prognosen waren, die Dr. Werneck und Dr. Becker gestellt hatten. Erni hörte interessiert zu, nickte, stellte hin und wieder eine Frage.

Jonathan saß daneben, hörte zu, schweifte mit den Gedanken ab und war irgendwo weit weg.

"Jonathan, du wurdest gefragt! Hörst du überhaupt zu?"

"Was? Wie?" Jonathan schreckte hoch.

Erni sah ihn freundlich an. "Ich wollte wissen, wie es Ihnen mit der Situation geht. Sie sind ja doch der Jüngste in dieser Runde", fügte sie hinzu.

War das eine Frage? Jonathan sah hilfesuchend zu Stella. Diese deutete ihm ungeduldig mit dem Kopf, endlich etwas zu sagen.

"Ich ... ähm ... naja ..." Er kratzte sich am Kopf. "Ich weiß nicht. Irgendwie ist alles anders, weil Mum nicht zu Hause ist, aber ich kann verstehen, dass Oma sie braucht und ..." Er blickte in die Runde und ließ die Schultern sinken.

"Stört es Sie, dass Ihre Mutter hier ist?"

"Wie? Nein! Oma braucht sie ja!" Wollte diese Frau ihm etwas unterstellen?

"Ich habe gehört, dass du deiner Oma ebenfalls hilfst. Ist das in Ordnung für dich?"

"Naja, ich gehe einkaufen, damit Mum nicht weg muss." Mit der Hand deutete er unbeholfen auf Stella.

Erni schien zufrieden. Sie wandte sich Stella zu. "Wie geht es Ihnen dabei, Frau Santo? Ist es in Ordnung, dass Sie hier bei Ihrer Mutter sind?"

"Bitte nennen Sie mich Stella."

"In Ordnung, Stella."

"Ich denke, es ist für alle hier das Beste, wenn ich bei Mama bleibe. Ich weiß, dass sie im Krankenhaus unmöglich bleiben kann." Sie nahm Annas Hand. "Zu Hause geht es ihr einfach besser."

"Das ist sehr schön, dass Sie Ihrer Mutter das ermöglichen möchten und auch können. Erwin, wie geht es Ihnen dabei?"

Erwin wirkte überrascht, dass er in das Gespräch mit eingebunden und direkt gefragt wurde.

Jonathan konnte nachempfinden, wie er sich fühlte und unterdrückte ein schadenfrohes Lächeln. Er kam sich vor wie bei einer Beratungsrunde, wo ein Wollknäuel hin und her geworfen wurde, um die einzelnen Kursteilnehmer kennenzulernen.

"Wie es mir geht?" Er sah unsicher in die Runde. "Nun ja, anfangs wollte ich zwar, dass Mutter im Krankenhaus bleibt, dort hätte Sie einfach eine optimale medizinische Versorgung ..."

Stella schnaubte verächtlich, Erwin brach ab.

Erni ermunterte ihn weiterzureden.

"Ich habe aber dann eingesehen, dass diese Art der Betreuung im Krankenhaus nicht das Richtige ist. Deshalb bin ich froh und auch dankbar, dass Stella das übernommen hat."

Stella sah überrascht auf. Mit einem indirekten Lob von Erwin hatte sie nicht gerechnet.

Jonathan blickte ebenfalls erstaunt zu seinem Onkel. Was war denn plötzlich los? Gestern kein Streiten, sondern ein gemeinsames Abendessen, und heute das?

Unbemerkt von den anderen kniff sich Jonathan in den Handrücken. Autsch! Nein, kein Traum, das war die Realität. Cool!, dachte Jonathan.

# Anna

Die Schmerzen waren kaum mehr auszuhalten, aber sie wollte das Gespräch nicht unterbrechen. Sie fand Erni sehr sympathisch und die Arbeit der Hospizbewegung beeindruckte sie. Wenn da nur nicht dieses heftige Ziehen und Pochen im Bauch wäre!

Ihr stand der Schweiß auf der Stirn. Sie versuchte, ruhig ein- und auszuatmen.

"Alles in Ordnung, Anna?" Erni sah sie geradewegs an und legte eine Hand auf ihren Unterarm, der auf dem Tisch lag.

Annas Finger waren verkrampft ineinander gefaltet. So sehr, dass die Knöchel weiß waren. Sie lächelte gequält. "Es ... es geht schon."

Am Tisch war es schlagartig still geworden. Alle Augen richteten sich auf sie.

"Mutter, was ist los mit dir?"

"Hast du Schmerzen, Mama?"

"Kommen Sie, Anna, legen Sie sich am besten in ihr Bett."

Arme griffen nach ihr und führten sie nach oben. Wie in Trance nahm sie besorgte Stimmen um sich herum wahr. Wenn nur nicht der Schmerz wäre!

Dumpf pochte er in ihrem Körper, dann wurde es schwarz und Anna nahm die Stille dankbar auf.

*"Hallo Schwesterchen! Da bist du ja wieder!"*

*Justus lachte. Die Sonne schien auf seinen blonden Schopf und ließ ihn hell erstrahlen.*

*Sie hatte nicht damit gerechnet, ihn so schnell wieder zu sehen. Hatte sie nicht gerade erst letzte Nacht von ihm geträumt? Wieso träumte sie immer häufiger von ihm?*

*Er stand wie ein kleiner Engel vor ihr. So klein, so unschuldig und so liebenswert. Ihr Herz ging förmlich auf beim Anblick ihres geliebten kleinen Bruders, den sie so lange nicht mehr gesehen hatte.*

*"Hast du das Loch gefunden?", fragte er und lachte. Der Wind trug seine hellen, fröhlichen Töne über die Wiese und verteilte sie auf den farbenprächtigen Blumen, die sanft ihre Blütenköpfe kreisen ließen, als würden sie mitlachen.*

*"Welches Loch?", erwiderte sie, erstaunt über seine Frage und auch über dieses phantastische Bild um sie herum. Sie riss ihren Blick von den vielen duftenden Blumen los und sah Justus an.*

*"Na, das Loch in der Hecke."*

*Sie war verwundert. Wie konnte er ...? "Nein, habe ich nicht", antwortete sie.*

*"Du wirst es schon noch finden." Er kicherte leise in seine Hand, als hätte er sich einen Scherz erlaubt. "Und, wie war dein Tag?"*

*Verwundert über diesen plötzlichen Themenwechsel dachte sie kurz nach. Das reale Leben, fernab von diesem Traum, schien so weit weg. Sie fühlte sich hier so frei und ungebunden, dass es ihr für einen kurzen Moment nicht möglich war, an das*

*'Drüben' zu denken. Doch dann die Erinnerung. Die Schmerzen, die erlösende Ohnmacht ...*

*Ein Schauer lief ihr bei diesem Gedanken über den Rücken. Schlief sie nun oder war sie bewusstlos? Oder gar schon tot? Sie wusste es nicht.*

*"Es war nett", beantwortete sie schließlich Justus' Frage.*

*"Was war nett?"*

*Sie dachte nach. "Das Gespräch mit Erni, Erwin, Stella und Jonathan."*

*"Wer ist Erni?"*

*"Erni ist vom Hospiz."*

*"Hospiz? Was ist ein 'Hospiz'?"*

*Sie dachte nach. Wie erklärte man einem kleinen Jungen, was eine Hospizbewegung war? "Hm ... Hospiz heißt, dass jemand beim Sterben begleitet wird."*

*"Wieso wirst du begleitet beim Sterben?"*

*"Weil das manchmal so gemacht wird. Erni wird mich begleiten. Und meine Familie. Das finde ich eigentlich sehr schön."*

*"Mich hat niemand begleitet." Er sagte es unschuldig und kindlich. Fast nüchtern.*

*Es versetzte ihr einen Stich ins Herz. "Nein, Justus", sagte sie traurig. "Dich* konnte *niemand begleiten."*

*"Und die Erni begleitet dich?"*

*Sie nickte.*

*"Ist sie lieb?"*

*"Ja, ich denke schon."*

*"Stirbt sie also auch?"*

*Sie blickte verwundert. "Nein, warum sollte sie sterben?"*

*"Sonst kann sie dich doch nicht begleiten", sagte Justus aus voller Überzeugung. "Außerdem hast du doch schon einen Begleiter."*

*"Ach ja? Wen den?"*

*"Na, mich!" Stolz stand er da, grinste und streckte seine schmale Brust.*

*Sie sah auf ihn und lächelte. "Das heißt, ich kann mit dir mitgehen? Bin ich also tot?"*

*Sie sagte es leichthin. Fast erleichtert. Wäre es schlimm, wenn das Leben jetzt vorbei wäre? Nein, beschloss sie, sie hatte keine Angst mehr. Wenn es 'drüben' im Jenseits nur halb so friedlich wäre wie hier, dann wäre das ein sehr schöner Ort zum Bleiben.*

*Justus schüttelte den Kopf. Wieder flogen die blonden Haare und reflektierten die Sonnenstrahlen.*

*"Du bist noch nicht soweit, Schwesterchen. Lass dir noch ein wenig Zeit. Ruh dich aus."*

*Dann drehte er sich um, ging zur Hecke und verschwand in einem kleinen Loch.*

"Justus! Justus, warte!" Anna weinte und rief. Mit den Armen griff sie um sich.

"Mama, beruhige dich doch! Ist ja schon gut!"

"Anna? Können Sie mich hören? Atmen Sie ganz ruhig. Wir sind bei Ihnen. Schön tief einatmen, ausatmen. Ja, so ist es gut. Sehen Sie?"

Anna öffnete die Augen. Sie lag im Schlafzimmer in ihrem Bett. Draußen war es finster. Erwin, Stella und Erni waren um sie versammelt und sahen sie an - ihre Familie mit angsterfüllten Blicken, Erni ruhig und beinahe besonnen. Leise sprach sie auf Anna ein.

Ihr Herzschlag beruhigte sich und sie ließ sich zurück in ihr Kissen sinken. Sie schloss die Augen und fiel in einen ruhigen, tiefen Schlaf.

## Stella

Bereits zum zweiten Mal war der Name Justus gefallen. Stella dachte nach, doch sie konnte sich nicht erinnern, jemanden zu kennen, der so hieß. Wer konnte das sein? Und wieso tauchte dieser Name auf, wenn Anna erwachte?

Erni sprach flüsternd mit Anna. Stella hatte nicht viel verstanden, aber sie hatte gemerkt, dass ihre Mutter sich sichtlich entspannt hatte und schließlich eingeschlafen war.

Erwin setzte sich zu Anna ans Bett und wollte bei ihr bleiben, falls sie aufwachte.

Stella ging mit Erni hinunter in die Küche. Jonathan war bereits nach Hause gefahren.

"Danke, dass Sie meine Mutter beruhigt haben. So aufgelöst habe ich sie noch nie gesehen." Erschöpft rieb sich Stella die Augen. Wo war die Energie hin, die sie am Vortag getankt hatte? Sie fühlte nichts mehr davon.

Erni winkte ab. "Deshalb bin ich ja hier", sagte sie.

"Wie wird es jetzt weitergehen?" Stella machte sich einen

Kaffee. "Wollen Sie auch einen?"

"Ja, gerne." Erni lächelte.

Stella war froh, dass sie sich nicht gegen die Hospizbetreuung gewehrt hatte. Erwin und Aurelia hatten recht gehabt: Es würde immer schlechter werden mit Anna, ob sie wollte oder nicht. Mit dem Hospiz war Anna ein Sterben in Würde möglich. Und Erni war eine liebenswerte Person, die Ruhe und Kraft ausstrahlte. Sie würde ihrer Mutter gut tun.

Stella stellte die Tasse vor Erni auf den Tisch. Sie setzte sich.

"Nun, in der Regel kommen wir mehrmals pro Woche", antwortete sie auf die Frage von Stella. "Je nach Bedarf. Wir sprechen dann mit den Patienten, sind für sie da."

"Und Sie verlangen nichts dafür?" Stella war erstaunt. Sie selbst hatte noch nie ehrenamtlich gearbeitet und konnte sich nicht vorstellen, dass jemand unentgeltlich viel Zeit für fremde Menschen opferte.

"Nein, wir verlangen nichts." Erni lächelte wieder.

"Seit wann machen Sie das?" Stella war neugierig geworden.

"Puh, ich glaube, jetzt werden es bald schon acht Jahre."

Stella war fasziniert. "Wie kommt man darauf? Ich meine, es ist ja doch nicht alltäglich, Menschen beim Sterben zu begleiten."

"Nein, das ist es tatsächlich nicht." Erni nickte und nahm einen Schluck Kaffee. "Die Leute reden nicht gerne darüber. Der Tod wird oft totgeschwiegen, im wahrsten

Sinne des Wortes. Vor neun Jahren, als mein Großvater starb, war ich dabei. Ich hatte noch nicht viel mit dem Thema zu tun gehabt, es war alles neu für mich. In dem Moment, als er starb, fühlte ich, dass da etwas ganz Großes, Wichtiges vor sich geht. Etwas, das zum Leben dazu gehört. Danach habe ich mich mit Sterbebegleitung auseinandergesetzt, den Kurs absolviert und seitdem bin ich ehrenamtlich tätig."

"Wow", flüsterte Stella. "Aber, ist das nicht sehr traurig, wenn man so viele Menschen sterben sieht?"

"Wie soll ich sagen?" Erni dachte kurz nach. "Man gewöhnt sich irgendwie daran und ich weiß einfach, dass das Sterben zum Leben dazu gehört. Das eine geht nicht ohne dem anderen. Und oftmals sind es sehr berührende, lehrende Momente. Man nimmt eigentlich aus jeder Erfahrung etwas mit, das man selbst im Leben brauchen kann." Sie lächelte wieder.

Stella war beeindruckt. Erni wirkte so stark und so selbstsicher. Es tat gut, mit ihr zu sprechen.

"Was denken Sie, wie lange es bei meiner Mutter dauern wird?"

Erni zuckte die Schultern. "Das kann man nicht sagen. Wichtig ist, dass man die Zeit, die man noch hat, nutzt. Alles andere kommt von selbst."

Und wieder lächelte sie.

## Anna

*Unüberwindbar stand sie da. Dicht, grün, hoch. Die Hecke, die Johann vor vielen, vielen Jahren gepflanzt hatte.*

*Sie war ihr Wunsch gewesen. Dicht musste sie sein, und stabil. Und dahinter ein fester Zaun, am besten aus Holz.*

*Johann hatte nie nachgefragt, sondern den Zaun nach ihren Wünschen gebaut. Er hatte gewusst, dass es seiner Frau wichtig war, doch warum, das hatte sie nie gesagt.*

*Nur einmal hatte er gefragt, warum sie keine Flüsse mochte, doch sie hatte sich sofort verschlossen und kein Wort gesagt. Seit dem hatte er das Thema nicht mehr angesprochen.*

*Was Johann nicht wusste: Sie wollte den Bach fernhalten. Niemand sollte vom Garten aus hinüber können. Zu gefährlich kam ihr das Gewässer vor, dabei war es nur ein kleiner Bach; im Sommer sogar nur ein Rinnsal.*

*Der Fluss, in den Justus gefallen war, war viel größer und tiefer gewesen. Er war dunkelgrün, erinnerte sie sich. Und er floss schnell und laut. Die Wellen klatschten gegen die Steine und Felsen, die sich dem Flusslauf in den Weg gestellt hatten. Noch heute konnte sie diese Geräusche im Kopf hören.*

*Sie schüttelte sich. Erfolgreich hatte sie die Erinnerungen verdrängt gehabt, nun waren sie wieder da. Nur wegen eines kleinen Loches im Zaun.*

*Wo war es? Sie suchte.*

*"Was suchst du da?"*

*Sie drehte sich um. Justus stand hinter ihr.*

*"Das Loch. Wo ist es?"*

*"Dort, wo du es hingemacht hast."*

*"Ich hab kein Loch gemacht."*

*"Doch. Hast du. Sonst wäre ich nicht hier, oder?" Er grinste. "Komm, spielen wir."*

*"Ich kann nicht."*

*"Warum nicht?"*

*"Ich bin krank."*

*"Wieso? Was hast du?" Aufmerksam sah er sie von oben bis unten an. "Siehst eigentlich ganz gesund aus."*

*"Ich habe Krebs." Sie seufzte. "Ganz schlimmen, bösen Krebs."*

*"Ach, macht nichts." Er winkte ab. "Komm mit, du musst mich suchen."*

*Sie dachte nach. Warum nicht? Es war immerhin ihr Traum, oder?*

*"In Ordnung, aber nur im Garten!", schärfte sie Justus ein. Sie schloss die Augen. "Eins ... zwei ... drei ..." Sie zählte.*

*Justus versteckte sich.*

*Sie suchte und fand ihn. Er war neben dem Schuppen hinter einem großen Blumentopf versteckt.*

*Sie fand Gefallen an dem Spiel und lief im Garten herum, wie ein kleines Mädchen. Sie fühlte sich frei. Sie war lebendig. Sie war umgeben von Licht, Düften und Justus.*

*Justus.*

*Er lachte. Sein Lachen schwebte über den Garten und hüllte sie ein.*

Die Schmerzen hatten nachgelassen, doch ihr war schlecht. Sie öffnete die Augen, sah sich gehetzt um und rief nach Stella, dann erbrach sie sich in die Schüssel, die vorsorglich neben dem Bett stand.

"Was ist los, Mama? Oh nein!"

Stella kam hereingelaufen, setzte sich neben Anna und hielt ihre zuckenden Schultern. Beruhigend sprach sie auf sie ein. "Ganz ruhig", flüsterte sie ihr zu. "Gleich geht es wieder."

Anna lehnte sich erschöpft zurück. Die Übelkeit war grausam. Eine Nebenwirkung des Krebses, der in ihrem Körper wütete, die sie nicht einmal ihrem schlimmsten Feind wünschte, so schlimm kam es ihr vor.

"Willst du etwas trinken?"

Anna schüttelte den Kopf. "Es geht schon", hauchte sie mit geschlossenen Augen. Sie versuchte ruhig ein- und auszuatmen.

Stella stand auf, öffnete das Fenster und räumte die Schüssel weg. Frische Luft strömte in das Schlafzimmer und brachte die Düfte es Gartens in den Raum.

Anna bemerkte wehmütig, dass diese Gerüche bei weitem nicht so intensiv waren wie in ihren Träumen.

Die Sonne schien und es war warm draußen. Ein schöner Augusttag, doch sie wollte nicht aufstehen. Sie war müde, fühlte sich geschlaucht und die Übelkeit ließ nicht nach.

Sie wollte heute nur schlafen und träumen.

*"Da bist du ja schon wieder", bemerkte Justus, der auf der Bank unter dem Nussbaum saß und auf sie zu warten schien.*

*Sie ging über die Terrasse auf ihn zu und setzte sich neben ihn.*

*"Ich bin einfach so müde", erklärte sie.*

*"Jetzt auch?"*

*"Ein bisschen."*

*"Spielen wir wieder?"*

*Sie schüttelte den Kopf. "Nein. Lass uns reden." Sie blickte auf die Hecke.*

*"Worüber?" Justus klang neugierig.*

*"Über dich."*

*"Über mich? In Ordnung. Was willst du wissen?" Aufgeregt schlenkerte er mit den Beinen, die von der Bank hinunter hingen und den Boden nicht berührten. Nur die Zehenspitzen streiften das satte grüne Gras.*

*"Bist du mir eigentlich böse?"*

*Justus sah erstaunt und hielt kurz in der Bewegung inne. "Ich? Warum sollte ich böse auf dich sein?" Die Beine bewegten sich wieder. Vor und zurück. Vor und zurück.*

*"Weil ich dich im Stich gelassen habe", flüsterte sie. Sie hatte Tränen in den Augen.*

*Wie oft hatte sie sich dieses Gespräch mit Justus ausgemalt? Sich vorgestellt, dass sie ihn fragen würde. Sich ausgedacht, was er wohl antworten würde.*

*Gespannt hielt sie die Luft an. Eine Träne bahnte sich ihren Weg nach unten, brach das helle Licht der Sonne und schien wie in Zeitlupe ins Gras zu fallen.*

*"Aber du hast mich doch gar nicht im Stich gelassen! Wie kommst du darauf?" Er sah erstaunt. Blonde Haarsträhnen hingen über seine Augen.*

*Sie weinte und schluchzte. "Doch! Ich hätte auf dich aufpassen müssen! Ich hätte nicht sagen dürfen, dass du dich besser verstecken sollst! Ich hätte dich vom Wasser fernhalten müssen!" Sie sackte zusammen, schlug die Hände vor das Gesicht und weinte haltlos.*

*"Aber Schwesterchen! Du konntest doch nichts dafür!" Er schlang seine Arme um sie. "Es war doch nicht deine Schuld!"*

*Sie sah auf. "Doch, es war meine Schuld. Ich bin schuld, dass du gestorben bist. Es tut mir so leid!", rief sie und umarmte ihren kleinen Bruder.*

*Justus streichelte ihren Rücken. "Jetzt hör mir mal zu, Schwesterchen. Gräme dich nicht, es ist einfach passiert! Und wenn, dann war es meine Schuld! ICH habe mich dort versteckt und ICH habe nicht aufgepasst. DU", er tippte auf ihre Schulter, "konntest NICHTS dafür! Verstehst du! Und nun hör auf zu weinen", sagte er sanfter. "Hier wird nicht geweint. Das hier", er wies mit der Hand über den Garten, "ist kein Ort der Traurigkeit, sondern der Freude und des Wiedersehens! Also hör auf damit und reiß dich zusammen!"*

*Sie wischte die Tränen aus dem Gesicht. "Das hat Vater auch immer gesagt, weißt du noch?"*

*Justus nickte. "Ja, das hat er. Ich kann mich erinnern. Wenn ich mir das Knie angeschlagen oder die Zehen gestoßen habe, hat er immer gesagt: 'Sohn, reiß dich zusammen!' Und ganz ernst geguckt hat er." Justus versuchte den Blick und den*

*Tonfall nachzuahmen. Dann lachte er.*

*Sie betrachtete ihren kleinen Bruder. Es tat so gut, ihn zu sehen. Mit ihm zu sprechen. Mit ihm zu lachen.*

*"Danke, Bruderherz", sagte sie und wuschelte ihm durch die Haare.*

*"Wofür?"*

*"Dafür, dass du mir verzeihst." Sie lächelte.*

*Justus schüttelte den Kopf. "Du irrst dich. Ich habe dir nicht verziehen."*

*Sie erstarrte.*

*"Du hast dir selbst verziehen!" Und wieder lachte er schallend.*

## Erwin

Stella hatte ihn angerufen. Er war ganz überrascht gewesen und hatte schließlich Panik bekommen. War Mutter wieder im Krankenhaus? War sie gar schon gestorben?

Doch Stella hatte ihn beruhigt. Ob er früher kommen könne, Anna ginge es nicht gut.

An ihrem Bett setzte er sich auf den Stuhl und sah seine Mutter an. Stella war unten in der Küche und räumte ein wenig auf, bevor Dr. Werneck kam.

Schon vor ein paar Tagen hatten sie den Termin ausgemacht. Eigentlich hatte Erwin nur anrufen wollen, um über den Krankheitsverlauf von Anna zu sprechen, doch der Arzt hatte angeboten, vorbeizukommen.

Anna lag entspannt im Bett. Ihr Gesicht war von Falten durchzogen, und doch konnte Erwin die Ähnlichkeit zu Stella feststellen. Sie kam ganz nach Mutter, musste er sich eingestehen. Ob sie sich deshalb so gut verstanden? Er fühlte einen leichten Stich im Herzen.

Stella war schon immer Annas Liebling gewesen und Johanns kleiner Stern. Mit Argwohn und Eifersucht hatte Erwin, der mitten in der Pubertät steckte, als Stella noch ein Kind war, den liebevollen Umgang zwischen Eltern und Tochter mitverfolgt. Er war immer nur der Sohn gewesen, der alles erben würde. Der Sohn, der "Waren-Lukas" weiterführen würde. Stella jedoch standen alle Türen offen. Sie war die Tochter, die gut behütet aufwuchs, ohne in einen vorgefertigten Weg gedrängt zu werden.

Er jedoch, Erwin, wurde nie gefragt und hatte nie die Wahl. Er war eben kein Stern. Er war der Sohn, und aus.

Anna regte sich. Langsam schlug sie die Augen auf.

Er rückte näher zu ihr ans Bett und nahm ihre Hand.

"Erwin", hauchte Anna, als sie ihren Sohn erkannte.

"Hallo Mutter. Wie geht es dir?" Er sprach leise. Es war eine ruhige, friedliche Atmosphäre im Raum.

Anna blickte um sich und richtete sich auf. "Gut", sagte sie. "Mir geht es gut." Sie sah auf sich herab. "Ich möchte aufstehen."

"Aber Mutter, du ..."

"Hilf mir auf!", sagte Anna energisch.

Erwin war überrascht, wagte aber nicht zu widersprechen. Er half ihr beim Ankleiden und begleitete sie die Treppe hinunter.

Stella stand mit dem Geschirrtuch in der Hand in der Küche und starrte auf Anna. "Mama! Alles in Ordnung?", fragte sie, nicht minder überrascht wie Erwin. "Was machst du?"

Anna blickte entschlossen in den Garten hinaus. "Ihr müsst mir helfen", sagte sie. "Alle beide!"

Stella sah zu Erwin. "Was hast du getan?", giftete sie ihn leise an.

Er hob abwehrend die Hände. "Gar nichts! Sie ist wach geworden und wollte gleich aufstehen! Hätte ich sie festhalten sollen?"

Anna war schon in den Garten gegangen. Neben dem Haus, an der Rückseite der Garage, stand ein alter Holzschuppen. Anna hatte die Tür geöffnet und kramte im Halbdunkeln herum.

"Was suchst du, Mama?" Stella klang besorgt.

"Wo ist die Hacke? Wo ist die Axt? Irgendwo hier müssen sie doch sein!"

Erwin schob sich an Anna vorbei und sah nach. "Hier sind die Sachen." Er hob sie hoch. "Was hast du vor?"

"Kommt mit."

Stella und Erwin tauschten argwöhnisch einen Blick.

Anna ging durch den Garten, geradewegs auf die Hecke zu. Sie hob die Hand und wies in einer ausladenden Geste auf die ganze Längsseite des Gartens. "Macht die Hecke weg! Und wenn ihr es nicht macht, dann mach ich es!"

Sie stemmte die Hände in die Hüften und sah ihre Kinder mit funkelnden, entschlossenen Augen an.

"Aber warum? Was ist los, Mama?"

"Mutter, bist du sicher?"

"Absolut sicher! Noch nie in meinem Leben war ich mir so sicher. Ich will das Ding hier weg haben!"

## Jonathan

Leise betrat er das Haus. Er wollte nicht zu laut sein, falls Anna schlief. Stella hatte ihm gesagt, dass es ihr wieder schlechter ging. Es war ein Auf und Ab. Ein Kommen und Gehen. Jonathan wollte das eigentlich gar nicht recht miterleben, doch Stella ließ ihm keine Wahl.

Er schaute gerne Horrorfilme und es störte ihn nicht im geringsten, wenn auf der Leinwand jemand blutrünstig starb. Je mehr Blut und je spektakulärer, desto mehr gefiel ihm der Film. Der Gedanke, dass seine Oma sterben könnte, behagte ihm aber gar nicht. Er hatte Angst davor und würde sich am liebsten drücken. Nur gut, dass er nicht mehr hier schlafen musste.

Jonathan blickte unsicher die Treppe hinauf. Die Schlafzimmertüre schien offen zu stehen. Licht fiel in den Gang.

Dann hörte er es. Lärm, Stimmen und ... Lachen? Ungläubig ging Jonathan durch die Küche in den Garten hinaus, von wo er die Geräusche hörte.

Sprachlos stand er vor der Terrassentür und traute seinen Augen nicht.

Anna saß in einem Gartenstuhl, mit einer leichten Decke zugedeckt, Erwin und Stella rissen die Hecke nieder. Erwin am Ende des Gartens, Stella nur wenige Schritte neben Jonathan neben der Weinlaube. Dabei redeten sie abwechselnd mit Anna und lachten ausgelassen.

"Was ist denn hier los?"

"Ah, Jonathan, gut, dass du da bist!" Stella strich sich mit behandschuhten Händen Haarsträhnen aus dem Gesicht. "Dort drüben liegt eine Astschere. Und Handschuhe sind hier. Du kannst gleich mithelfen!"

Stella machte sich wieder daran, Äste abzuschneiden und Wurzeln auszugraben. Dahinter kam ein morscher Holzzaun zum Vorschein.

"Was habt ihr vor?" Jonathan stand noch immer wie angewurzelt.

"Wir reißen den Zaun nieder", sagte Anna mit ruhiger Stimme vom Gartenstuhl aus. "Ich brauche ihn nicht mehr", fügte sie munter hinzu und lächelte selig.

Zu dritt ging die Arbeit gut voran. Der Haufen mit den Zweigen und Ästen der alten Hecke und den alten, morschen Holzbrettern des Zaunes wurde stetig größer. Nach zwei Stunden war es geschafft. Die Hecke und auch der Zaun waren weg.

Anna hatte im Gartenstuhl ausgeharrt. Hin und wieder war sie eingenickt. Wenn sie wach wurde, beobachtete sie das Geschehen lächelnd und mit Argusaugen.

"Da steht noch was!", hatte sie immer wieder dazwischengerufen. Jonathan kam sich schon vor wie ein Lakai.

Nun stand Anna vor der alten Grenze von Grundstück und Bach. Sie blickte auf das bläuliche, glasklare Wasser, das munter, leicht plätschernd vorbeifloss. Es bahnte sich seinen Weg vorbei an Steinen und kleinen Ästen. Zufrieden sah sie darauf.

Erwin, Stella und Jonathan standen verdreckt und erschöpft auf der Terrasse. Jeder hielt ein Glas Wasser in der Hand, die bis zu den Schultern vor Anstrengung schmerzte..

Anna drehte sich um. "Danke", flüsterte sie. "Danke, danke, danke", fügte sie etwas lauter hinzu und sah dabei jeden einzelnen in die Augen. Jonathan lief es kalt den Rücken hinunter. Eine eigenartige Stimmung legte sich auf die vier.

Anna blickte noch einmal auf den Bach, dann ging sie ins Haus und legte sich in ihr Bett. Sie wirkte zufrieden.

## Dr. Werneck

Die Schicht hatte länger gedauert als geplant. Ein Notfall war noch dazwischen gekommen, aber nun war er auf dem Weg zu Anna.

Die ganze Woche schon hatte er an diese liebenswürdige Frau denken müssen, hatte sich gefragt, wie es ihr wohl ging. Nur zu gerne stattete er ihr einen Besuch ab, auch wenn er wusste, dass es nicht in seinen Aufgabenbereich fiel. Für die häusliche Pflege war ihr Hausarzt zuständig, der immer wieder nach dem Rechten sah und sich gut um sie kümmerte.

Ein wenig erinnerte ihn Anna an seine Mutter. Auch Maria war ihr Leben lang fleißig und rechtschaffen gewesen, hatte immer nur das Beste für ihren Sohn gewollt. Wie Anna hatte auch Maria die Diagnose Krebs zu früh aus dem Leben gerissen. Beiden wäre ein hohes Alter im Kreise der Enkelkinder und Urenkel vergönnt gewesen.

Doch noch lebte Anna, rief sich Dr. Werneck ins Gedächtnis. Er hoffte, dass sie die Zeit gut nützen würde, die langsam aber stetig immer weniger wurde, wenn er dem Glauben schenkte, was er von Erwin gehört hatte.

Es schien bei ihr schnell zu gehen. Es war, als hätte sie aufgegeben. Würde er sich auch aufgeben, wenn er die Diagnose hätte? Leberkrebs im Endstadium mit Metastasenbildung? Was würde er tun? Er wusste es nicht. Er wollte auch gar nicht daran denken. Es war so schon schwer genug, mit all dem Leid konfrontiert zu werden.

Immer öfter musste er als Arzt die schreckliche Diagnose stellen und immer öfter hatte er keine Chance gegen die Krankheit, obwohl die Medizin schon so fortgeschritten war.

Wütend schlug er mit der Hand auf das Lenkrad, dann besann er sich, atmete tief durch und lauschte den Anweisungen des Navigationsgerätes, das ihn die letzten Meter zum Haus führte.

"Dr. Werneck! Schön, dass Sie gekommen sind!" Stella öffnete die Tür. Ihre Haare waren nass und fielen in leichten Locken über ihre Schulter.

"Tut mir leid, dass es nicht eher ging. Ich wurde noch aufgehalten."

"Kein Problem." Stella winkte lachend ab. "Kommen Sie doch herein."

Sie führte ihn durch den Flur in die Küche. Erwin saß am Tisch. Er hatte ebenfalls nasse Haare.

"Herr Lukas, schön Sie zu sehen." Sie schüttelten einander die Hände. "Ich scheine wohl doch zu früh zu sein." Er sah auf die Geschwister.

Stella winkte ab. "Nein, nein." Sie lachte.

Es war ein gelöstes, fröhliches Lachen, das ihm gefiel.

"Wir hatten im Garten zu tun und waren völlig verdreckt", erklärte sie. "Setzen Sie sich doch."

"Danke. Wie geht es Ihrer Mutter?"

Stella blickte lächelnd nach oben, als könnte sie durch die Decke zu Anna sehen. "Ganz gut. Man merkt zwar, dass es immer schlimmer wird mit den Schmerzen und der Übelkeit, aber sie hat dazwischen wieder ganz gute Phasen."

"Haben Sie noch genug Schmerzpflaster?"

"Ja, Dr. Schreiber, unser Hausarzt, war erst gestern hier, hat nach dem Rechten gesehen und uns Rezepte dagelassen."

"Gut." Dr. Werneck blickte auf seine Hände. Er wusste

nicht, wie er am besten fragen sollte, ohne unhöflich zu sein. "Haben Sie ...", er gab sich einen Ruck. "Haben Sie bei der Hospizbewegung angerufen?"

Erleichtert bemerkte er, dass Stella und Erwin nickten.

"Ja, es war sogar schon jemand da." Stella lächelte.

"Wer war es?"

"Erni", antwortete Erwin.

"Ah, dann sind Sie ja in guten Händen!"

Dr. Werneck erinnerte sich an Erni. Er hatte sich Jahre nach Marias Tod endlich durchgerungen, beim Hospiz anzurufen. Durch viele Gespräche mit Erni konnte er seinen Zorn auf die schreckliche Krankheit besänftigen und das Geschehene leichter verarbeiten. Er war dankbar, dass die Hospizbewegung auch für Angehörige und Hinterbliebene da war, auch wenn diese Einsicht für ihn zu spät kam.

"Nimmt Ihre Mutter die Begleitung an?"

Stella nickte. "Ja, sie ist ganz begeistert von Erni. In ihrer Nähe wird sie gleich ganz ruhig."

"Wie oft kommt sie?"

"Je nachdem." Sie zuckte mit den Schultern. "Morgen schaut sie wieder vorbei."

"Gut." Dr. Werneck nickte. Er war erleichtert, dass Anna den Tatsachen ins Auge zu sehen schien. Vielleicht konnte wenigstens sie ihre Dinge noch erledigen. "Und wie geht es Ihnen?" Seine Stimme war leiser geworden, der Blick eindringlicher.

Stella sah erstaunt auf. "Mir?" Sie zögerte. "Es geht. Man

gewöhnt sich langsam daran, auch wenn es sehr schwer ist. Das kann man wohl nur nachempfinden, wenn man selbst in dieser Situation war." Sie machte einen kurze Pause. "Haben Sie schon einmal jemanden durch Krebs verloren?"

Dr. Werneck sah immer noch in ihre Augen. Das Blau darin faszinierte ihn. Es war so klar, so rein, so ehrlich. "Ja", antworte er schließlich. "Ja, habe ich. Meine Mutter", fügte er hinzu.

"Dann wissen Sie bestimmt, wie schwer es ist."

"Ja, das weiß ich. Es ist sehr, sehr schwer."

## Erwin

Sie unterhielten sich, als wäre er gar nicht da. Als wäre er unsichtbar. Aber er verübelte es Stella nicht. Er wüsste sowieso nicht, was er sagen sollte.

Über den Tod zu sprechen war schon nicht leicht, über den Tod der Mutter zu sprechen war noch viel, viel schwerer. Erwin wollte nicht daran denken. Wollte die Tatsache, dass es von Tag zu Tag schlechter um Anna stand, nicht wahrhaben.

Der Tag war gut gewesen. Annas Impuls, die Hecke und den Zaun niederzureißen, war überraschend gekommen, aber es hatte Spaß gemacht. Er kam selten zu körperlich anstrengenden Arbeiten. In der Arbeit saß er meist den ganzen Tag in seinem Büro und koordinierte Lieferungen,

Bestellungen und Kundentermine.

Beinahe Hand in Hand hatten er, Stella und Jonathan im Garten geschuftet. Meter für Meter war das Hindernis weniger geworden.

Es sah nun so ganz anders aus im Garten von Anna. Viel freier. Man sah auf das angrenzende Feld und in der Ferne konnte man Hügel und Berge erkennen. Es war eine schöne Aussicht.

"Ich begleite Sie nach oben zu meiner Mutter."

Erwin wurde aus den Gedanken gerissen. Er hatte aus dem Fenster gesehen und gar nicht mehr zugehört.

"Kommen Sie mit, Herr Lukas?"

Erwin schüttelte den Kopf. Er sah auf die Uhr. "Nein. Ich werde mich auf den Weg machen. Es hat mich sehr gefreut, Herr Doktor." Er schüttelte Dr. Werneck die Hand. "Auf Wiedersehen!"

Er warf einen Blick auf Stella, wollte sich verabschieden, doch sie stand schon an der Treppe und würdigte ihn keines Blickes mehr.

Gabriela lauschte der Erzählung von Erwin. Sie konnte es gar nicht glauben, was sie hörte.

"Ihr habt gemeinsam den Zaun niedergerissen?"

"Mhm. Den kompletten von oben bis unten." Er nahm einen Bissen. Gabriela hatte ihm Reste vom Mittagessen aufgewärmt. Er hatte einen Bärenhunger und schaufelte kräftig in sich hinein.

"Ganz plötzlich? Auf einmal kam ihr der Gedanke?

Einfach so?" Gabriela schüttelte ungläubig den Kopf.

Er nickte mit vollem Mund.

"Und wie geht es ihr jetzt?"

"Sie hat sich hingelegt. Sie war ganz schön erschöpft, obwohl ja eigentlich wir die Arbeit gemacht haben. Dr. Werneck ist jetzt bei ihr."

"Wieso bist du nicht noch geblieben?"

Erwin hielt kurz inne. "Weißt du, am Nachmittag, im Garten, da war alles so harmonisch. Als ob zwischen Stella und mir nie etwas gewesen wäre. Durch die Arbeit konnten wir für einen kurzen Moment einfach vergessen. Später, als wir mit Dr. Werneck in der Küche saßen, da war wieder diese Distanz zu spüren. Ich dachte, wenn ich gleich gehe, dann behalte ich vielleicht etwas von der Harmonie von zuvor." Er brach ab. "Hört sich eigenartig an, oder?"

Gabriela hob ihre Hand und legte sie auf seinen Arm. Sie lächelte. "Nein, ganz und gar nicht. Es hört sich schön an. Vielleicht schafft ihr es ja doch noch, zueinander zu finden."

## Anna

*Der Schlaf tat gut. Ihre Kräfte hatten stark nachgelassen, dennoch wollte sie bis zum Schluss bei Erwin und Stella dabei sein. Recht viel länger hätte sie sich jedoch nicht auf den Beinen halten können. Sie war müde geworden. Nicht nur körperlich, sondern auch innen drinnen. Sie konnte es sich selbst nicht genau erklären.*

*Der Anblick des veränderten Gartens war atemberaubend gewesen. Erst als die Hecke weg gewesen war, hatte sie gemerkt, wie beengt der Garten eigentlich all die Jahre war. Um wie viel freier er nun wirkte.*

*"Das hast du gut gemacht, Schwesterchen." Justus war unbemerkt hinter sie getreten. "Ich bin wirklich stolz auf dich."*

*Er blickte sie ernst an, ein leichtes Lächeln umspielte seine Lippen. Er wirkte größer. Und reifer. Wie konnte das sein?*

*"Wie gefällt es dir?"*

*Sie dachte nach. "Gut", sagte sie schließlich. "Es sieht gut aus." Und wieder sah sie auf die Weite hinter dem Bach.*

*"Man fühlt sich viel freier, oder?"*

*Sie nickte. Es war tatsächlich so, als hätte sie sich von einer Last befreit. Einer Last, die sie Jahrzehnte lang mit sich herumgeschleppt hatte.*

*"Man fühlt sich viel besser, oder?" Justus war ganz nahe an sie herangetreten.*

*Sie nickte wieder. Ihr Blick war auf den Bach und der unendlich scheinenden Weite dahinter gerichtet.*

*"Du weißt es jetzt, nicht?"*

*Stille.*

*"Ja, ich weiß es jetzt", flüsterte sie dann. "Es war nicht meine Schuld."*

*Eine Träne rann über ihre Wange. Sie lächelte.*

## Stella

Anna schlief viel. Dr. Schreiber hatte gemeint, das wäre normal und würde ihr gut tun. Die Morphine waren schon hoch dosiert. Sie würde sich wohl schon bald Stufe drei nähern.

"Was bedeutet das?", hatte Stella Dr. Werneck gefragt, als sie nebeneinander bei der schlafenden Anna gesessen hatten.

"Das heißt, dass sie bald hochpotente Opiate braucht."

"Stärkeres Morphium?"

Dr. Werneck hatte stumm genickt und zaghaft mit einer Hand ihre Schulter berührt.

Als Stella wieder alleine war, betrachtete sie das Gesicht ihrer schlafenden Mutter. Die Augen lagen in tiefen Höhlen, die Wangen waren eingefallen. Und doch sah sie friedlich aus. So krank und doch so friedlich. Stella war traurig. Sie musste sich wohl den Tatsachen stellen. Es ging Anna immer schlechter und die Zeit wurde immer weniger.

"Justus", flüsterte Anna leise. Sie hielt die Augen geschlossen, die Lider flackerten leicht.

Stella richtete sich auf und wollte Annas Hand nehmen, doch im letzten Moment hielt sie sich zurück. Anna schien noch zu schlafen. Es war wohl ein Traum.

Doch wer war Justus? Zum dritten Mal hatte ihn Anna erwähnt, immer im Schlaf oder beim Aufwachen. Stella hatte das Gefühl, dass der Name eine Bedeutung hatte, doch ihr fiel nichts ein. Kannte sie jemanden mit Namen Justus?

Das Telefon läutete. Es klingelte laut, damit man es auch bis nach oben in den ersten Stock hören konnte.

Sie erhob sich schnell, um ranzugehen.

"Hallo?", sagte sie atemlos.

"Ähm ... hallo? Bin ich hier bei Lukas?"

"Ja, hier ist Stella. Wer spricht da?"

Die Stimme räusperte sich. "Hier ist Sybille."

Stella dachte nach. Der Name kam ihr bekannt vor.

"Ich wollte Jonathan sprechen. Ist er irgendwie erreichbar?"

War das nicht Sybille von Frau Huber? "Er ist nicht da, soll ich dir die Nummer geben?"

"Ja, bitte", klang die Stimme erleichtert.

Stella gab Sybille die Nummer, verabschiedete sich und legte auf.

Als sie ins Schlafzimmer zurückkam, war Anna wach. Sie hatte die Augen geöffnet und blickte mit klarem Blick ihre Tochter an.

"Hallo Sternchen", sagte sie.

Stella setzte sich zu ihr ans Bett. "Wie geht es dir?"

"Gut, gut."

"Möchtest du etwas trinken?"

"Ja, aber ich kann selber aufstehen. Hilfst du mir?"

Stella hatte mittlerweile gelernt, dass Anna verschiedene Verfassungen haben konnte. Wenn sie in der Phase war, dass sie schlafen und Ruhe haben wollte, dann zog sich

Stella zurück. Wenn Anna aufstehen und aktiv sein wollte, dann versuchte Stella sie so gut es ging zu unterstützen.

Erni hatte ihr eingeschärft, ihre Mutter psychisch immer dort abzuholen, wo sie sich befand. Widersprüchlichkeiten sollte sie ignorieren, egal wie diffus ihre Forderungen oder Ausflüche waren.

In der Küche setzte sich Anna an den Tisch, Stella stellte Tee auf und nahm neben ihr Platz.

"Mama, darf ich dich etwas fragen?"

"Aber natürlich, Sternchen."

Stella lächelte. Nun war sie schon achtundvierzig Jahre alt, und trotzdem nannte sie ihre Mutter noch beim Kosenamen.

"Als du geschlafen hast, da ..." Sie sah auf ihre Hände.

"Ja?"

"... da hast du einen Namen gesagt." Sie blickte Anna an.

"Welchen Namen?"

"Justus."

Anna starrte Stella an. Sie sagte nichts.

"Du hast den Namen auch im Krankenhaus erwähnt. Wer ist Justus?"

Anna schwieg noch immer und blickte aus dem Fenster in den Himmel. Sie wirkte abwesend.

Stella stand auf und holte den Tee. Sie wollte ihre Mutter nicht drängen. Die Bande zwischen Mutter und Tochter waren stark. Sie spürte, dass der Name etwas zu bedeuten hatte.

"Justus ist dein Onkel", sagte Anna schließlich mit leiser

Stimme, den Blick immer noch auf einen fernen Punkt gerichtet.

"Mein Onkel?", fragte Stella ungläubig.

"Ja, er ist dein Onkel. Er starb mit sechs Jahren." Anna brach ab, wandte den Kopf zu Stella und sprach stockend weiter. "Ich habe nie von ihm gesprochen. Auch dein Vater kannte ihn nicht. Ich denke aber, dass er es dennoch wusste." Sie holte tief Luft. "Justus starb, als ich mit ihm Verstecken gespielt hatte. Er versteckte sich beim Fluss auf einem Felsen und fiel ins Wasser. Ich hörte das Klatschen, aber ich konnte ihn nicht mehr erreichen. Der Fluss trug ihn fort. Erst drei Tage später fand man ihn."

"Aber Mama! Das ist ja schrecklich!" Stella setzte sich zu Anna und nahm ihre Hand.

"Deshalb war auch der Zaun im Garten. Ich wollte den Bach fernhalten." Sie sah wieder aus dem Fenster.

Stella folgte ihrem Blick. "Deshalb fuhren wir nie an den See."

Anna nickte. "Ja. Ich wollte nicht, dass euch etwas geschieht. Zu groß war die Angst und zu groß war die Schuld."

"Aber du hattest doch nicht Schuld, oder?"

Anna sah zu Stella, sah tief in ihre blauen Augen. "Nein, Sternchen, hatte ich nicht." Sie drückte ihre Hand. "Aber das weiß ich erst seit gestern."

Und wieder verlor sich der Blick nach draußen. Dorthin, wo die Hecke gestanden hatte und nun sichtbar das Bächlein vorbeifloss.

## Jonathan

Sie hatte ihn angerufen! Er konnte sein Glück kaum fassen und suchte seit einer Stunde nach dem blauen T-Shirt, dass ihm so gut stand und seine Muskeln betonte. Es waren zwar nicht viel, aber immerhin.

Zwei Stunden hatten sie geredet. Er hatte ihre Stimme genossen, ihr Lachen, ihr neckisches Kichern. Dann hatten sie sich für das Wochenende verabredet.

"Hast du Lust auf Kino?", hatte Sybille gefragt.

Ja, hatte er.

Stella ließ schon seit zwei Tagen nichts von sich hören. Von Aurelia wusste er, dass sie und Erwin fast jeden Tag bei Oma waren. Ihr ging es mal besser, mal schlechter. Gemeinsam mit Erni wechselten sie sich bei Anna ab.

Jonathan traute dem Frieden nicht. Er konnte sich nicht vorstellen, dass sein Onkel und seine Mutter unter einem Dach waren, ohne zu streiten. Seit der Hecken-Aktion, wie er sie nannte, war die Situation aber merklich entspannter. Das war auch ihm aufgefallen. Er freute sich für Onkel Erwin. Vielleicht würde es ja doch noch etwas werden mit der Versöhnung.

Es war ein schwüler Sommerabend. Die Wolken hingen schwer am Himmel und die Hitze drückte unerbittlich auf die verschwitzten Menschen herab, die durch die Innenstadt eilten. Vor dem Kino blieb Jonathan stehen und sah auf sich herab. Ihm war so heiß, dass sich dunkle Schweißflecken unter den Achseln gebildet hatten. Er hob ein wenig die Arme und fächelte sich Luft zu. Das hatte gerade noch gefehlt. Vielleicht würden sie noch trocknen, bevor Sybille kam.

"Ist dir heiß?"

Jonathan fuhr herum und ließ die Hände sinken.

"Ähm, ja, ein bisschen. Scheiß Wetter, oder?" Unbeholfen deutete er mit dem Daumen nach oben.

Sybille hob den Kopf. Ihre roten gelockten Haare waren leicht zusammengebunden und mit einer Spange hochgesteckt. Vereinzelte Strähnen hingen in ihr Gesicht und im Nacken. "Ich mag die Hitze. Solang ich nicht in der prallen Sonne liegen muss, hab ich kein Problem damit", lachte sie. Ihre Haarlocken wippten und die Sommersprossen auf ihrer Nase schienen zu tanzen.

Jonathan hätte am liebsten eine Strähne aus ihrem Gesicht gestrichen und ihr Gesicht berührt.

"Außerdem wird es heute eh noch kühler."

"Ach ja?", sagte er abwesend, noch immer auf ihr Gesicht starrend.

"Hörst du das?"

"Was?" Er sah auf.

"Es donnert."

"Ach, das ist ja ewig weit weg!"

Sybille sah Jonathan mit funkelnden grünen Augen an. "Ich wette, dass in der nächsten halben Stunde ein Gewitter kommt!" Sie lachte wieder und hielt ihm die Hand hin.

Jonathan sah kurz zum Himmel und schlug ein. "Und

ich wette, dass es nach dem Film noch genauso heiß ist wie jetzt."

Doch Sybille hatte recht. Der Film hatte nicht einmal begonnen, war auch schon tiefes Donnergrollen zu hören, das stetig lauter wurde. Nach dem Vorspann krachte es zweimal so laut, dass Jonathan das Gefühl hatte, der Sitz unter ihm würde vibrieren.

Sybille sah ihn im dämmrigen Licht schmunzelnd an. Wusst' ich's doch, schien ihr Blick zu sagen.

Sie hat mich verzaubert, schoss es ihm durch den Kopf. Für solch hübsche rothaarige Frauen haben sie im Mittelalter die Scheiterhaufen aufgestellt, dachte er noch flüchtig, dann krachte es ohrenbetäubend laut. Kurz darauf gingen die Lichter aus und auf der Leinwand wurde es schwarz. Stromausfall. Ein Raunen ging durch das Publikum.

"Oh oh", sagte Sybille. "Das war's dann wohl." Sie kicherte. "Komm, lass uns gehen."

Im Schein der Notlichter bewegten sie sich mit der Menschenmenge nach draußen. Beinahe hätte Jonathan Sybille aus den Augen verloren, doch dann spürte er eine Hand, die seine mit festem Griff packte.

Aus dem Kino strömten hunderte Menschen. Die meisten ruhig und gelassen, ein paar hatten ängstliche Gesichter. Das Gewitter war weitergezogen und wütete nördlich der Stadt. Was blieb, war ein Regenguss, der innerhalb von Sekunden die Leute durchnässte.

"Was hab ich dir gesagt!", rief Sybille durch den laut

prasselnden Regen zu Jonathan. Sie hatte den Kopf gehoben und die Augen geschlossen. Die Hände streckte sie zum Himmel. Warm rann ihr das Wasser die Wangen und den Hals hinunter.

Jonathan stand fasziniert vor ihr und konnte den Blick nicht von ihr losreißen.

Was war nur mit ihm los? War er tatsächlich verliebt? Verliebt in Sybille-Brille?

## Anna

Es gab tagelang so viel zu erzählen. So viele Abenteuer, so viele Streitereien und so viel Blödsinn, den sie gemacht hatten. Mit jedem Tag fiel ihr mehr über Justus ein und in Erwin und Stella fand sie dankbare Zuhörer. Auch Aurelia lauschte den Geschichten aus längst vergangenen Tagen.

Niemand hatte geahnt, welchen Kummer Anna mit sich herumgetragen hatte. Welche Schuldgefühle sie in all den Jahrzehnten geplagt hatten. Niemand hatte auch nur eine Ahnung von Justus.

So lange hatten die Erinnerungen in Anna geschlummert, nun brachen sie alle an die Oberfläche. Sie war jedoch nicht traurig darüber, im Gegenteil. Es tat so gut, darüber zu sprechen. Justus wurde dadurch lebendig und greifbar.

Abwechselnd saßen Erwin, Stella und Aurelia an Annas Bett oder begleiteten sie in den Garten. Gabriela war nie mit. Sie passte währenddessen meistens auf Sebastian und Marina auf und hielt sich lieber im Hintergrund.

Erni kam in den letzten Tagen seltener. Seit Stella und Erwin halbwegs miteinander umgehen konnten, hatte sie sich etwas zurückgezogen, um der Familie Zeit und Raum mit Anna zu geben.

Die Tage wurden langsam kürzer. Der September brach ins Land und mit ihm auch die Phasen, in denen Anna geistig immer weniger anwesend war. Die vielen Morphine beeinflussten ihre Wachzustände zunehmend.

Nichtsdestotrotz versuchte sie immer noch Zeit in ihrem Garten zu verbringen, auch wenn die Arbeiten von Stella verrichtet werden mussten. Anna saß dann unter der Weinlaube und sah zu, auch wenn es ihr sehr schwer fiel, nicht selbst mit anzupacken.

Ihr ganzes Leben lang hatte sie gearbeitet. Ihr Hände waren immer von Tätigkeiten im Garten, Haus und Laden gezeichnet gewesen. Die Haut war rau und rissig gewesen, die Nägel immer kurz geschnitten. Jetzt, mit achtundsiebzig Jahren, hatte sie zum ersten Mal längere Fingernägel und eine weiche Haut in den Handflächen. Die Untätigkeit der letzten Wochen hatten ihre Spuren hinterlassen.

"Endlich ist es nicht mehr so heiß", sagte sie, als sie mit Stella wieder mal im Garten saß. Sie blickte in den wolkenverhangenen Himmel. Der Wind wehte und ließ sie frösteln. "Man kann den Herbst schon riechen."

Stella drehte den Kopf und schnupperte. "Ach, der ist ja

noch lange nicht da", winkte sie ab.

Anna blickte abwesend in die Ferne. "Er ist näher, als du denkst." Sie klang melancholisch. Traurig. Resigniert.

"Wie meinst du das?"

Doch Anna antwortete nicht. Stumm liefen Tränen über ihre Wangen, tropften auf die Hände, die im Schoß lagen.

"Mama, was ist los?" Stella nahm sie besorgt in den Arm.

"Ich will nicht sterben", flüsterte Anna. "Ich will nicht sterben. Ich will nicht!", wiederholte sie ein ums andere mal.

"Ach Mama, ..." Stella rang um Worte.

"Ich bin noch nicht soweit. Ich will noch ein bisschen leben. Nur ein bisschen." Sie sah Stella an. "Ist das zu viel verlangt?"

"Ach Mama", wiederholte Stella. Sie drückte Anna fest an sich und wiegte sie sanft hin und her. Sie wusste nicht, wie sie reagieren sollte. Annas Ausbruch kam plötzlich und unerwartet.

Sie schluchzte: "Ich wollte alt werden, ich wollte Sebastian und Marina aufwachsen sehen, ich ... Ich will nicht sterben!" Sie weinte haltlos, krallte sich an Stella fest.

Stella schaffte es kaum sie zu beruhigen. Sie schien selbst gegen ihre Verzweiflung anzukämpfen. Konnte ein Mensch den anderen trösten, wenn er selbst Trost brauchen konnte?

"Schsch, ist ja schon gut", flüsterte Stella ihr zu und drückte sie fest an sich. Dabei rannen ihr selbst unaufhörlich die Tränen über die Wangen.

## Erwin

Er stand am Fenster in der Küche. Er war gerade gekommen. Gleich nach der Arbeit war er hergefahren, um bis zum Abend bei Anna zu bleiben. Stella sollte sich ein wenig ausruhen können.

Erni hatte ihn vorgewarnt und auch Gabriela hatte tags zuvor gemeint, dass Anna noch nicht alle Phasen durch hatte.

"Welche Phasen?", hatte er gemeint.

"Die fünf Phasen des Sterbens", hatte Gabriela geantwortet.

Erni war einige Male bei Anna gewesen, hatte mit ihr geredet und Trost gespendet. Hatte bei ihr gewacht, wenn sie schlief. Beim letzten Mal hatte sie Erwin und Stella beiseite genommen und ihnen über die fünf Sterbephasen erzählt. Nichtwahrhabenwollen, Zorn, Verhandeln, Depression und Akzeptanz. Diese Phasen kamen unweigerlich bei fast jedem Menschen, bei dem einen stärker ausgeprägt, bei dem anderen weniger. Die letzten beiden Phasen kamen jedoch immer.

Erwin sah auf Anna und Stella. Beide weinten, schluchzten, hielten sich fest. Er konnte Wortfetzen durch die Terrassentür hören und war sich sicher: Phase vier war angebrochen.

Die Verzweiflung von Anna war durch den Garten bis ins Haus spürbar und Erwin wurde von einer Welle der

Trauer erfasst. Am liebsten wäre er hinausgegangen, hätte sich an die andere Seite von Anna gesetzt und mit seinen großen Armen beide Frauen umarmt, doch er konnte es nicht. Stellas Barriere war noch immer nicht durchbrochen und er wusste, dass Anna sich in seiner Nähe nicht so öffnen konnte wie in Stellas. Selbst am Ende ihres Lebens würde er keinen anderen Stellenwert einnehmen, als nur der Sohn zu sein.

Erwins Handy läutete. Ein denkbar schlechter Zeitpunkt, doch er hob ab.

Er räusperte sich. "Hallo Jonathan", sagte er mit leiser Stimme.

"Störe ich?"

"Nein, nein. Geht schon." Erwin starrte immer noch in den Garten auf die beiden umarmenden, weinenden Frauen.

"Du, ist es schlimm, wenn ich heute nicht vorbei komme? Ich erreiche Mum nicht, kannst du sie fragen?"

"Wieso? Was hast du so Wichtiges vor?"

Jonathan zögerte mit seiner Antwort. "Ich ... ich bin verabredet."

"So?" Erwin schmunzelte. "Mit wem denn?"

"Du kennst sie nicht", antwortete Jonathan schnell. Zu schnell.

"Ach ja? Wer ist die Glückliche?"

"Sybille", sagte Jonathan leise.

"Sybille? Die Sybille von der Huber?"

"Mhm."

"Na, sieh einer an! Da scheinen ja die Hormone hochzukommen bei dir!", neckte er seinen Neffen. Es tat gut ein wenig abgelenkt zu werden.

"Passt das jetzt, dass ich erst morgen komme oder nicht?" Jonathan klang genervt.

"Ja, ja. Aber vergiss nicht: Immer langsam mit den Pferden, Junge." Er lachte.

Jonathan murmelte etwas Unverständliches und legte auf.

Erwin sah nachdenklich auf das Telefon in seiner Hand. Dass sich sein Neffe für Mädchen interessierte, war ja ganz was Neues. Ansonsten waren nur seine Kumpels und Musik interessant gewesen.

Sein Blick wanderte zurück in den Garten. Stella und Anna hatten sich erhoben und gingen auf das Haus zu. Ihre Augen waren gerötet, die Wangen nass.

Er wandte sich um und ging schnell zur Haustür. Er wollte so tun, als wäre er eben erst gekommen. Sie sollten nicht wissen, dass er sie beobachtet hatte.

"Was heißt, er kommt nicht?!"

Stella stand in der Küche, nachdem sie Anna ins Bett geholfen hatte, und bereitete das Abendessen zu. Grießbrei mit Zimt. Den hatte sich Anna gewünscht.

"Er trifft sich mit einem Mädchen."

Stella ließ den Kochlöffel sinken und starrte Erwin an. "Und dann sagst du einfach: 'Alles klar, ich erlaube es dir!' oder wie? Woher nimmst du dir das Recht, einfach so zu bestimmen?"

"Stella, er ist achtzehn!"

"Ja, und? Solange er in meinem Haus wohnt, bestimme ICH!"

"Er ist doch kein Haustier!"

Stella funkelte ihn böse an. Er hatte das Gefühl, sie würde gleich explodieren.

"Stimmt, er ist mein SOHN, und als solcher muss er sich an Vereinbarungen halten. Die Vereinbarung war, dass er herkommen und mir helfen soll!"

"Nur wegen dieser Party?" Er blickte ungläubig.

"Ja, genau deshalb!" Sie schrie nun noch aufgebrachter.

Erwin schien es, als hätte das Weinen von vorhin ein Ventil in Stella geöffnet.

"Außerdem sind Aurelia und ich auch noch da", versuchte er weiter sie zu beschwichtigen.

"Ja, und?" Stella war nun voll in Fahrt. "Außerdem hat dieser Bengel null Bock auf irgendwas und hat einfach alles hingeschmissen. Aber das kennst DU ja nur zu gut, stimmt's?"

Es war still. Der letzte Satz hing schwer in der Luft, im Kochtopf blubberte es leicht. Stella wandte Erwin den Rücken zu und rührte heftig um.

"Ich habe nichts hingeschmissen, Stella", sagte er leise.

Sie schwieg.

Er gab sich einen Ruck. Wenn nicht jetzt, wann dann? "Weißt du eigentlich, warum ich den Laden verkauft habe?"

Sie sagte nichts.

Erwin starrte auf ihren Rücken. Jetzt oder nie. "Wusstest du, dass der Laden kurz vorm Konkurs stand?"

Der Kochlöffel hielt kurz still im Topf und Erwin sprach schnell weiter.

"Vater hat mir einen Laden übergeben, der ausstehende Rechnungen von vier Monaten hatte. Das Geschäft lief seit Jahren nicht mehr kostendeckend, aber das ignorierte er einfach. Er dachte, wenn ich 'Waren-Lukas' übernommen habe, dann würde ich das alles wohl schon wieder hochschupfen." Er brach ab, holte Luft. "Ich habe mein Bestes gegeben, habe mir Hilfe von professionellen Finanzleuten geholt, doch es brachte nichts mehr. Mir blieb keine andere Wahl, als die Geschäftsräume zu verkaufen! Wenn ich länger gewartet hätte, hätten sie unser Elternhaus gepfändet!"

Stella sagte weiter nichts. Sie lief aber auch nicht davon, wie sie es sonst tat, wenn eine Situation unangenehm wurde.

Erwin schöpfte Hoffnung, dass sie ihn endlich bis zum Schluss anhören würde und fuhr fort. "Mit dem Verkauf konnten die dringendsten Verbindlichkeiten gedeckt werden. Der Rest der Schulden blieb an mir hängen. Gabriela und ich brachten zehn Jahre lang jeden Cent zur Bank, um die Schulden loszuwerden."

Es war still in der Küche. Stella hatte die Herdplatte abgedreht. Langsam drehte sie sich um und sah ihren Bruder ungläubig an.

"Ist das wahr?", sagte sie leise.

Er nickte. "Ja, so wahr ich hier stehe."

"Und Mama weiß davon?"

Er wartete mit der Antwort, dann schüttelte er langsam den Kopf. "Nein."

"Wie konnte sie dir dann verzeihen?"

"Ich weiß es nicht." Er zuckte mit den Schultern. "Irgendwann haben wir uns versöhnt. Und dafür bin ich ihr sehr dankbar." Ernst blickte er Stella an.

"Wieso hast du nie etwa gesagt?" Ihre Stimme zitterte.

"Ich wollte Mutters Bild von Vater nicht zerstören. Es war nicht seine Schuld. Er hat getan, was er konnte. Ich wollte nicht, dass Mutter enttäuscht von ihm ist."

Stella schwieg, dann sagte sie langsam: "Ich verstehe. Du hast wohl auch getan, was du konntest."

Sie sagte es ruhig, fast tonlos. Nicht vorwurfsvoll, was ganz etwas Neues für Erwin war.

Er wusste, es war keine Entschuldigung und auch kein Verzeihen von Stella, aber er war auf dem richtigen Weg. Mehr konnte er nicht tun.

## Stella

Sie wusste nun, warum er so gehandelt hatte, jedoch schaffte sie es nicht, ihn um Verzeihung zu bitten. Eineinhalb Jahrzehnte hatte sie ihm gegrämt, und nun sollte sie alles vergessen? Sich eingestehen, dass sie engstirnig gewesen war? Dass sie nie etwas anderes hören wollte, als dass ER den Familienbetrieb vernichtet hatte?

Die Wahrheit war schmerzlich für sie. Ihr Vater, der immer nur geschuftet und für die Familie gesorgt hatte, soll den Betrieb an die Wand gefahren haben? Hatte er sich so überschätzt? Konnte es so gewesen sein?

Erwin war nach Hause gefahren, nachdem Stella nichts mehr gesagt hatte. Stumm hatten sie sich angesehen, dann war er wortlos zur Tür hinausgegangen und hatte sie mit ihren verwirrenden Gedanken zurückgelassen.

Sie schüttelte den Kopf. Sie wollte die vielen Gedanken aus dem Kopf verbannen, doch es ging nicht.

Was sollte sie tun? Mit Anna reden? Ihr in der schwersten Zeit ihres Lebens sagen, dass der Greißlerladen kurz vorm Konkurs stand? Dass Erwin richtig gehandelt hatte?

"Scheiße", flüsterte Stella. Auf der immer noch heißen Herdplatte blubberte der Grießbrei. Sie hatte vergessen, ihn vom Herd zu nehmen. Schnell rührte sie um, doch der Boden war bereits angebrannt.

"Scheiße, scheiße, scheiße!"

Wütend stieß sie den Topf in die Spüle, ließ Wasser nachlaufen und setzte sich an den Tisch. Mit dem Kopf auf die Hände gestützt saß sie da und dachte nach.

Sie dachte an das Geschäft "Waren-Lukas"; an die Düfte, die darin waren; an das Geräusch, das die vielen kleinen Schubladen gemacht hatten, wenn man sie geöffnet und wieder verschlossen hatte. Darin waren Süßigkeiten, Schnüre, Fäden und Kräuter gelagert gewesen. Und sie dachte an das Gebimmel, das die Türglocke gemacht hatte, wenn ein Kunde hereingekommen war.

*Klimmbimm. Klimmbimm.*

Wie oft hatte es am Tag geläutet? Zwanzigmal? Zehnmal? Oder noch weniger? War die Lage tatsächlich so schlecht gewesen?

Stella ließ die Hände sinken und blickte auf die Wand. Ein Schwarzweißfoto zeigte ihren Vater mit Anna und Erwin vor einem Gebäude stehen. Stolz lächelten alle drei in die Kamera. Annas Bauch wölbte sich unter dem Kleid. Im Hintergrund war eine Auslage. Darin war ein Schild, auf dem mit großen schwarzen Lettern "Waren-Lukas" stand. Darunter: "Ihr Generationen-Greißlerladen mit Waren von A bis Z". Dreißig Jahre später war das Schild weg, das Geschäft geschlossen und Johann tot.

Stella versuchte sich an die letzten Jahre zu erinnern. Ihr Vater hatte bis zur Pensionierung bis zu zwölf Stunden am Tag gearbeitet und auch Anna war täglich im Laden anwesend gewesen. Sie hatte sich um Kunden gekümmert, das Geschäft sauber gehalten und Bestellungen im

Überblick behalten. Wie hatte sie die finanzielle Lage übersehen können?

Stellas Gedanken kreisten wie wild in ihrem Kopf. Schließlich stand sie auf. Sie hatte entschieden, was sie tun würde. Doch zuerst musste sie frischen Grießbrei zubereiten.

"Mama?"

Anna drehte den Kopf zu Stella. "Hm?"

"Wie geht es dir?"

"Ganz gut. Ich bin nur so müde. So kraftlos."

"Hast du noch Hunger?" Sie kam mit einer heißen Schüssel herein.

Anna nickte. "Ja, ein bisschen. Vielleicht wird die Übelkeit dann ein wenig besser." Sie versuchte zu lächeln, es misslang jedoch. Gequält sah sie Stella an und nahm die Schüssel. Vorsichtig aß sie ein paar Löffel von dem Brei.

Stella setzte sich zu ihr und lächelte sie aufmunternd an. "Soll ich dir was erzählen?"

Anna nickte erwartungsvoll.

Und dann erzählte Stella ihrer Mutter von früher, als sie mit ihrem Vater ganze Samstage im Geschäft verbracht hatte. Von einem kleinen Mädchen, das voller Stolz bei der Kundenbetreuung geholfen, Regale abgestaubt und Wechselgeld ausgegeben hatte. Eine fleißige kleine Biene war sie gewesen, hatte ihr Vater immer anerkennend gesagt und ihr über die blonden Haare gestreichelt.

Anna schloss die Augen und hörte mit einem zufriedenen Gesichtsausdruck zu. Der Brei war vergessen, und für einen kurzen Moment auch ihr kranker Körper. Was zählte, waren die Erinnerungen, die wie frisch gesät wieder in ihrem Kopf herumschwirrten.

Von Erwin und den finanziellen Problemen sagte Stella nichts. Sie musste die Vergangenheit ruhen lassen, das war ihr nun klar geworden.

## Anna

Sie lauschte gerne der Stimme ihrer Tochter. Sie klang so angenehm, war ruhig, aber nicht zu leise, war hell, aber nicht zu schrill und sie war beruhigend. Wenn Stella sprach, dann konnte sie loslassen und einfach nur zuhören.

Der September war spürbar geworden. Am Morgen lag die Kühle des Herbstes in der Luft und Morgentau benetzte die Wiesen.

Von Tag zu Tag sprach Anna weniger. Viel lieber hörte sie zu; meist mit geschlossenen Augen.

Neben Stella, Erwin und Aurelia kamen auch Jonathan und Erni nun fast täglich zu ihr. Jonathan zierte sich ein wenig, in der Nähe seiner Oma zu sein. Anna hatte das Gefühl, dass er Angst hatte. Sie konnte es ihm jedoch nicht verübeln, in seinem Alter hätte sie wohl auch nicht gerne sterbenskranke Menschen am Bett besucht.

Anders als Jonathan bewegte sich Erni, wenn sie da war, sofort zu Annas Bett, streichelte ihren Arm, begrüßte sie und redete mit ihr. Die Gespräche mit Erni taten so gut. Sie hörte zu, sie verstand, sie antwortete.

Wenn Anna schlief, dann war Erni ruhig und störte nicht. Wenn Anna weinte, dann reichte sie ihr ein Taschentuch und hörte zu. War Anna wütend und hatte einen Zorn auf die Krankheit, dann schrie Erni mit und hielt ihr ein Kissen, in das sie schlagen konnte. Das wiederum brachte Anna zum Lachen und Erni lachte mit.

"Sie machen ihre Sache ganz gut", sagte Anna eines Tages zu Erni.

Sie hatte die Augen geschlossen und dem Zwitschern der Vögel zugehört, deren Laute durch das offene Fenster getragen wurden. Nicht mehr lange, und sie würden sich auf den Weg nach Süden machen. Ihr Wiederkommen würde Anna nicht mehr erleben, das wusste sie.

Erni saß neben ihr und lächelte. "Ich mache es gern", sagte sie ruhig.

"Haben Sie eigentlich Angst vor dem Tod?", fragte Anna und öffnete die Augen. Sie waren grau geworden in all den Jahren und die Krankheit hatten den Glanz dumpf gemacht.

Erni schüttelte den Kopf. "Nein, ich habe keine Angst."

"Warum nicht?"

"Er gehört zum Leben dazu, oder?"

"Ja, wohl wahr", sagte Anna. "Aber es ist so traurig, wenn man gehen muss und die Lieben zurück bleiben."

"Denken Sie nicht, dass Sie sie vielleicht wiedersehen?"

Anna lächelte. "Das hat Justus auch gesagt."

"Wer ist Justus?"

"Justus ist mein kleiner Bruder", sagte sie stolz.

"Sehen Sie sich oft?"

"Ja, ganz oft." Anna legte ihre Hand auf die Brust über ihr Herz. "Er kommt mich ganz oft besuchen."

*"Komm mit, ich zeig dir was!"*

*Justus stand unter dem Nussbaum und erwartete sie bereits. Sie ging barfuß aus dem Haus durch das taufeuchte Gras auf ihn zu. Der Boden war warm. Fast wie ein weicher, flauschiger Teppich. Oder fühlte sie nur keine Kälte?*

*Justus streckte ihr die Hand entgegen. "Komm schon!", sagte er noch einmal, nun ein wenig ungeduldig.*

*Sie trug ihr weißes, langes Nachthemd. Sanft wehte der Wind durch den dünnen Stoff und ließ ihn leicht wehen und flattern. Es war, als würde der Wind sie streicheln und willkommen heißen. Es fühlte sich angenehm an.*

*"Wo gehen wir hin?", fragte sie neugierig.*

*"Das wirst du gleich sehen", vertröstete Justus sie.*

*Er führte sie durch den Garten. Der ansonsten ungestüme, fröhliche Junge wirkte ruhig und hielt kräftig ihre Hand in seiner.*

*Er führte sie zum Bach, in dem nur ganz wenig Wasser floss. Flache Steine schauten aus dem sanft dahinplätschernden Nass hervor. Justus stieg auf den ersten Stein und sah zu ihr auf.*

*"Vertrau mir", flüsterte er.*

*"Ich vertraue dir", sagte sie. Sie hatte keine Angst.*

*Schritt für Schritt stiegen sie über den Bach, beide barfuß, so wie früher.*

*Auf der anderen Seite war ein großes Feld. Das Gras stand hoch und schaukelte sanft im Wind.*

*"Was machen wir hier?", fragte sie.*

*"Du wirst schon sehen", antwortete Justus. "Warte, bis die Sonne aufgeht."*

*Sie wandte sich um. Sie erkannte einen Schein am Horizont. Es musste noch ganz früh am Morgen sein. Warum war ihr das nicht aufgefallen?*

*"Warte", sagte Justus. "Gleich ist es soweit."*

*Sie wartete. Ganz langsam sah sie, wie sich die Sonnenscheibe über den Hügeln in der Ferne erhob.*

*"Warte", wiederholte Justus.*

*Der erste Sonnenstrahl erreichte die beiden. Sie standen mitten im Feld, umgeben von kniehohen Grashalmen.*

*"Jetzt!"*

*Sie drehte sich um und traute ihren Augen nicht. Die ganze Wiese war übersät von Spinnweben, in denen sich Tautropfen gefangen hatten. Je höher die Sonne stieg, desto mehr funkelten und glänzten die Tropfen.*

*"Das sind Feenhaare, Schwesterchen", erklärte Justus. "Kennst du die?"*

*Sie nickte. "Ich habe sie aber noch nie so schön gesehen!", sagte sie atemlos.*

*Es funkelte in allen Farben des Regenbogens. Geblendet schloss sie ihre Augen, um sie kurz darauf wieder zu öffnen. Sie wollte keine Sekunde verpassen.*

*"Du weißt, was das bedeutet, oder?"*

*Wieder nickte sie. "Es wird Herbst."*

*"Ja, Schwesterchen. Es wird Herbst. Nutz' die Zeit."*

*Dann war er verschwunden und sie wurde von Dunkelheit umhüllt.*

## Stella

Es rückte näher. Das spürte sie. Von Tag zu Tag näherte es sich mehr und mehr und hüllte Anna ein.

Das Unausweichliche.

Stella hatte sich in den letzten Wochen davor gefürchtet, doch je präsenter es wurde, umso ruhiger wurde sie.

Anna schlief die meiste Zeit nur noch, aß fast nichts mehr, trank nur noch kleine Schlucke. Dr. Schreiber tat schmerzmedikativ was er konnte, der Rest lag bei Anna.

Stella betrachtete das schlafende Gesicht ihrer Mutter. Sie war allein bei ihr. Erwin war zuhause, Erni kam erst morgen früh wieder.

Es würde nicht mehr lange dauern, hatte sie gesagt. Die Krankheit hatte schnell und lautlos gewütet, das Ergebnis war eine ausgezehrte Anna, die kaum noch Kraft hatte. Und auch keinen Willen, wie Stella bemerkt hatte.

Anna hatte ihr alles von Justus erzählt, was sie noch wusste. Stundenlang hatte sie von diesem bezaubernden Jungen gesprochen. Hatte Erwin und Stella und ihren

Enkelkindern von ihm erzählt. Doch was nur Stella wusste: Er war wiedergekommen.

Anfangs wusste sie nicht, wie sie mit diesen seltsamen Träumen ihrer Mutter umgehen sollte, doch schließlich hatte sie einfach nur zugehört und war dankbar gewesen, dass Anna durch diese Träume ihren Frieden mit Justus gefunden hatte.

Anna stöhnte leise im Schlaf.

Stella nahm ihre Hand. Sie lag schlaff auf der Decke und war kühl. Rasch steckte Stella sie unter die Decke. Ob ihr wohl kalt war?

Sie stand auf und schloss das gekippte Fenster. In der Nacht war es kühl draußen. Der Herbst war spürbar und auch sichtbar. Nach und nach verwelkten die Blumen und Blätter im Garten.

Stella schloss den Vorhang und setzte sich wieder ans Bett. Sie war zur Untätigkeit verbannt. Wenn Anna schlief, blieb ihr nichts anderes übrig, als zu warten und zu wachen. Sie wollte Anna nicht alleine lassen. Zu groß war die Angst, dass genau in diesem Moment des Alleinseins etwas geschehen könnte. Dass genau in diesem Moment das Unausweichliche passiert und ...

Sie unterbrach ihre Gedanken. Sie wollte nicht daran denken. Sie konnte nicht daran denken. Noch nicht.

Wenn sie auf Anna blickte, dann wusste sie, dass ihre Mutter den Kampf verloren hatte. Einen Kampf, den sie nicht einmal richtig beginnen konnte, weil er von vornherein verloren war. Oder hätte sie ihn doch gewinnen können? Hätte sie mit sofortiger Chemotherapie eine Chance gehabt?

Sie seufzte. Es brachte nichts, über das Wenn und Hätte nachzudenken. Es war, wie es war. Sie musste es akzeptieren.

Anna schlief wieder ruhiger. Ihr Atem ging gleichmäßig. Stella setzte sich auf den Stuhl. Sie holte ihr Smartphone aus der Hosentasche und begann im Internet zu suchen. Was sie suchte, das wusste sie selbst nicht so recht, aber sie wollte nicht nur untätig neben ihrer Mutter sitzen. Sie musste doch irgendetwas tun können, um es Anna so schön wie möglich zu machen.

Zehn Minuten später hatte sie etwas gefunden. Snoezelen. Das war es. Eine Wortschöpfung aus den holländischen Wörtern snuffeln und doezelen, also schnuppern und dösen. Eigentlich für Menschen mit schweren, geistigen Behinderungen entwickelt, soll es auch als Entspannung oder Sinnesanregung bei Kindern, oder eben auch bei Sterbenden genutzt werden.

Stella sah sich online verschiedene Bilder von Snoezelenräumen an. Vor ihrem geistigen Auge entstand ein heller, warmer Raum, der die Sinne, wie Sehen, Riechen, Hören und Tasten, über verschiedene Materialien stimulierte.

Ein Wasserbett hatte sie zwar nicht zu bieten, aber sanftes Licht, Wärme und leise Musik waren schnell organisiert.

Stella ging nach nebenan in ihr altes Kinderzimmer.

Noch immer stand das große Luftbett dominant in der Mitte des Raumes. Rundherum lagen Gewandstücke und Schuhe wild durcheinander. Sie hatte keine Zeit zum Aufräumen gehabt. Die Pflege ihrer Mutter hatte Stella völlig eingenommen.

Leise, um Anna nicht zu wecken, wählte sie eine Nummer und sprach Anweisungen ins Telefon. Dann legte sie auf und ging rasch nach unten. Irgendwo im Keller musste doch noch die große Wassersäule stehen, die Anna einmal geschenkt bekommen hatte.

## Erwin

Es war bereits zehn Uhr abends, als sein Telefon noch läutete. Gabriela sah ihn verwundert an. Sie lag schon im Bett und las in einem Buch. Erwin war gerade aus dem Bad gekommen, die Haare noch feucht von der Dusche.

Rasch nahm er ab. "Jonathan, was gibt es denn?" Er war beunruhigt.

"Hy, ich bin es. Du, ähm, Mum hat mich gerade angerufen und ... äh ... sie braucht scheinbar ganz dringend ihren CD-Player und ein paar CDs von zuhause und ... äh ..." Er brach ab. Im Hintergrund war leise Musik zu hören.

"Wo bist du?", fragte Erwin, völlig verwundert über diesen Anruf. "Ist etwas passiert?"

"Nein, nein. Mum hat mich nur angerufen und gesagt,

ich soll ihr gaaanz dringend und gaaanz schnell ein paar Sachen vorbeibringen."

"Und weshalb rufst du dann mich an?" Erwin setzte sich auf das Bett und deutete Gabriela, dass alles in Ordnung war.

"Nun, äh, ich bin gerade ... wie soll ich sagen ... beschäftigt."

Im Hintergrund hörte Erwin ein Mädchen kichern.

"Ich verstehe", sagte er und schmunzelte ein wenig. Der junge Mann war also 'beschäftigt'.

Erwin konnte sich in Jonathan hineinversetzen. Er war zwar schon lange verheiratet, doch wie die Zeit zu Beginn der Beziehung mit Gabriela war, das war ihm noch zu gut in Erinnerung. Frisch verliebt, wie sie waren, hatten sie jede freie Minute miteinander genossen.

"Das heißt also, ich soll die Sachen zu deiner Mutter bringen", fasste er die Situation zusammen.

"Äh, ja, wenn das geht?" Jonathan klang erleichtert.

"Gut, was braucht sie genau? Vielleicht habe ich etwas zuhause, dann bin ich schneller bei ihr."

Nach dem Telefonat mit Jonathan stand Erwin auf, packte das Gewünschte in eine Tasche und fuhr zu Anna.

Leise schloss er die Haustür auf. Im Haus war es finster. Nur ein sanftes Licht drang von oben die Treppe herunter und tauchte den Flur in ein gespenstisches Licht.

Leise ging er nach oben. Die Tür zu Annas Schlafzimmer war nur angelehnt. Er klopfte sachte mit dem Fingerknöchel und drückte die Tür ein wenig auf.

Er hätte nicht erstaunter sein können, wenn plötzlich ein Elefant im Schlafzimmer gestanden wäre. Mit großen Augen sah er sich um. Der Raum war kaum wieder zu erkennen.

Das Bett, in dem Anna lag, stand noch am gleichen Fleck. Alles andere hatte sich jedoch verändert.

Unzählige Pflanzen waren im Raum verteilt. Stella musste sie aus allen möglichen Ecken und Räumen des Hauses ins Schlafzimmer gebracht haben. Drei Nachtkästchen standen nebeneinander an der Wand entlang. Darauf standen Bilder von Anna und ihrem geliebten Johann, Erwin und Gabriela, Stella, den Enkelkindern und den Urenkel. Dazwischen unzählige kleine Kerzen, deren Flammen leicht flackerten und den Raum in ein sanftes Licht tauchten. Auf der anderen Seite des Bettes stand eine fast eineinhalb Meter hohe Wassersäule, in der leise das Wasser sprudelte. Die Luftblasen krochen an der Säule hoch und warfen beruhigende Schattenspiele an die Wand. Das wechselnde Licht in der Säule erstrahlte mal rot, mal gelb, mal blau, mal grün.

In dieser eigenartigen, aber doch so beruhigenden Atmosphäre saß Stella auf der gegenüberliegenden Seite des Bettes am Boden unter dem Fenster an die Wand gelehnt. Unter ihr und um sie herum waren dicke Polster. Sie waren wohl vom Wohnzimmer, wie Erwin feststellte.

Sie sah ihn an. Ruhig. Erschöpft. Aber irgendwie auch zufrieden. Was war hier nur geschehen?

"Ich nehme an, Jonathan hat dich geschickt", sagte sie

flüsternd. Ein leichtes Lächeln umspielte ihre Lippen.

Er nickte, noch immer sprachlos und erstaunt.

"Komm her." Sie klopfte neben sich auf den Polster.

Dann erzählte sie ihm vom Snoezelen, von den verschärften Sinnen der Verstorbenen und von einem schönen Raum zum Sterben, den sie ihrer Mutter bieten wollte.

Beeindruckt hörte er zu. Er sagte nichts, sondern ließ sie sprechen. Nur hin und wieder nickte er.

"Und deshalb habe ich Jonathan gebeten, mir CDs zu bringen und einen CD-Player. Damit ich ruhige Musik abspielen kann. Wo ist er eigentlich?"

"Er ist 'beschäftigt'", sagte Erwin leise und deutete mit den Fingern imaginäre Striche in die Luft.

Stella nickte wissend. "Ich hab es mir schon gedacht. Er sagt zwar nicht viel, aber ich kann es ihm an der Nasenspitze ansehen, dass die Sybille ihm den Kopf verdreht hat." Sie grinste.

"Was meinst du, sollen wir das hier fertig machen?"

Erwin nickte und stand auf. Zu überrascht war er über diesen plötzlichen Sinneswandel von Stella, als dass er noch ein Wort mehr herausgebracht hätte.

Leise und ruhig gestalteten sie den Raum fertig. Sanfte Musik plätscherte durch das Zimmer, die Wassersäule blubberte leise und der Duft von Lavendel durchzog die Luft. Links und rechts von Anna hatte Stella zwei große, getrocknete Lavendelsträuße aufgehängt, die sie mit ätherischen Duftöl eingetropft hatte.

"Fertig", sagte Stella zufrieden, als sie das Werk betrachtete.

Erwin stand daneben und nickte. Es gefiel ihm, was Stella geschaffen hatte. Er war sich sicher, Anna wird das gefallen, wenn sie wach wird. Wenn sie wach wird ...

## Jonathan

Ein wenig hatte er ein schlechtes Gewissen gehabt, aber spätestens als Sybille angefangen hatte, ihn am Bauch zu küssen und dann immer weiter nach unten zu wandern, hatte er die Gedanken verdrängt. Er hatte sich nur mehr auf sie konzentriert.

Noch nie hatte er ein Mädchen so nahe an sich herangelassen. Noch nie hatte ihn ein Mädchen so begeistern können wie Sybille.

Nach diesem Kinoabend waren sie völlig durchnässt zu ihm nach Hause gegangen. Er hatte ihr trockenes Gewand von Stella gegeben und sich selbst umgezogen. Dann hatten sie stundenlang im Wohnzimmer gesessen und geredet.

Erst um zwei Uhr morgens, als sie sich an der Haustüre verabschiedet hatten, hatte sie sich ganz nah vor ihm hingestellt und ihm einen Kuss gegeben. Dann hatte sie gelacht, sich umgedreht und war in der Dunkelheit verschwunden.

Seitdem waren sie zusammen. Sie telefonierten täglich,

trafen sich und redeten.

Jonathan schwebte auf Wolke sieben und genoss das Zusammensein mit Sybille. Sie war seine erste richtige Freundin. Nur bei ihr hatte er solche hyperaktiven Schmetterlinge im Bauch, dass es schon fast schmerzte.

Letzte Nacht hatte Sybille das erste Mal bei Jonathan übernachten wollen. Er hatte zögernd eingewilligt. Irgendwie hatte er Angst davor, sich zu blamieren.

Sollte er ihr sagen, dass er noch nie Sex gehabt hatte? Dass er noch nie jemanden so nahe an sich herangelassen hatte, auch wenn alle seine Freunde dachten, er sei ein 'wilder Hengst', der nichts anbrennen ließ?

Doch es war nicht nötig gewesen, irgendetwas zu sagen. Sybille hatte ihm nach seinem Telefonat mit Erwin das Handy weggenommen und auf lautlos gestellt, dann hatte sie einen Finger an seine Lippen gelegt. "Sag jetzt nichts", hatte sie gesagt und dann begonnen, seinen Gürtel zu öffnen.

Die Nacht war wild gewesen, beinahe hemmungslos. Jonathan hatte alle Scheu verloren und Sybille von oben bis unten betrachtet, erkundet und mit ganzem Herzen geliebt.

Am Morgen wurde Jonathan zuerst wach. Sybille schlief eng an ihn gekuschelt, die roten Haare lagen wie ein Fächer um ihren Kopf auf dem Polster.

Er betrachtete ihr Gesicht, ihre zarte helle Schulter, ihre Brüste, die so schamlos unter der Decke hervorblitzten.

"Na, gefalle ich dir?" Sybille hatte die Augen geöffnet

und grinste ihn neckisch an. Dann schlang sie ihre Arme um ihn und küsste ihn.

Irgendwo im Hinterkopf wusste Jonathan, dass er aufstehen und sich anziehen sollte. Dass es schon gegen Mittag war und er sich auf den Weg zu Oma machen sollte. Doch die leise Stimme der Vernunft wurde übertönt von der lauten Stimme der Lust und der Begierde.

## Aurelia

Dampfend stand das Mittagessen auf dem Tisch. Sebastian und Marina hatten auf ihren kleinen Tellern kleingeschnittenes Hühnerfleisch und Nudeln, die sie genüsslich aßen. Stella saß daneben, genoss sichtlich die lebhafte Atmosphäre und erzählte Aurelia von letzter Nacht.

"Und dir war es egal, dass Papa statt Jonathan gekommen ist?", fragte Aurelia ungläubig.

Stella nickte und schluckte. "Ja, eigentlich schon. Ich verstehe es ja selbst nicht." Sie schob sich wieder eine Gabel mit Nudeln in den Mund.

"Und wie hat Oma reagiert?"

"Sie hat die ganze Nacht geschlafen und ist erst gegen sechs Uhr Früh wach geworden. Da war es noch dunkel draußen. Sie hat die Augen aufgemacht und sich stumm umgesehen. Zuerst dachte ich, sie würde sich erschrecken, weil alles so verändert ist, aber dann hat sie gelächelt und gesagt: 'Ein Garten im Schlafzimmer'."

"Echt?" Aurelia lachte. "Hast du so viele Pflanzen reingestellt oder wie?"

"Ich habe alles, was im Haus war und schön aussah, genommen und ins Schlafzimmer gebracht. Blumen, Topfpflanzen, ... wie im botanischen Garten ist es da oben."

"Und Papa, was hat der gesagt?"

"Der war einverstanden!" Stella sah mit großen Augen und einem Lächeln auf ihre Nichte. "Ich dachte, Erwin würde mich schimpfen, was ich da schon wieder mache, aber stattdessen hat er die Idee richtig gut gefunden."

"Na, da bin ich aber gespannt, ob das wirklich so toll aussieht, wie du gesagt hast." Aurelia zwinkerte Stella zu und erhob sich. "Schaust du inzwischen auf die beiden Racker?"

Sebastian und Marina waren immer noch mit ihrem Essen beschäftigt. Es schien ihnen zu schmecken, wenn auch der Tisch um Marina schon recht mit Essensreste übersät war.

Aurelia hatte an diesem Tag für Stella das Kochen übernommen und für ein Mittagessen gesorgt. Außerdem hatte sie eine frische Gemüsesuppe gemacht, die sie Anna nach oben bringen wollte. Die würde Oma gut tun, war sie sich sicher.

Gespannt öffnete sie die Tür.

Anna saß im Bett und betrachtete den Raum. Das tat sie nun schon den ganzen Vormittag. Sie war verzückt von dem Geschaffenen.

"Ich kann immer noch nicht glauben, dass die beiden das gemacht haben, ohne dass ich etwas mitbekommen habe", sagte sie lächelnd. "Ich muss wohl sehr tief geschlafen haben."

Aurelia sah sich um. Es wirkte tatsächlich wie im Botanischen Garten, aber dennoch nicht einengend oder erdrückend. Stella hatte die Pflanzen, Bilder, Kerzen und die Wassersäule so angeordnet, dass dennoch Raum zum Atmen und Wohlfühlen blieb.

Aurelia nahm ein kleines Betttablett und stellte die Suppe darauf. "Ja, es sieht wirklich sehr gemütlich aus", sagte sie, stellte das Tablett vor Anna und gab ihr den Löffel. "Hier, iss ein wenig, damit du zu Kräften kommst."

Anna seufzte. "Ach ja, die Kräfte ... Sie schwinden und schwinden." Nachdenklich löffelte sie die Suppe.

Aurelia sah sich im Zimmer um. Sie konnte kaum glauben, dass Stella und Erwin zusammen etwas gemacht hatten, ohne zu streiten. Sie war beeindruckt und rechnete es ihrer Tante hoch an, dass sie scheinbar ihren Groll gegen Erwin überwunden hatte.

"Schön, nicht?" Anna hatte die Suppe aufgegessen und sah Aurelia an.

Sie nickte. "Ja, sehr schön hast du es hier, Oma." Sie lächelte und nahm das Tablett mit der leeren Schüssel. "Hat es geschmeckt?"

"Ja, danke, es war sehr gut. Du kannst gut kochen." Sie lächelte.

"Das Rezept ist ja auch von dir. Niemand kocht so gut

Gemüsesuppe wie du."

Anna genoss das Lob sichtlich und lehnte sich zurück in ihr Kissen. Sie schloss die Augen.

"Bist du müde?"

"Ein wenig." Ihre Stimme war leise.

"Soll ich dich alleine lassen?"

"Nein, bleib bei mir." Sie öffnete die Augen und klopfte neben sich auf das Bett. "Setz dich her. Ich möchte, dass du mir einen Gefallen tust."

## Gabriela

Er kam erst nach achtzehn Uhr nach Hause, obwohl er eigentlich früher Schluss machen wollte. Sie erwartete ihn schon an der Tür.

"Hallo Schatz!" Sie küsste ihn. "Du siehst müde aus."

Erwin gähnte und rieb sich die Augen. "Ich konnte ja auch nicht viel schlafen letzte Nacht und dann den ganzen Tag Stress in der Arbeit. Noch dazu kam eine falsche Lieferung." Er ging in die Küche, nahm ein Glas Wasser und trank es mit raschen Zügen aus. "Ich ziehe mich nur schnell um, dann können wir fahren."

Wenig später waren sie auf dem Weg zu Anna. Heute würden alle anwesend sein, auch Erni.

Gabriela hatte ein mulmiges Gefühl bei dem Gedanken, mit der ganzen Familie unter einem Dach zu sein. Wie würde Stella reagieren? Würde sie schnippisch sein?

Gabriela hatte Anna zuletzt im Krankenhaus gesehen. Erwin war immer alleine zu ihr gefahren.

"Hast du eine Ahnung, warum wir alle kommen sollen?" Fragend sah sie ihren Mann an.

Er schüttelte den Kopf und blickte auf den Verkehr. "Nein, keine Ahnung. Aurelia hat nur gesagt, dass wir am Abend da sein sollen."

"Jonathan auch?"

"Ja, der auch."

Gabriela sah wieder nach vorne auf die Straße, neugierig darauf, was sie wohl erwarten würde.

Sie sah schlecht aus. Blass und mager. Die Augen und Wangen eingefallen. Klein und schmal saß sie in der Küche am Tisch, vor sich eine Tasse mit frischem Ingwertee. Erni saß daneben und sprach leise mit ihr.

Der Hausarzt war da gewesen und hatte Anna untersucht.

"Es wird schlechter", hatte Stella zu ihnen gesagt, als sie ins Haus gekommen waren. "Er verschreibt ihr Sauerstoff, damit die Sättigung wieder rauf geht und sie nicht immer so müde ist", hatte sie noch leise erklärt, bevor sie in die Küche gegangen waren.

Gabriela war etwas erschrocken, versuchte sich aber nichts anmerken zu lassen.

"Hallo Anna", sagte sie und versuchte entspannt zu klingen. "Wie geht es dir? Gut siehst du aus." Es war ein schwacher Versuch, die Situation zu lockern.

Anna winkte mit ihrer dünnen Hand ab. "Ach, lass das. Ich weiß, dass ich furchtbar aussehe."

Erwin beugte sich zu ihr und gab ihr einen Kuss auf die Wange. "Hallo Mutter. Was sagt Dr. Schreiber?"

"Mein Herz schlägt noch. Das reicht wohl fürs Erste."

Sie klang resigniert. Gabriela empfand die Stimmung in der Küche erdrückend, fast endgültig.

Aurelia und Jonathan kamen zur Tür herein. Sie waren nebenan im Wohnzimmer gewesen.

"Hy Leute!" Jonathan grinste unbeholfen in die Runde, steckte seine Hände in die Hosentasche und setzte sich.

"Hallo Mama", sagte Aurelia und drückte kurz Gabriela. "Schön, dass du gekommen bist", fügte sie leise hinzu.

"Wo sind die Kinder?", fragte Gabriela und sah sich um.

"Ich habe sie bei Christopher gelassen."

Gabriela nickte verstehend. "Ist wohl besser so."

Sie sah auf Anna. Ein mulmiges Gefühl machte sich in ihr breit.

Nun, wo alle in der Küche waren, wurde es ganz ruhig.

Anna begann mit etwas zittriger, leiser Stimme zu sprechen. "Ihr habt euch sicher gefragt, warum ich euch alle hier haben möchte. Danke Aurelia, dass du mir geholfen hast." Sie klopfte leicht auf Aurelias Hand, die am Tisch lag, und fuhr fort: "Ich habe nicht mehr viel Zeit. Das fühle ich. Ich weiß nicht, wie oft ich noch die Kraft habe aufzustehen. Es wird immer anstrengender und mir schwinden die Kräfte." Sie atmete tief ein und aus. "Der Arzt hat gemeint, er würde alles tun, damit ich keine

Schmerzen habe. Und mit dem Sauerstoffzeugs, das er mir bringt", sie wedelte unbeholfen mit der Hand in der Luft, "wird es mir auch ein bisschen leichter gehen."

In der Küche war es mucksmäuschenstill. Alle Augen waren betroffen auf Anna gerichtet. Erni saß neben ihr und streichelte sanft ihre Schulter.

Sie fuhr fort: "Ich wollte euch sagen, dass ich unendlich froh bin, dass ihr alle so toll zusammenhelft und es mir ermöglicht, dass ich zu Hause sein darf. Ich weiß das sehr zu schätzen."

Sie blickte in die Runde. Jeden einzelnen sah sie bewusst an, auch Gabriela, der immer mulmiger zumute wurde.

Hätte sie in den letzten Wochen vielleicht doch mit Erwin mitkommen sollen? War das jetzt ein indirekter Vorwurf? Sie fühlte sich irgendwie ausgeschlossen, nicht zugehörig. Unsicher nahm sie unterm Tisch die Hand von Erwin.

Er sah sie an und drückte fest ihre Hand. Ich bin bei dir, schien der Blick zu sagen.

"Der eigentliche Grund, warum ich wollte, dass ihr alle kommt, hat eigentlich nichts mit mir zu tun. Heute ist ein besonderer Tag, den ich Jahr für Jahr nicht vergessen habe. Jedes Jahr habe ich eine Kerze angezündet, und das, seit ich dreizehn Jahre alt war." Sie brach ab. Kämpfte mit der Stimme und gegen die Tränen, die nicht länger ungeflossen in ihren Augen liegen wollten. "Heute ist Justus' Todestag. Ich möchte, dass wir alle gemeinsam an ihn denken und eine Kerze für ihn anzünden." Wieder brach sie ab, schlug die Hände vor das Gesicht und weinte leise schluchzend.

Stella setzte sich neben sie und drückte sie fest an sich.

Jeder schwieg. Fast alle hatten Tränen in den Augen. Nur Jonathan spielte nervös mit dem Tischtuch und mied jeden Blickkontakt.

"Erwin, holst du bitte die große Kerze, die im Wohnzimmer auf dem Schrank steht?"

Er stand auf und ging. Wenig später stellte er eine große, schwere, dicke Kerze auf den Tisch, die oben zwei Dochte hatte.

"Ich denke, jetzt ist Zeit für diese Kerze. Ich habe sie schon seit Jahren, doch noch nie benutzt. Zünden wir eine Seite für Justus an."

"Und die andere?", fragte Stella leise.

"Die andere ist für euren Vater."

Stella und Erwin zündeten schweigend jeweils einen Docht an. Die Flammen leuchteten gelb und blau, flackerten sanft und spendeten Licht. Licht für eine Familie, die Licht in dunklen Tagen brauchen konnte.

"Und jetzt bringt mich bitte ins Bett. Und nehmt die Kerze mit. Sie soll bei mir bleiben."

Alle standen auf und gingen mit ihr nach oben.

Gabriela folgte mit Jonathan als Letzte.

"Danke", sagte Anna, als sie im Schlafzimmer war. "Ich danke euch vom Herzen." Dann schloss sie die Augen und schlief augenblicklich ein.

## Anna

*"Da bist du wieder."*

*"Ja, da bin ich wieder."*

*"Die Kerze ist sehr schön. Danke." Er lächelte.*

*"Du hast sie gesehen?"*

*"Aber klar doch." Er lachte. "Warum sollte ich sie nicht gesehen haben? Ich sehe doch alles, was ich will. Ich bin schließlich ein Engel. Hast du vergessen?"*

*"Nein, ich habe es nicht vergessen. Mein ganzes Leben lang habe ich es nicht vergessen."*

*Sie war so froh wieder hier zu sein. Es war so still, so friedlich, so leicht. War sterben genauso leicht, wie das Einschlafen und hier im Garten wieder aufzuwachen?*

*Sie sah sich um. Betrachtete ihr Haus, ihren Garten, ihren Nussbaum und den Bach. Die Wiese, die grün und weit dahinter lag, war so einladend. Sie schien nach ihr zu rufen.*

*Es drängte sie plötzlich, dorthin zu gehen. Weiter, immer weiter, bis zum Ende des Horizonts, wo die Hügel und Berge lagen. Dorthin, wo die Sonne tiefrot unterging und die Nacht zurückließ. Dorthin, wo die Sterne dann hell funkelnd am Himmel hervorkamen, um den Menschen bei Nacht Trost zu spenden.*

*"Bleib noch ein wenig hier, Schwesterchen."*

*"Aber es sieht dort so schön aus." Sie konnte den Blick nicht von der Ferne reißen.*

*"Ich weiß. Es ist auch schön dort, aber noch sind wir hier."*

*"Warum? Wieso können wir nicht einfach gehen?"*

*Sie wusste nicht, warum sie von diesem fernen Ort jenseits des Baches so angezogen wurde, aber sie wusste, dort gehörte sie hin. Das fühlte sie in ihrem Herzen.*

*"Weil es noch nicht Zeit ist", sagte Justus und hielt sie zurück.*

## Jonathan

"Kommst du kurz mit rüber? Ich möchte, dass meine Oma dich sieht und sie weiß, dass wir zusammen sind, jetzt, wo es ja eigentlich offiziell ist." Er brach verlegen ab. "Meine Mum sagt, sie weiß nicht, wie lange Oma noch so bei Sinnen ist."

Er stand vor Frau Hubers Haus im Garten. Sybille hielt seine Hand und sah ihn mit ihren grünen Augen an.

"Klar komm ich mit. Ich habe deine Oma eh schon so lang nicht mehr gesehen. Wie geht es ihr eigentlich?"

"Nicht so gut. Seit wir da am Abend bei ihr waren, steht sie gar nicht mehr auf. Der Arzt schaut jetzt auch fast jeden Tag vorbei und gibt ihr irgendein Zeugs."

Jonathan wusste, dass die Tage seiner Oma gezählt waren. Er wusste nur nicht, wie er damit umgehen sollte und fand das alles so bedrückend und auch irgendwie beängstigend. Er traute sich in letzter Zeit nicht einmal, alleine zu ihr ins Schlafzimmer zu gehen, vor lauter Angst, dass sie genau in diesem Moment, wo er mit ihr alleine war, stirbt. Er würde wohl Panik bekommen und durchdrehen, dessen war er sich sicher.

Hand in Hand gingen er und Sybille rüber zum Haus. Er öffnete die Tür und sie traten ein. Es war wie immer dunkel im Flur.

Leise zogen sie die Schuhe aus und gingen nach oben.

Im Schlafzimmer saß Stella an Annas Seite.

Anna war wach und blickte zu Jonathan und Sybille.

"Hy Oma. Alles klar?"

Anna nickte und rang sich ein Lächeln ab. "Wen hast du da mitgebracht?"

Sybille trat nun hinter Jonathan hervor und ging auf Annas Bett zu. "Ich bin's, Sybille. Wie geht es Ihnen, Frau Lukas?" Sie reichte Anna die Hand. Mitfühlend sah sie sie an.

"Sybille." In Annas Augen blitzte es freudig. "Schön dich zu sehen." Sie lächelte.

Stella stand auf. "Ich geh nach unten", sagte sie leise zu Jonathan und drückte aufmunternd beim Vorbeigehen seine Schulter.

Jonathan nickte und wandte sich wieder Anna zu. Sybille hatte sich neben dem Bett auf einen Stuhl gesetzt.

"Sybille." Wieder lächelte sie, wenn auch erschöpft. "Willst du dich wirklich zu einer alten, sterbenden Frau setzen, wo du noch so jung und gesund bist?"

"Aber Frau Lukas!" Sybille war ein wenig erstaunt über so viel Offenheit. "Ich hab mich schon so gefreut, Sie mal wiederzusehen! Jonathan hat mir so viel von Ihnen erzählt."

"Ach, sag doch Anna zu mir. Jetzt, wo ihr zwei euch so mögt." Sie sah zu Jonathan, dann zurück zu Sybille. Sie sah zufrieden aus.

Jonathan war beeindruckt von Sybilles Mitgefühl und Einfühlungsvermögen. Er hätte nicht gedacht, dass es ihr nichts ausmachen würde, eine sterbenskranke Frau zu besuchen.

Es war still im Raum Die zwei Flammen der Kerze flackerten noch immer sanft neben dem Bett. Sie war schon ein wenig kleiner geworden. Tageslicht schien beim Fenster herein auf die vielen Pflanzen. Ein Luftbefeuchter sprudelte Nebel hervor. Jonathan bemerkte daneben ein kleines Fläschchen mit Lavendelduft. Jetzt wusste er auch, warum es so intensiv im Zimmer roch.

"Komm her, Jonathan."

Er stand noch immer neben der Tür und sah nun auf Sybille, die ihn angesprochen hatte. Zögernd ging er auf sie zu.

"Setzt dich zu mir", sagte Anna und klopfte neben sich auf das Bett. "Deine Sybille scheint eine ganz Nette zu sein." Sie hielt seine Hand fest. Knochig klammerten ihre Finger sich in seine.

Er war versucht, die Hand wegzuziehen, doch er beherrschte sich.

"Komm her, Sybille." Sie nahm mit der anderen Hand auch ihre und hielt sie fest. "Ich kenne dich seit du ganz klein warst. Deine Oma hatte es nicht leicht, aber du bist ein ganz tolles und liebes Mädchen geworden. Ich freue mich für euch, dass ihr euch gefunden habt." Sie sah beide an und lachte. Die Hände hielt sie immer noch fest. "Geht euren Weg, streitet euch, aber vertragt euch wieder, redet viel. Das ist der Rat einer alten Frau. Nur durch das Reden kommen Leute zusammen, das hat meine Großmutter früher immer zu mir gesagt. Und vergesst nicht, an eure Liebe zu glauben. Ich sehe es doch, wie du Jonathan den Kopf verdreht hast."

Jonathan senkte den Kopf. Es war ihm peinlich, dass Anna so offen mit Sybille sprach.

"Behaltet euch eure Liebe und euren Respekt. Jonathan ist ein guter Junge, auch wenn er manchmal nicht leicht ist." Aufmunternd klopfte sie seine Hand und sah wieder zu Sybille. "Du wirst ihn ein bisschen bändigen müssen, aber du schaffst das."

Es war eine lange halbe Stunde, die er mit Sybille am Bett seiner Großmutter verbracht hatte, und als er endlich in der Küche saß, war er erleichtert, es hinter sich zu haben.

"Anna ist eine sehr liebe Frau. Du kannst dich glücklich schätzen, so eine Oma zu haben."

"War dir das nicht unangenehm?", fragte Jonathan erstaunt.

"Nein, warum denn?" Sybille sah ihn entrüstet an. "Unterschätze nie den Rat einer alten sterbenden Frau! Eine Freundin von mir arbeitet in einem Altersheim und sie hat mir gesagt, dass die Worte, die Sterbende sagen, sehr viel Weisheit und Wert hätten!"

Jonathan schwieg. Verlegen spielte er mit der Tasse, die vor ihm auf dem Tisch stand. "Und, was hältst du von ihr?"

Sybille nahm seine Hand. "Deine Oma ist ein ganz wundervoller und kluger Mensch. Nutze die Zeit noch, solange sie hier ist. Es wird wohl nicht mehr lange dauern." Traurig sah sie ihn an.

## Aurelia

Einmal noch sollten die Kinder ihre Uroma sehen dürfen. Stella hatte gemeint, dass wohl nicht mehr viel Zeit bleiben würde.

"Schatz! Bist du fertig?"

Christopher schlüpfte in seinen Pullover und kam in den Vorraum, wo Sebastian und Marina fertig angezogen bei der Tür standen.

"Ja, wir können los."

Es war draußen schon kühler geworden. Der Morgen roch nach Herbst und auch die Bäume begannen welke Blätter fallen zu lassen.

Auch vor Annas Haus hatte der Herbst schon Einzug gehalten. Die ersten Blumen ließen ihre Köpfe hängen und Blütenblätter fallen. Der Wind hatte Laub und kleine Äste vor die Haustür geweht. Es fehlte Annas fleißige Hand, die immer sofort zur Stelle war und alles im und ums

Haus sauber gehalten hatte.

Aurelia seufzte. Mit einem Mal durchfuhr sie der Schmerz des Verlustes. Es würde schlimm sein, wenn Oma nicht mehr da und das Haus leer und verlassen sein würde. Ob es verkauft werden würde? Dann wären auch die vielen schönen Plätze von früher weg. Die alte Schaukel hinter dem Haus, die Weinlaube mit dem schattenspendenden Platz, und schließlich das Haus selbst, mit den vielen alten Sachen, Fotos und Erinnerungen.

"Hallo! Kommt rein." Stella empfing sie an der Tür. "Sie schläft gerade." Sie deutete mit der Hand nach oben. "Kommt in die Küche."

Sie ging vor und schaltete die Kaffeemaschine ein. Für die Kinder stellte sie Orangensaft und Kekse auf den Tisch.

Fröhlich machten sie sich über die Süßigkeiten her.

"Psst, seid nicht so laut", ermahnte sie Aurelia. "Hätten wir vorher noch einmal anrufen sollen?", fragte sie an Stella gewandt.

"Nein, schon okay."

Sie sah müde aus. Und erschöpft.

Mitfühlend nahm Aurelia sie in den Arm und drückte sie fest an sich. "Wie geht es dir, Tante Stella?"

Stella genoss sichtlich die Umarmung, dann löste sie sich und atmete tief durch. "Es geht. Es tut zwar weh, sie so krank und hilflos zu sehen und sich dabei selbst so hilflos zu fühlen, aber ich hoffe einfach nur mehr für sie, dass es bald vorbei ist. Manchmal hat sie doch wieder starke Schmerzen oder bekommt Panik, wenn sie nicht genug Luft bekommt. Das ist dann sehr schlimm. Sowohl für sie als auch für mich."

"Wie heißt euer Hausarzt?", fragte Christopher dazwischen, als Stella abbrach, um einen Schluck Kaffee zu trinken.

"Dr. Schreiber. Er ist schon seit Jahrzehnten der Hausarzt und kennt eigentlich die ganze Familie. Er mag zwar schon alt sein, aber er gibt sein Bestes, um Mama die Schmerzen so gut wie möglich zu erleichtern."

Christopher nickte

"Kennst du ihn?" Aurelia sah ihn an. Als Rettungssanitäter kannte er einige Ärzte in der Gegend.

Er nickte. "Ja, er ist ein guter Arzt. Ihr seid in guten Händen." Aufmunternd lächelte er Stella zu.

Aurelia stand auf. "Ich werde mal nach oben gehen. Ruh dich ein wenig aus, Tante Stella. Ich ruf dich, wenn ich dich brauche."

Die Sonne schien hell von einem blauen Himmel mit großen weißen Schäfchenwolken.

Als Aurelia das Schlafzimmer ihrer Großmutter betrat, warfen die Sonnenstrahlen ihr helles Licht auf die Pflanzen im Zimmer. Die große Kerze neben dem Bett brannte noch immer. Die zwei Flammen schienen im gleichen Takt zu flackern. Es war, als wären ihre Lichter miteinander verbunden, um gemeinsam für Anna zu leuchten.

Anna lag im Bett. Seitlich, die Beine angezogen. Ihr Gesicht war entspannt und ihr Atem ruhig. Ein durchsichtiger Schlauch führte von den Ohren zur Nase. Eine große Sauerstoffflasche neben dem Bett versorgte sie und erleichterte die Atmung.

Aurelia wusste, dass das Lungenvolumen ihrer Großmutter schon eingeschränkt war. Es war die größte Angst aller Familienmitglieder, dass Anna zum Schluss qualvoll ersticken würde, doch Dr. Schreiber hatte versprochen, dass dies nicht passieren würde. Er hätte Mittel, um dies zu verhindern, hatte er leise gesagt, ohne näher darauf einzugehen.

Aurelia setzte sich leise an Annas Seite und streichelte ihren Rücken. Sie war traurig, dass ihre Oma wohl schon bald nicht mehr da sein würde. Die vielen guten Ratschläge und Gespräche würde sie vermissen. Anna hatte immer ein offenes Ohr für sie gehabt und war für sie da gewesen, wenn sie sie brauchte.

"Warum weinst du?"

Anna hatte die Augen geöffnet und sah Aurelia an.

"Weil ich traurig bin", schluchzte Aurelia und wischte mit ihrer Hand die Tränen weg.

"Du brauchst nicht traurig zu sein. Solange du noch meine Stimme hören kannst, bin ich noch nicht tot."

Verwundert sah Aurelia sie an. Ihre Stimme klang so klar, so weise.

Anna fuhr fort: "Vergiss nicht: Ein Mensch ist erst tot, wenn niemand mehr an ihn denkt, und solange du an mich denkst und meine Stimme hörst", sie hob ihre Hand und tippte mit einem Finger an Aurelias Schläfe, "solange du mich da drinnen hörst, lebe ich, auch wenn ich nicht körperlich hier sein kann. Die Grenzen sind so verschwommen ... so leicht überwindbar ... ich hätte nie gedacht, dass ..." Erschöpft ließ sie ihre Hand wieder sinken und schloss die Augen.

Ihr Atem wurde wieder ruhig und gleichmäßig. Sie war eingeschlafen.

Was? Was hatte sie gesagt?? Aurelia blieb verwundert zurück. Sie hatte nicht damit gerechnet, dass Anna noch so klare Worte fassen konnte! Und wollte sie ihr etwas mitteilen? Verzweifelt versuchte sie sich an jedes Wort zu erinnern und öffnete die Schublade des Nachttisches, um Stift und Zettel zu suchen. Sie musste diese Worte festhalten! Doch sie fand nur ein altes Notizbuch aus Leder, das abgegriffen aussah.

Gerade wollte sie es öffnen, als sie die Türklinke hörte. Ertappt ließ sie das Buch wieder im Nachtkästchen verschwinden.

"Schläft sie noch?" Christopher sah herein, mit Marina und Sebastian im Schlepptau, die schüchtern hinter ihm standen.

"Nein ... ich meine ... ja, sie schläft wieder, aber vorher war sie wach." In raschen Sätzen, aber so detailliert wie möglich, erzählte sie Christopher von Annas Worten. "Und dabei war sie völlig klar! Es war unglaublich! Es war, als würde sie mir etwas ganz Wichtiges mitteilen wollen!" Sie versuchte ihre Stimme leise zu halten, was ihr kaum gelang.

Christopher, der mit beiden Kindern am Bett stand und zugehört hatte, lächelte.

"Scheint, als ob sie dich trösten wollte. Sterbende wissen oft mehr, als wir glauben. Und sie bekommen oft mehr mit, was um sie herum geschieht, als wir erahnen können."

"Mama, was ist mit Uroma? Wieso schläft sie?"

Marina schien von der ganzen Atmosphäre im Schlafzimmer ganz eingeschüchtert zu sein, obwohl Aurelia versucht hatte, beiden Kindern die Situation so gut es ging zu erklären. Auch Sebastian sah mit großen Augen auf seine Uroma, die klein und schmal in diesem großen Bett lag.

"Komm her, mein Großer."

Aurelia streckte die Hand nach Sebastian und zog ihn zu sich heran. Christopher nahm Marina auf den Arm.

"Ihr wisst doch, was ich euch gesagt habe. Uroma ist leider sehr krank. Deshalb schläft sie auch sehr viel."

"Wird sie wieder gesund, wenn sie viel schläft?", fragte Sebastian und sah seine Uroma mit großen blauen Augen an.

"Nein, mein Schatz, sie wird leider nicht mehr gesund. Sie wird irgendwann ganz tief einschlafen, dann geht es ihr besser."

"Wird sie dann ein Engel sein?"

Marinas kindliche Stimme klang so surreal in dieser

schrecklich traurigen Situation. Aurelia kämpfte gegen die Tränen an.

"Ja, sie wird dann ein Engel sein."

"So wie Uropa?", fragte Sebastian. "Wird sie dann auch mein Schutzengel sein?"

Aurelia lächelte. "Ja, sie wird dann auch ein Schutzengel sein. So wie Uropa."

Sie hatte den Kindern von ganz klein auf von ihrem Uropa erzählt, auch wenn sie selbst nicht mehr allzu viel von ihm wusste. So waren sie in dem Bewusstsein aufgewachsen, dass sie einen ganz besonderen Schutzengel hatten.

"Mein Opa, also euer Uropa, wird genauso für immer unser aller Schutzengel sein, wie Uroma. Da bin ich mir ganz sicher." Sie drückte Sebastian fest an sich.

Sein Gesicht lag an Aurelias Schultern, mit Blick auf Anna.

Diese öffnete plötzlich ihre Augen und sah Sebastian unvermittelt an.

"Justus", sagte sie. "Justus!", rief sie nun lauter und wollte sich im Bett aufrichten. Eine Hand griff nach Sebastians Arm und hielt in fest.

Aurelia, die völlig überfordert war, wollte ihren Sohn wegziehen, weg von Anna, die nun völlig losgelöst immer lauter nach Justus rief und Sebastian fest umklammert hielt. Sie schien völlig verwirrt.

Christopher reagierte als einziger und stellte Marina vor die Schlafzimmertür, rief nach Stella und ging zu Annas

Bett.

Sebastian, der nicht wusste, wie ihm geschah, weinte und klammerte sich seinerseits an Aurelia.

Christopher begann beruhigend auf Anna einzusprechen. "Anna. Beruhige dich doch. Anna!", sagte er mit lauter werdender Stimme. "Das ist Sebastian. Das ist nicht Justus. Sieh ihn dir an!"

Anna, die Sebastian entkräftet losgelassen hatte, sah ungläubig auf diesen blonden Jungen mit diesen strahlend blauen Augen.

"Aber ... aber ... Justus ..."

"Nein, Anna, das ist nicht Justus. Das ist Sebastian, dein Urenkel! Erkennst du ihn denn nicht?"

Verwirrt blickte Anna um sich. Von Christopher auf Aurelia und schließlich immer wieder auf Sebastian.

"Aber ... du siehst aus wie er."

"Wie wer?", schluchzte Aurelia, immer noch geschockt von der Situation. Ihr Herz raste, als würde es jeden Moment aus den Brustkorb galoppieren. "Wie Justus? Du meinst, dass er aussieht wie dein Bruder?"

Anna nickte, legte ihren Kopf in ihr Kissen und weinte. "Gerade noch war er hier, dann ist er hier ..." Sie deutete mit den Händen um sich herum. "Ich wusste nicht ... die Ähnlichkeit." Wieder sah sie Sebastian an, der sich immer noch ängstlich an Aurelia geklammert hatte.

Mittlerweile hatte Stella die kleine Marina beruhigt, die, von der Situation ebenfalls überfordert, herzerweichend geweint hatte. Mit ihr auf dem Arm stand sie an der Tür.

Tränen rannen ihr über die Wangen.

"Sebastian sieht aus wie Justus?", wiederholte sie ungläubig.

Anna nickte. Sie schien erschöpft und verwirrt.

Wo war die Klarheit von vorhin? Aurelia konnte nur noch eine kranke alte Frau sehen, die verzweifelt immer wieder "Justus" murmelte.

"Die gleichen Haare, die gleichen Augen, ... Justus ... er ist wie Justus."

"Nein, Oma, das ist Sebastian. Erkennst du ihn denn nicht? Sieh ihn dir an!"

"Doch ... Sebastian ... aber Justus ... er ist hier ...", sie deutete mit der Hand rechts von ihrem Bett, "und hier", dann zeigte sie links auf Sebastian. "Sie sind sich so gleich", murmelte sie und sank in ihr Kissen. Bevor sie einschlief, flüsterte sie noch zwei Namen.

Aurelia und Christopher sahen sich an.

## Anna

*"Du hast mich gesehen, stimmt's?"*

*Er blickte neckisch. Seine Augen waren zu kleinen Schlitzen gepresst und der Mund war breit vor lauter schelmischen Grinsen. Der Schalk blitzte aus seinen Augen.*

*"Ja, hab ich. Das war gemein."*

*Sie saß auf der Bank unter ihrem Nussbaum. Mit den nackten Füßen spielte sie mit dem Laub, das im Gras lag.*

*Es war warm und der Boden schön weich. Sie stellte verwundert fest, dass sie nicht fror, obwohl es doch eigentlich kühler war und ihr so ganz ohne Schuhe und Socken kalt sein müsste.*

*"Jetzt denken alle, ich bin komplett verwirrt", fuhr sie fort und blickte wieder Justus an. "Warum bist du mitgekommen? Mit nach ... drüben." Sie deutete unsicher mit der Hand zu ihrem Haus.*

*"Ich will bei dir sein, wenn du mich brauchst. Ganz nah bei dir." Er drückte sich an sie, wie ein kleines Kind an die geliebte Mutter.*

*Sie hob ihre Hand und streichelte durch sein blondes Haar.*

*"Aber du hast mich ganz durcheinander gebracht. Ich wusste gar nicht, dass du meinem Urenkel so ähnlich siehst. Ich hatte keine Ahnung." Noch immer lag das große Erstaunen in ihren Augen.*

*"Du meinst Sebastian."*

*"Ja, genau. Sebastian."*

*"Weißt du, Schwesterchen, den habe ich dir geschickt." Unschuldig sah er sie an.*

*"Wie meinst du das?"*

*"Ich wollte, dass du dich an mich erinnerst. Aber du hast es nicht. Nie. In all den Jahren nicht. Du hattest mich so verdrängt, vor lauter schlechtem Gewissen, dass du ihn gar nie richtig angesehen hast."*

*Sie war verwirrt. Wieder einmal. Wovon sprach der Junge, der so jung und doch so weise war?*

*"Ich wollte, dass du* siehst, *doch du hast nicht gesehen. Du hast dich gekrämt und weggeschaut."*

*Sie konzentrierte sich. Dachte zurück an die Geburt des kleinen Sebastians. Er war so winzig gewesen und sie war vorsichtig mit ihm umgegangen, als Aurelia ihn in ihre Arme gelegt hatte. Dann schob sich das Bild des kleinen wilden Jungen vor ihr geistiges Auge, der mit blonden Haaren die ersten Schritte versucht hatte. Dann der Blondschopf mit knapp drei Jahren, als er jauchzend in der Schaukel saß, die Johann vor so langer Zeit gebaut hatte. Und dann der blonde Junge Sebastian, wie er jetzt war.*

*Sie schluckte und sah auf Justus.*

*"Sebastian ... du ... ihr seid euch so ähnlich und ich habe es nicht gemerkt. Hatte es nie wahrgenommen. Du warst fast neben mir und doch so weit weg."*

*"Ich war immer bei dir, Schwesterchen. Du musstest es nur zulassen."*

## Gabriela

"Und wie geht es jetzt den Kindern? Das muss sie doch mitgenommen haben?"

"Nein, es geht schon. Marina hatte nur kurz geweint und Sebastian hat sich eigentlich auch recht rasch beruhigt. Er war nur so erschrocken, weil ihn Oma so am Arm festgehalten hatte. Du hättest sie sehen sollen. Sie war völlig aufgelöst!"

"Aber warum?" Gabriela stand mit dem Handy in der Hand im Flur und schlüpfte in ihre Schuhe. "Etwa weil sie

Sebastian gesehen hat? Ich verstehe das immer noch nicht." Ungläubig schüttelte sie den Kopf.

"Ja, anscheinend. Christopher konnte sie zum Glück soweit beruhigen, dass sie einschlafen konnte, und dann haben wir sofort Erni angerufen. Sie hat gemeint, dass bei Sterbenden oft Erinnerungen an früher auftauchen und da muss Oma wohl die Ähnlichkeit von Justus und Sebastian bewusst geworden sein. Das dürfte sie völlig durcheinander gebracht haben."

Gabriela nahm ihren Schlüssel von der Ablage und ging zur Tür, das Handy zwischen Kopf und Schulter geklemmt. "Und jetzt seid ihr zu Hause?"

"Ja, soweit hat sich jetzt alles beruhigt. Wir sind noch eine Weile bei Oma am Bett gesessen, auch die Kinder. Das hat recht gut getan, einfach so in Ruhe bei ihr zu sein." Aurelia brach ab.

Gabriela konnte hören, dass sie mit den Tränen kämpfte.

"Denkst du, dass es ein Abschied war?", fragte sie ihre Tochter einfühlsam.

Aurelia schnäuzte sich und atmete tief ein.. "Ich hoffe nicht, aber irgendwie hab ich das Gefühl, dass es so war. Ich hoffe, ich kann morgen Vormittag noch zu ihr fahren. Christopher hat frei und kann auf die Kinder aufpassen."

Gabriela nickte und konzentrierte sich auf die Straße. "Und du bist dir sicher, dass sie unsere Namen gesagt hat?", fragte sie schließlich zum wiederholten Male."

"Jaaa, Mama. Ganz sicher. Christopher hat es auch gehört. Sie sagte ganz sicher eure Namen!"

"Na dann, ich bin gespannt." Gabriela atmete tief durch. "Ich hoffe, Erwin ist schon dort. Ich melde mich dann später."

Sie legte auf, warf das Handy auf den Beifahrersitz und stellte das Auto vor Annas Haus ab. Von Erwin war nichts zu sehen. Sie seufzte, stieg aus und ging auf das Haus zu.

Stella öffnete sofort. Sie hatte wohl schon das Fahrzeug gehört. "Hallo", sagte sie knapp und sah hinter Gabriela. "Bist du alleine?", fragte sie erstaunt.

"Erwin wird gleich kommen."

"Okay. Komm rein. Du kannst inzwischen nach oben gehen. Erni ist auch da."

Unbehaglich ging Gabriela Schritt für Schritt nach oben. Was würde sie wohl erwarten? Was konnte Anna von ihr und Erwin wollen?

Sie ging ins Schlafzimmer und sah sich um. Es war dunkel. Nur die Wassersäule in der Ecke und einige Kerzen spendeten Licht. Die Vorhänge waren zugezogen. Sogar eine Decke hing vor den Vorhangstangen.

Gabriela wunderte sich.

"Ihr war es zu hell", sagte Erni, als ob sie ihre Gedanken erraten hätte. "Manche Menschen empfinden das Tageslicht am Ende ihrer Zeit als zu hell oder Geräusche als zu laut", erklärte sie. "Es ist, als ob ihre Sinne um ein vielfaches geschärft wären."

Gabriela nickte verstehend. In Wirklichkeit verstand sie nicht.

"Schläft sie?", fragte sie mit Blick auf Anna. Sie fühlte

sich unwohl, so ganz ohne Erwin in seinem Elternhaus. Wo war er nur?

"Ja, aber ich werde sie wecken und ihr sagen, dass Sie hier sind. Sie hat auf Sie gewartet."

"Nein, dass ...", doch Erni hörte nicht.

"Anna? Wachen Sie auf. Sie haben Besuch." Sanft streichelte Erni Annas Schulter und drückte ihre Hand.

"Sie wollte unbedingt geweckt werden, wenn Sie da sind", erklärte sie an Gabriela gewandt.

Anna öffnete die Augen. Sie sah um sich und entdeckte Gabriela.

"Da bist du ja." Sie versuchte sich aufzurichten.

Erni half ihr und rückte ihr Kissen in ihrem Rücken zurecht.

"Ich werde euch alleine lassen. Rufen Sie, wenn Sie etwas brauchen, Gabriela."

Sie nickte.

"Komm her. Setz' dich zu mir", sagte Anna.

Sie wirkte müde, aber ihre Stimme war klar. Kein Vergleich mit Aurelias wirren Erzählungen.

Sie nahm auf dem Stuhl neben Annas Bett Platz.

"Wie geht es dir?", fragte sie, ohne zu wissen, was sie sonst sagen sollte. Der durchsichtige Schlauch unter Annas Nase irritierte sie. Sie versuchte jedoch nicht darauf zu blicken, sondern setzte ein freundliches Gesicht auf, in der Hoffnung, dass es ihre Nervosität und ihr Unbehagen überdeckten würde.

Anna ignorierte ihre Frage und sagte stattdessen: "Du

fragst dich bestimmt, warum ich dich und Erwin zu mir gebeten habe."

Gabriela nickte langsam.

"Ich weiß nicht, wie lange ich noch die Gelegenheit haben werde, zu euch zu sprechen. Eigentlich dachte ich, dass ihr gemeinsam kommen würdet, so wie immer, aber nun bist du alleine hier."

"Erwin muss jeden Moment kommen. Er wird wohl in der Arbeit noch aufgehalten worden sein", erklärte Gabriela rasch und deutete zur Tür.

Anna winkte ab. "Nein, schon in Ordnung. Mir ist es recht so. Ich wollte dich ohnehin alleine sprechen."

Gabriela blickte sie erstaunt an und spannte ungewollt ihren Körper an. Was würde jetzt kommen?

"Ich wollte dir danken."

Was? Hatte sie richtig gehört?

"Ich wollte dir für deine Treue zu Erwin danken. Ich habe es noch nie gewagt auszusprechen, aber nun ist der Zeitpunkt gekommen. Wenn ich es jetzt nicht sage, dann nehme ich es mit ins Grab und es wird für alle Zeit unausgesprochen sein."

Stocksteif saß Gabriela auf dem Stuhl. Ihre Hände waren schweißnass.

"Ich weiß, dass ich dir keine gute Schwiegermutter war."

"Aber ..."

"Nein, sag jetzt nichts. Lass mich aussprechen, solange ich die Kraft habe!"

Gabriela schloss ihren Mund und sah Anna erwartungsvoll an.

"Weißt du noch, wie gut wir uns verstanden hatten? Wie schön eure Hochzeit war und wie sehr wir uns freuten, dich in unsere Familie willkommen heißen zu können?" Sie lächelte.

Gabriela nickte. Sie erinnerte sich an ihre Traumhochzeit mit über einhundert Gästen. Johann und Anna hatten einen großen Teil dazu beigetragen, dass sie so ausgelassen und sorglos feiern hatten können.

"Und dann habt ihr Aurelia bekommen. Ich war so stolz auf mein erstes Enkelkind. Eine bezaubernde Tochter hast du, die mir sehr ans Herz gewachsen ist."

Sie nahm Gabrielas Hand und hielt sie fest, noch ehe sie sie zurückziehen konnte.

"Bis zum Tag, an dem der Laden verkauft wurde, hätte ich die Hand dafür ins Feuer gelegt, dass mir nichts wichtiger ist als meine Familie. Ich war mir so sicher, dass wir alle für immer glücklich sein würden."

Gabriela wollte ihre Hand aus Annas Griff lösen, doch sie hielt sie fest.

"Es war eine schlimme Zeit und ich war auch lange auf dich böse, da ich dachte, dass du selbstsüchtig auf Erwin eingewirkt hattest. Doch ich habe mich getäuscht. Deshalb wollte ich dich sprechen."

Sie brach ab und straffte fast unmerklich die Schultern. Es schien ihr schwerzufallen weiter zu sprechen.

"Ich wollte mich bei dir entschuldigen. Es tut mir leid."

Gabriela war völlig perplex. Sie hatte mit vielem

gerechnet, aber nicht mit einer Entschuldigung.

"Warum?", sagte sie nur. Ihre Stimme war fast tonlos.

"Weil ich dich all die Jahre falsch eingeschätzt habe", antwortete Anna. "Ich konnte erst jetzt erkennen, wie wundervoll du eigentlich an Erwins Seite bist. Ohne dich wäre er nicht so, wie er jetzt ist. Er ist ein guter Vater, ein guter Ehemann und ein hervorragender Sohn. Er sorgt sich um seine Mitmenschen und will auch für seine Familie nur das Beste. Das alles wäre er jedoch nicht, wenn er dich nicht hätte. Danke."

Anna lächelte. Sie wirkte erschöpft und ihre Stimme zitterte ein wenig.

"Ach Anna, ..."

Gabriela war sprachlos. Was sollte sie tun? Was sollte sie sagen?

"Du musst nichts sagen. Es ist alles gesagt", sagte Anna und zog Gabriela ein wenig zu sich. Dann streckte sie ihre Hand aus und wischte eine Träne, die an Gabrielas Wange herunterfloss, weg und nickte ihr zu.

"Du musst nicht weinen. Es ist alles in Ordnung. Die Dinge sind gut so, wie sie sind." Sie lächelte.

"Danke." Gabriela lächelte zurück.

All ihr Unbehagen war plötzlich weg. Es war, als wäre ein steifer Umhang von ihr genommen worden.

"Danke, Anna", sagte sie noch einmal und drückte die Hand ihrer Schwiegermutter.

## Erwin

Es war mittlerweile völlig dunkel draußen. Das kleine Licht an der Wand des Geräteschuppens leuchtete in den Garten und warf gespenstische Schatten.

Irgendwo dort draußen werkelte Stella im Dunkeln herum. Sie musste sich ablenken, hatte sie gesagt und war nach draußen gegangen. Sie würde das ständige Warten und Warten nicht mehr aushalten.

Erwin war mit Erni in der Küche zurückgeblieben. Schweigend saßen sie einander gegenüber.

"Meinen Sie nicht, ich soll mal nach oben sehen?", sagte er schließlich in die Stille.

Erni schüttelte den Kopf. "Nein, lassen Sie ihnen Zeit. Es war Anna wichtig, mit Ihrer Frau zu sprechen."

"Aber warum?" Er verstand nicht.

Erni zog die Schultern hoch. "Ich weiß es nicht", sagte sie und rührte mit dem Löffel in ihrer Kaffeetasse. "Aber sie werden es wohl bald erfahren." Sie blickte hinter Erwin.

Er drehte sich um. Gabriela stand in der Tür. Sie hatte rote Augen und ihre Wimperntusche war verschmiert.

"Schatz! Was ist mit dir? Alles in Ordnung? Wie geht es Mutter?"

Sie schnäuzte sich. "Ja, ja. Alles klar. Ich bin nur ..." Sie wischte sich mit dem Taschentuch die Augen ab. Dann sah sie Erwin an und versuchte ein Lächeln. "Du kannst jetzt nach oben gehen. Ich warte hier."

Er erhob sich und schluckte. Seine Kehle fühlte sich plötzlich trocken und eng an.

Er kam sich vor wie beim Arzt, wo seine Nummer nun aufgerufen wurde. Jetzt war er dran. Nun würde er sich stellen müssen.

Aurelia war mit ihrer Familie heute hier gewesen, Jonathan mit seiner Freundin bereits gestern, jetzt waren Gabriela und er herbestellt worden ... Was das wohl zu bedeuten hatte? Waren dies Abschiede? Abschiede für immer? Spürte Anna, dass es zu Ende ging?

Er verdrängte den Gedanken. Nein, daran wollte er jetzt nicht denken. Wollte das Ende nicht vor Augen haben. Es würde auch so schrecklich genug sein.

"Erwin! Da bist du ja!"

Wider Erwarten saß Anna fast aufrecht in ihrem Bett und sah Erwin entgegen, der zur Tür hereinkam.

"Ja, da bin ich." Er lächelte und nahm sie in den Arm, die kleine, schmale Mutter. Er drückte sie fest an sich und schloss die Augen. Genoss den Moment. Zu selten hatte er sie in den Arm genommen, wurde ihm bewusst.

"Es ist schön, euch alle noch einmal zu sehen." Sie flüsterte und hielt ihn fest umschlungen, so gut es mit ihren dünnen Armen ging.

"Erwin, ich habe etwas für dich." Sie löste sich aus seiner Umarmung und sah ihm eindringlich in die Augen. "Wenn der Zeitpunkt gekommen ist, dann nimm es an dich."

Verwundert sah er sie an.

"Es ist in der Lade im Nachtkästchen."

Er wollte danach greifen, doch Anna hielt ihn zurück.

"Jetzt nicht", sagte sie. "Wenn es Zeit ist."

Erwin sah sie an. Ihre Worte waren so endgültig, so abschließend.

"Meinst du, es ist bald Zeit?" Er wollte es nicht aussprechen, doch plötzlich waren diese Worte über seine Lippen gekommen. Geflüstert, zaghaft.

Anna schloss die Augen und lehnte sich zurück. "Ich bin müde. Einfach nur müde."

Sie atmete ruhig ein und aus.

Der Schlauch an ihrer Nase, durch den sie frischen Sauerstoff erhielt, war etwas verrutscht. Erwin streckte den Arm und richtete ihn. Dann nahm er ihre Hand, streichelte ihren Handrücken und hielt sie fest.

Er saß noch lange bei ihr. Draußen brach die pechschwarze Nacht herein. Mondlos und wolkenverhangen. Es war still und ruhig. Die Flammen der Kerzen, die rund ums Bett standen, waren das einzige, das sich bewegte. Alles andere war regungslos, in der Hoffnung, das Unausweichliche abzuhalten.

Und während Erwin reglos bei ihr saß und ihre Hand hielt, erloschen die zwei Flammen der großen, dicken Kerze in einem kleinen See aus zerronnenem Wachs.

## Anna

*"Bist du traurig?"*

*Sie schüttelte den Kopf. "Nein, nicht mehr."*

*"Warst du es denn?"*

*"Ja, war ich."*

*"Warum?"*

*"Weil ich nicht sterben wollte."*

*"Warum wolltest du nicht sterben?"*

*"Weil ich leben wollte."*

*"Aber du hast doch gelebt."*

*Sie nickte. "Ja, du hast recht. Ich habe gelebt."*

*"Und? Wie war es, dein Leben?"*

*Sie dachte nach. Sah in die Ferne und ließ die Gedanken schweifen.*

*"Es war sehr schön. Hart und anstrengend, aber schön."*

*"Vermisst du etwas?"*

*Was für Fragen er heute stellte! Sie lächelte.*

*"Ich habe viel vermisst. Zuerst dich, dann meine kleine, liebe Valerie, die nicht die Chance hatte zu leben, und dann meinen Johann." Sie seufzte. "Meinen geliebten Johann."*

*Wieder verlor sich ihr Blick in der Ferne.*

*"Nicht mehr lange, Schwesterchen. Nicht mehr lange."*

*Er zog sie zu sich und flüsterte ihr ins Ohr: "Wenn es Zeit ist, sind sie da. Sie warten bereits."*

## Stella

Sie glitt ihr davon, das konnte sie förmlich fühlen.

Anna schlief und schlief und Stella wich ihr nicht mehr von der Seite. Keine Sekunde wollte sie ihre Mutter aus den Augen lassen.

Stundenlang saß sie neben ihr; hielt ihre Hand, streichelte sie, strich ihr durch die Haare, zündete neue Kerzen an, legte eine ruhige CD ein.

Stunde um Stunde verging und Anna sagte kein Wort mehr.

Zu jedem hatte sie noch etwas gesagt, nur nicht zu ihr. Stella war traurig. Leichte Eifersucht kam in ihr hoch.

Sie suchte Rat bei Erni.

"Denken Sie nach, Stella. Die Antwort liegt auf der Hand", sagte sie nur.

Stella dachte nach. Dann wusste sie: Es war alles gesagt.

Sie hatten viel gesprochen in den letzten Wochen. Viel Zeit miteinander verbracht, gelacht und geweint.

Es war alles gesagt.

Stella sah auf das Gesicht ihrer schlafenden, reglosen Mutter.

"Leb' wohl, Mama", sagte sie, legte ihren Kopf auf Annas Brust und weinte.

# Erni

Die letzte Phase war immer die schwerste.

Akzeptanz.

Bei den einen dauerte sie länger, bei den anderen kürzer, doch durchmachen musste sie jeder, der an einer Erkrankung starb.

Alle Sterbenden, die Erni bisher begleitet hatte, mussten sich irgendwann dem Schicksal stellen und es letztendlich annehmen.

Bis zum Schluss trugen Sterbende zwar noch einen winzigen Funken Hoffnung in sich, doch nicht sterben zu müssen, aber letztendlich mussten sie sich dem Unausweichlichem stellen.

Erni wusste, dass es nach der bekannten Wissenschaftlerin Elisabeth Kübler-Ross fünf Sterbephasen gab - Nicht-wahr-haben wollen und Isolation, Zorn und Ärger, Verhandeln, depressive Phase und letztendlich Akzeptanz.

Anna schien nun die letzte Stufe endgültig erreicht zu haben. Sie wirkte erschöpft, sowohl körperlich als auch geistig. Und sie war frei von jeglichen Gefühlen.

Nach den vielen Gesprächen der vergangenen Tage widmete sie sich nur noch dem Schlafen. Es schien, als würde sie sich immer mehr in sich selbst zurückziehen.

Zwei Tage lang saßen Stella, Erwin und Aurelia an Annas Bett, hielten ihre Hand, redeten mit ihr oder wachten stumm.

"Wieso dauert das so lange?", fragte am Abend Stella. Sie war zermürbt und kraftlos.

Dr. Schreiber sorgte mit allerlei Mittelchen zwar dafür, dass Anna keine Schmerzen leiden musste und halbwegs ruhig atmen konnte, doch für Stella war es dennoch qualvoll, wie lange Anna für ihren letzten Weg brauchte. Sie selbst war am Ende ihrer Kräfte angelangt.

Erni fasste einen Entschluss.

"Gehen Sie nach unten, Stella. Nehmen Sie sich Auszeit. Machen Sie sich einen Tee, ruhen Sie sich aus. Ich rufe, wenn sich der Zustand Ihrer Mutter ändert. Einverstanden?"

Stella nickte dankbar und ging. Zum ersten Mal seit Tagen zog sie sich bewusst zurück.

Die Minuten vergingen. Erni hatte sich vor dem Fenster am Boden auf die dicken Polster gesetzt, um Anna mehr Raum zu geben.

Sie regte sich. Annas Augenlider zitterten, dann blickte sie um sich.

"Erni?", sagte sie leise.

"Ja, ich bin hier."

Sie stand auf und ging zu Annas Bett.

"Ich habe etwas vergessen."

"Was denn?"

"Ich wollte noch einmal zum Fluss." Sie brach ab und räusperte sich. Es schien ihr Mühe zu machen, zu sprechen. "Einmal noch zu diesem Fluss ... Justus ... ich ...

ich wollte einmal noch dorthin ... es sehen ..."

"Wohin, Anna?", fragte Erni ruhig.

"Zum Fluss ... dort wo das Kiesufer ist ..."

Ihre Augen waren geschlossen, doch Erni wusste, dass Anna sie hörte.

"Na gut, Anna, dann fahren wir dorthin."

Sie nahm den Stuhl und stellte ihn neben Annas Bett. Jetzt waren sie nebeneinander, mit Blick zum Fenster.

Anna sah zu Erni auf und lächelte.

"Anschnallen, Anna, dann geht's los."

Erni hob die Hände, als würde sie ein Lenkrad festhalten. "Wie lange werden wir fahren?", fragte sie.

"Ein paar Minuten. Es ist nicht so weit." Anna hatte die Augen wieder geschlossen. Sekunden vergingen. "Wir sind gleich da. Ich kann den Fluss schon hören ... da, da ist es." Sie lächelte, die Augen immer noch geschlossen.

Erni ließ die Hände sinken und sah still auf Anna.

"Ich war schon so lange nicht mehr hier, wissen Sie?"

Erni nickte.

"Ich hatte immer Angst davor ... aber eigentlich braucht man keine Angst zu haben." Ihre Stimme wurde leiser.

"Danke, Erni", flüsterte sie noch, dann schlief sie ein, mit einem Lächeln auf den Lippen.

Erni blieb noch eine Stunde bei ihr.

Dann begannen Annas Augenlider zu zittern und sie atmete einmal tief ein.

Erni sah auf Annas Brustkorb, der sich für Sekunden nicht mehr hob und senkte.

Einmal noch atmete sie, dann blieb es ruhig.

Erni legte ihre Hand auf Annas Brustkorb. Sie fühlte das Herz noch ganz langsam schlagen. Einmal, zweimal, dreimal. Dann war es regungslos.

Annas Weg war zu Ende.

## Anna

Sie hätte es nicht geschafft, neben Stella zu gehen. Das konnte sie ihr nicht antun. Nicht ihrem kleinen Sternchen.

Erni hatte das richtige getan, in dem sie Stella fortgeschickt hatte. Dafür war ihr Anna dankbar.

"Auf Wiedersehen, Erni", sagte sie und blickte auf diese liebenswerte, ruhige Frau, die sie begleitet hatte. Bis zur Grenze war Erni dabei gewesen, den Rest musste Anna alleine gehen.

Es war für sie eigenartig, so auf ihren Körper zu blicken. Barfuß und mit einem weißen langen Nachthemd bekleidet, stand sie neben dem Bett. Nach Tagen war endlich der letzte Faden durchtrennt, der sie noch mit ihrem Körper verbunden hatte.

Sie hatte alles gesehen, alles mitbekommen, aber ihr Körper war bereits zu schwach gewesen, um noch zu reagieren. Jetzt war er leer. Nur eine Hülle, die sie zurückließ.

Sie drehte sich um und ging nach unten. Schritt für Schritt.

Stella saß in der Küche. Vor ihr stand eine Tasse Tee, der heiß dampfte.

Anna stellte sich hinter sie und legte eine Hand auf ihre Schulter. "Auf Wiedersehen, Stella, mein Sternchen", sagte sie und lächelte. Dann ging sie durch die Tür in den Garten.

Die Sonne schien. Heller und wärmer, als es je möglich schien. Die Vögel zwitscherten, der Wind säuselte durch die Baumkrone des Nussbaumes. Die Blumen blühten und dufteten in unglaublich wohltuenden Nuancen.

Und in all dieser Herrlichkeit stand Justus und sah ihr entgegen.

"Willkommen zu Hause, Schwesterchen", sagte er und umarmte Anna.

Sie drückte sich an ihn, schloss die Augen, atmete tief ein.

"Du hast es geschafft."

Anna nickte. "Wenn ich gewusst hätte, dass Sterben so leicht und schön ist, dann hätte ich mich nicht so davor gefürchtet."

Justus lachte. Lachte laut und hell. Der Wind trug das Echo fort, über den Bach, hinüber zur Wiese.

"Komm mit, Schwesterchen. Gehen wir. Ab hier werde ich dich begleiten."

Er nahm ihre Hand und ging mit ihr los. Schritt für Schritt durch den Garten bis hin zum Bach. Sie stiegen auf die Steine und überquerten das Wasser, beide barfuß und leichtfüßig.

Das Gras stand hoch. So hoch, dass Anna mit geöffneten Fingern durch die Grashalme greifen konnte, ohne sich bücken zu müssen. Sie fühlte die Blütenköpfe und atmete tief ein. Es roch intensiv, frisch und lebendig.

"Das ist der Duft der Ewigkeit", sagte Justus.

Sie gingen weiter, immer weiter, dann sah Anna schemenhafte Schatten in der Ferne. Sie blieb stehen. Erstaunt und von Freude erfüllt.

"Wir sind gleich da. Sie warten schon." Er grinste. Das blonde Haar hing zerzaust über seine Augen, die blauen Augen blitzten.

Anna weinte. Weinte vor Freude und ging weiter. Immer schneller und schneller. Sie lachte.

Ja, sie hatte es geschafft. Sie war zuhause.

# Epilog

*"Der Mensch ist erst wirklich tot,*
*wenn niemand mehr an ihn denkt."*
Bertold Brecht

Das stand auf Annas Parte. Sie hatte es so gewollt.

Stella sah auf die kleine Karte in ihrer Hand. Betrachtete das freundliche Lächeln ihrer ach so geliebten Mutter und las wieder und wieder den Spruch, der darunter stand.

Der Tod war vier Wochen her, und dennoch schmerzte er sie immer noch sehr. Würde der Schmerz und die Leere in ihrem Herzen jemals nachlassen? Sie hatte zwar gewusst, dass es so kommen würde, doch der Verlust hüllte sie dennoch jede Sekunde des Tages ein.

Sie stand am Friedhof vor dem kleinen Urnengrab. Die Erde war frisch umgegraben und sie hatte ein schönes Gedeck darauf gestellt. Selbst gebunden mit getrocknetem Lavendel, Blumen und ein paar Zweigen des Nussbaumes. Ein bisschen Zuhause auf diesem bedrückenden Friedhof.

Einen Tag nach Annas Tod hatten Stella und Erwin gemeinsam die Lade des Nachtkästchen geöffnet. Der Zeitpunkt war gekommen. Darin waren ein in Leder gebundenes Buch und eine dünne Mappe gewesen.

Das Buch hatte Erwin an sich genommen. Er wollte es sich später in Ruhe ansehen. Stella war einverstanden.

Die Mappe hatten sie gleich geöffnet. Darin war die Patientenverfügung, die Stella vor Wochen mit Anna ausgefüllt hatte. Die letzten Seite waren ihr jedoch unbekannt gewesen.

Anna hatte mit ihrer fast unleserlichen Handschrift selbst ausgefüllt, wie ihr letzter Weg sein sollte, und genau daran hatten sich alle gehalten.

Die Verabschiedung hatte im kleinen Kreise stattgefunden. Stella und Erwin hatten ein paar Worte verlesen und gemeinsam mit der Familie und einigen Freunden Abschied von einer wundervollen Frau genommen, die eine große Leere hinterlassen hatte.

Das Schlimmste war für Stella gewesen, als sich die Türen vor dem Sarg geschlossen hatten. Es war so endgültig. Sie war in Tränen ausgebrochen und hatte sich an Erwin geklammert, der sie fest in seinen Armen gehalten hatte.

Nach der Verabschiedung hatte er sie angesehen und gesagt: "Ich dachte, wir könnten wieder eine Familie sein. Mutter, du und ich. Jetzt bleiben nur noch wir beide." Dann hatte er sie umarmt und sie ließ es geschehen. Er war schließlich ihr Bruder.

Nachdenklich sah Stella auf das Gesteck. Der Wind blies Blätter entlang des Weges und ließ sie frösteln. Sie zog den Kragen der Jacke hoch und rieb sich die Hände.

Sie musste daran denken, dass ihr Erwin vor zwei Wochen das Buch vorbeigebracht hatte, dass im Nachtkästchen gelegen hatte. Er hatte ihr von den Wünschen erzählt, die darin standen. Und dann hatte er ihr gezeigt, was Anna dazugeschrieben hatte.

Beide weinten sie, als sie Annas letzte Wünsche gelesen hatten.

✔ *Ich wünsche mir, dass meine Kinder Erwin und Stella sich vertragen, sich lieben und respektieren.*
\- *Ich wünsche mir, dass Aurelia mit ihrem Christopher ein schönes Haus findet, um mit den Kindern glücklich zu werden.*
✔ *Ich wünsche mir, dass mich Gabriela als Schwiegermutter akzeptiert und mag.*
\- *Ich wünsche mir, dass Stella den Mann bekommt, den sie verdient. Ich werde im Himmel ein gutes Wort für sie einlegen.*
\- *Ich wünsche mir, dass Jonathan auf den rechten Weg kommt und Erfüllung in seinem Leben findet.*

Zwei Häkchen hatte Erwin bereits gemacht gehabt, das dritte folgte nach der Testamentsvollstreckung. Aurelia hatte das Haus ihrer Großmutter vererbt bekommen. Niemand hatte von diesem Testament gewusst. Stella und Erwin vergönnten es ihr jedoch und freuten sich mit ihr und ihrer Familie.

So blieb noch ein Wunsch offen, doch Stella glaubte nicht so recht daran. Ihre Mutter war tot und sie wieder alleine.

"Hallo Stella."

Sie drehte sich um. Der Wind blies ihr die Haare ins Gesicht. Sie hob die Hand und strich die Strähnen aus den

Augen. Hinter ihr stand Dr. Werneck.

"Dr. Werneck! Was machen Sie denn hier?" Sie war erstaunt und vergaß für einen kurzen Moment die Höflichkeit.

Er lächelte und deutete eine Reihe weiter. "Ich war am Grab meiner Mutter." Er sah auf Annas frisches Grab. "So wie Sie", fügte er hinzu. "Wie geht es Ihnen?"

"Mal besser, mal schlechter. Meist aber schlechter." Sie zuckte mit den Schultern und steckte die kalten Hände in ihre Jackentasche. Mühsam unterdrückte sie die Tränen, die sich einen Weg an die Oberfläche suchten, wie so oft, wenn sie gefragt wurde, wie es ihr ging. Wie sollte es jemanden gehen, der seine Mutter verloren hatte?

"Und Jonathan? Alles in Ordnung mit ihm?" Er konnte sich noch gut an den rebellischen Jungen erinnern.

Stella lachte, froh um den Themenwechsel. "Ach der, dem geht es blendend. Er hat eine Freundin und hat sich um 180 Grad gedreht."

Dr. Werneck zog die Augenbrauen hoch. "Echt?"

"Ja, er hat jetzt sogar endlich eine Arbeit, wenn auch verpflichtend. Kann sein, dass er Ihnen einmal über den Weg läuft." Sie zwinkerte. "Er ist nämlich Zivildiener und unglaublich glücklich darüber, dass er anderen Menschen helfen kann."

"Nein! Im Ernst?" Dr. Wernecks Erstaunen war kaum zu übersehen.

"Und jetzt raten Sie mal, was er später werden will."

Er sah fragend auf Stella.

"Behindertenbetreuer!"

"Nein!"

"Doch!" Stella lachte. "Scheint so, als hätte er doch noch seinen Weg gefunden."

"Schön", sagte Dr. Werneck. "Sehr schön."

Dann schwiegen beide und sahen auf das Grab. Minuten vergingen schweigend, nur der Wind säuselte und wisperte um sie herum.

Dr. Werneck räusperte sich schließlich. "Na dann, ich werde dann mal ..." Er hob die Hand zum Gruß. "Alles Gute, Stella."

Zögernd drehte er sich weg und ging langsamen Schrittes davon.

Stella starrte auf das Grab.

In diesem Moment kam ein Windstoß und aus Annas Gesteck löste sich ein einzelner Lavendel-Halm. Er flog vor ihre Füße.

Sie bückte sich und hob ihn auf. Nachdenklich sah sie ihn an, dann gab sie sich einen Ruck.

"Dr. Werneck!", rief sie und drehte sich um. "Hätten Sie Lust auf einen Kaffee?"

Er stand nur wenige Meter weiter und sah sie an. Ein Lächeln huschte über sein Gesicht.

Er nickte. "Sehr gerne, Stella", sagte er.

## Danksagungen und mehr:

Wie in all den anderen Büchern, die so auf dem Markt herum schwirren, liegt es nun auch an mir, eine Danksagung zu schreiben.

Drei Jahre lang hat sich diese Geschichte in meinem Kopf entwickelt. Jahr für Jahr starb jemand aus meiner Familie und die Geschichte entwickelte sich weiter, bis ich sie endlich zu Papier gebracht hatte. Deshalb gilt mein größter Dank meinem Schicksal. Wäre es nicht so gekommen, wie es gekommen ist, dann hätte ich nie einen Grund gehabt, so ein Buch zu schreiben.

Zum ersten Mal mit meiner Geschichte konfrontiert wurden meine lieben Testleserinnen Ingrid H., Tanja P., meine Tante Gerti W. und meine Mutter Christa A. Sie bestätigten mir, auf dem richtigen Weg zu sein. Das Buch musste also vollendet werden, schon allein deshalb, weil sie wissen wollten, wie es weiter geht. Danke fürs Mutmachen!

Fachliche Unterstützung bekam ich von Dr. Andreas K. und Manuela W. von der Hospizbewegung Pongau und Tennengau. Danke fürs Lesen und Bestärken.

Ein riesengroßer Dank an dieser Stelle auch all den ehrenamtlichen Helfern der Hospizbewegung. Es ist schön, dass Sterbende am letzten Weg nicht allein gelassen werden. Ihr leistet super tolle Arbeit!

Danke auch an Dr. Josef D., der mir hilfreich den einen

oder anderen Tipp zum Ablauf des Krankenhausalltags und zu diversen Medikamenten gegeben hatte.

Gloria S. bereicherte mit ihren Erfahrungen aus der Altenpflege und dem Tipp zum "Snoezelen" die Geschichte ungemein! Vielen Dank deshalb! Auch was Justus und seine kindlich naive Art betrifft, war sie eine inspirierende Kraft.

Absolut nicht unerwähnt sollte meine riesengroße Familie sein. Aus fünf Generationen flossen irgendwo irgendwie die Charaktere in die Geschichte mit ein. Alle, ob tot oder lebendig, sind hier verewigt. Seid mir bitte nicht böse, wenn ihr euch wiederfindet!

Nach Vollendung des Buches sorgte mein Manuskript für einen starken Taschentücherverbrauch. Ich hoffe, mir wird verziehen, liebe Sandra M., Sandra W., Waltraud S. und Susi S. Ein schöneres Feedback hättet ihr mir nicht geben können.

Danke auch meiner Grafikerin Ricky für dieses wunderschöne Cover. Es passt perfekt zu meiner Geschichte.

Und danke meinen Korrekturleserinnen, allen voran Helga T. und Christa A. Wer dennoch Fehler findet, darf mir gerne schreiben oder sie stillschweigend behalten.

Und zu guter Letzt danke ich meinem Mann. Viele Abende musste er neben mir ertragen, während ich konzentriert in die Tasten tippte. Mein Schatz, nun ist es geschafft!

Obwohl ... Papier ist geduldig und die Geschichten in meinem Kopf endlos ...

**Mehr von der österreichischen Autorin:**

**facebook.com/jhabersatter**
**twitter.com/jhabersatter**

Weiters erschienen:

Die Kinderbuchserie "**Die kleine Spinne Konstantin**" mit dem ersten Abenteuer "**... wird zum Obsttiger.**"

Ab Dezember 2013 im Buchhandel, auf Amazon oder direkt bei der Autorin.

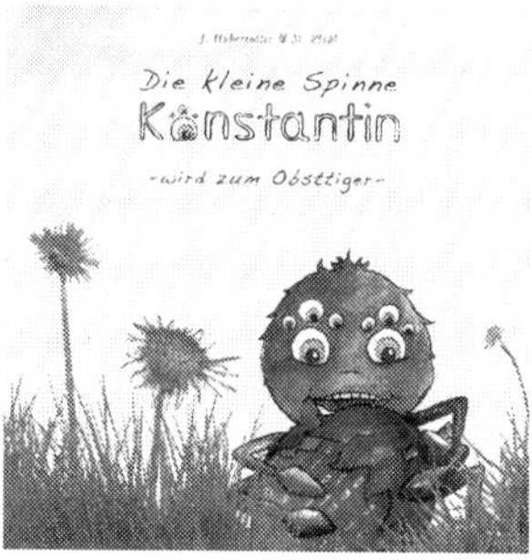


Infos unter:

**www.spinnekonstantin.com**

oder

**facebook.com/SpinneKonstantin**

Weitere Abenteuer folgen!

**Buchtipp:**

*"Wer denkt nicht gerne an die eigene Jugend zurück? An die ersten Schmetterlinge, dem ersten Kribbeln im Bauch und den ersten zarten Banden der Liebe?*

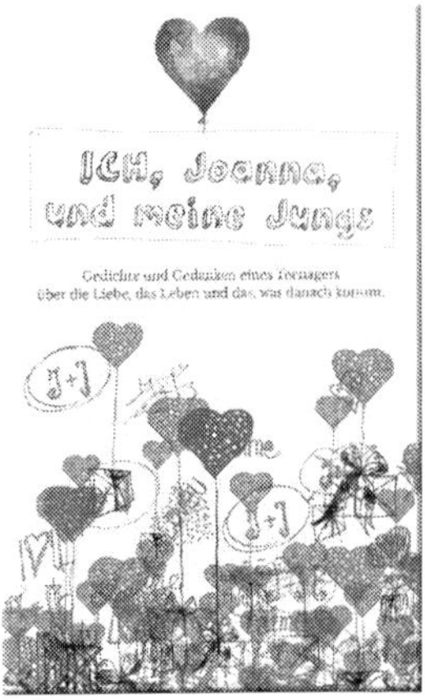


*Doch es ist nicht immer die wahre und einzige Liebe und es ist nicht immer alles Sonnenschein. Wo Licht, da auch Schatten. Jugendzeit heißt auch: Zeit der Erfahrung, Zeit der Sehnsucht und Zeit des Kummers.*

*Joanna wagt eine Reise zurück in ihre Jugendzeit - eine Zeit voll (Liebes-)Kummer, Verlust und Schmerz.*

*In diesem Buch erzählt sie in gefühlvollen Worten und Gedichten vom ständigen Auf und Ab der Gefühle, ihrer ersten Liebe und auch von Verlust und Tod."*

24471612R40183

Made in the USA
Charleston, SC
27 November 2013